Manual de boas práticas em nutrição enteral e lactário

Manual de boas práticas em nutrição enteral e lactário

ORGANIZADORAS

Daniella dos Santos Galego
Fabiana Ruotolo
Weruska Davi Barrios
Ana Paula Alves Reis

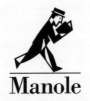

Copyright © Editora Manole Ltda., 2020 por meio de contrato com as organizadoras.

Editora gestora: Sônia Midori Fujiyoshi
Editora responsável: Ana Maria S. Hosaka

Produção Editorial: Paris Serviços Editoriais e Educacionais
Projeto gráfico: Departamento Editorial da Editora Manole
Diagramação: Lira Editorial
Capa: Rubens Lima
Imagens da capa: istock.com

CIP-BRASIL. CATALOGAÇÃO NA PUBLICAÇÃO
SINDICATO NACIONAL DOS EDITORES DE LIVROS, RJ

M251
Manual de boas práticas em nutrição enteral e lactário/organizadoras Ana Paula Alves Reis... [et al.]. – 1. ed. – Barueri [SP]: Manole, 2020; 22 cm.

  Inclui índice
  ISBN 9788520457283

  1. Hospitais – Serviço de alimentação. 2. Dietoterapia. 3. Nutrição enteral – Manuais, guias, etc. 4. Lactentes – Nutrição. I. Reis, Ana Paula Alves.

19-58477 CDD: 615.854
  CDU:615.874.2

Vanessa Mafra Xavier Salgado – Bibliotecária – CRB-7/6644

Todos os direitos reservados.
Nenhuma parte deste livro poderá ser reproduzida, por qualquer processo, sem a permissão expressa dos editores.
É proibida a reprodução por fotocópia.

A Editora Manole é filiada à ABDR – Associação Brasileira de Direitos Reprográficos

Edição – 2020

Editora Manole Ltda.
Av. Ceci, 672 – Tamboré
06460-120 – Barueri – SP – Brasil
Tel.: (11) 4196-6000
www.manole.com.br
https://atendimento.manole.com.br/

Impresso no Brasil
Printed in Brazil

Durante o processo de edição desta obra, foram tomados todos os cuidados para assegurar a publicação de informações precisas e de práticas geralmente aceitas. Do mesmo modo, foram empregados todos os esforços para garantir a autorização das imagens aqui reproduzidas. Caso algum autor sinta-se prejudicado, favor entrar em contato com a editora.

Os autores e os editores eximem-se da responsabilidade por quaisquer erros ou omissões ou por quaisquer consequências decorrentes da aplicação das informações presentes nesta obra. É responsabilidade do profissional, com base em sua experiência e conhecimento, determinar a aplicabilidade das informações em cada situação.

Editora Manole

Sobre as autoras

Organizadoras

Ana Paula Alves Reis
Nutricionista pela Universidade Federal do Rio de Janeiro (UFRJ). Mestre em Saúde Pública pela Faculdade de Saúde Pública da Universidade de São Paulo (FSP/USP). Pós-graduada em Administração Hospitalar pela FSP/USP. Diretora do Serviço de Nutrição do Instituto da Criança do Hospital das Clínicas da Faculdade de Medicina da USP (HCFMUSP). Coordenadora geral do curso de Especialização em Nutrição Clínica em Pediatria do Instituto da Criança do HCFMUSP. Representante do Conselho Regional de Nutricionistas – CRN 3ª Região no Grupo de Estudos em Nutrição Enteral e Lactário (Genelac).

Daniella dos Santos Galego
Nutricionista pelo Centro Universitário São Camilo. Mestranda em Nutrição do Nascimento à Adolescência pelo Centro Universitário São Camilo e em Nutrição e Dietética pela Universidade do Atlântico Sul (Funiber/Brasil). Especialista em Nutrição Clínica pelo Centro Universitário São Camilo e pela Associação Brasileira de Nutrição (Asbran). Nutricionista funcional pela Universidade Cruzeiro do Sul e Centro Valeria Paschoal de Ensino. Pós-graduanda em Nutrição Infantil: da concepção à adolescência pela Universidade Cruzeiro do Sul e Centro Valeria Paschoal de Ensino. Nutricionista Especialista do Setor de Dietas Enterais e Lactário do Hospital Sírio Libanês. Coordenadora do Grupo de Estudos em Nutrição Enteral e Lactário (Genelac).

Fabiana Ruotolo
Mestre em Ciências pela Universidade Federal de São Paulo (Unifesp). Especialista em Nutrição Clínica pela Universidade Bandeirantes de São Paulo (Uniban) e Associação Brasi-

leira de Nutrição (Asbran). Especialista em Educação na Saúde para Preceptores do SUS – Instituto de Ensino e Pesquisa do Hospital Sírio Libanês. Nutricionista especialista da Equipe Multidisciplinar de Terapia Nutricional do Hospital Sírio Libanês. Coordenadora do Grupo de Estudos em Nutrição Enteral e Lactário (Genelac).

Weruska Davi Barrios
Nutricionista pelo Centro Universitário São Camilo. Mestre em Ciências da Tecnologia e Gestão pela Universidade Federal de São Paulo (Unifesp). Especialista em Nutrição Humana Aplicada a Prática Clínica pelo Instituto de Metabolismo e Nutrição (Imen). Docente do curso de pós-graduação em Materno Infantil do Insira Educacional, coordenadora do Grupo de Estudos em Nutrição Enteral e Lactário (Genelac) e diretora da Grão Consultoria.

Colaboradoras

Angélica Moitinho Rodrigues de Souza
Nutricionista pela Universidade de Guarulhos. MBA Executivo em Administração: Gestão de Saúde com Ênfase em Clínicas e Hospitais pela Fundação Getulio Vargas. Especialista em Clínica e Terapêutica Nutricional pelo Instituto de Pesquisa e Ensino IPCE. Coordenadora da Unidade de Nutrição e Dietética do Hospital Geral de Itapecerica da Serra.

Carina Yamanaka
Nutricionista pela Universidade Paulista (Unip). Especialista em Nutrição Clínica pela Universidade Gama Filho. Coordenadora do Serviço de Nutrição e Dietética do Hospital Unimed Sorocaba. Membro do Grupo de Estudos em Nutrição Enteral e Lactário (Genelac).

Carmen Mitiko Matsumura Okamoto
Nutricionista pela Universidade de Mogi das Cruzes. Nutricionista Supervisora do Hospital Nipo Brasileiro. Membro do Grupo de Estudos em Nutrição Enteral e Lactário (Genelac).

Cintia Aparecida de Souza
Nutricionista pela Universidade Anhembi Morumbi. Especialista em Saúde – nutricionista do NASF – Prefeitura de Guarulhos. Pós-graduada em Nutrição Clínica pelo Centro Universitário São Camilo, em Nutrição Clínica Pediátrica pelo Instituto da Criança, em Gestão de Serviços de Saúde pela Universidade Cruzeiro do Sul (Unicsul) e em Saúde da Família pela Universidade Federal de São Paulo (Unifesp). Mestranda em Ciências pela Escola de Enfermagem da USP.

Clara Rodrigues
Nutricionista pelo Centro Universitário São Camilo. Mestre em Ciência da Saúde pela Universidade Santo Amaro (Unisa). Professora do curso de Nutrição, Educação Física e de pós-graduação na Unisa. Tutora da Residência Multiprofissional em Neonatologia, Pediatria e Pacientes Críticos pela Unisa. Nutricionista especialista em Nutrição Clínica pela Faculdade São Camilo, em Fisiologia do Exercício pela Universidade Federal de São Paulo (Unifesp) e em Processos Educacionais na Saúde – ênfase em Metodologia Ativa – pelo Instituto de Ensino e Pesquisa do Hospital Sírio Libanês.

Cristiane Almeida Hanasihiro
Nutricionista pela Universidade Nove de Julho. Especialista em Nutrição Clínica pelo Grupo de Apoio de Nutrição e Parenteral (Ganep). Especialista em Gestão da Qualidade e Vigilância Sanitária pela Universidade Estácio. Supervisora de Nutrição Clínica e membro EMTN da Beneficência Portuguesa do Estado de São Paulo. Membro do Grupo de Estudos em Nutrição Enteral e Lactário (Genelac).

Cristina de Souza Marques
Nutricionista pela Pontifícia Universidade Católica de Campinas (PUCCamp). Especialista em Nutrição Parenteral e Enteral pela Sociedade Brasileira de Nutrição Parenteral e Enteral (SBNPE/Braspen). Especialista em Nutrição Clínica pela Associação Brasileira de Nutrição (Asbran) e em Administração Hospitalar pelo Instituto de Pesquisas Hospitalares. Auditora interna em sistema de qualidade ISO 9000 pelo pela Fundação Vanzolini. Chefe da Seção de Dietética Experimental e Lactário do Instituto Central do Hospital das Clínicas da Faculdade de Medicina da Universidade de São Paulo. Membro do Grupo de Estudos em Nutrição Enteral e Lactário (Genelac).

Daniela Ferraz Amaral
Doutora em Vigilância Sanitária pelo Instituto Nacional de Controle de Qualidade em Saúde da Fundação Oswaldo Cruz (INCQS/Fiocruz). Mestre em Nutrição pela Universidade Federal de São Paulo – Escola Paulista de Medicina (Unifesp-EPM). Especialista em Administração de Unidades de Alimentação e Nutrição pela Pontifícia Universidade Católica de Campinas (PUCCamp). Especialista em Gestão da Qualidade em Alimentos: Indústria e Serviços pela Universidade São Judas. Nutricionista do Núcleo de Qualidade, Segurança do Paciente e Gerenciamento de Risco do Instituto Nacional de Saúde da Mulher, da Criança e do Adolescente Fernandes Figueira da Fundação Oswaldo Cruz (IFF/Fiocruz). Membro do Grupo de Estudos em Nutrição Enteral e Lactário (Genelac).

Daniella D'Afonseca e Silva
Nutricionista pelo Centro universitário São Camilo. Nutricionista do Núcleo Ampliado de Saúde da Família Parelheiros (SP). Especialista em Nutrição Clínica pela Associação Brasileira de Nutrição (Asbran). Pós-graduada em Nutrição Materno Infantil pelo Instituto de Metabolismo e Nutrição (Imen).

Eliete de Carvalho Santos
Pós-graduada em Clínica e Terapêutica Nutricional pelo Instituto de Pesquisa, Capacitação e Especialização. Graduada em Nutrição pela Universidade Anhembi Morumbi. Nutricionista da Organização Social de Saúde (OSS)/Associação Paulista para o Desenvolvimento da Medicina (SPDM). Membro do Grupo de Estudos em Nutrição Enteral e Lactário (Genelac).

Evelyn Dearo Spinoza
Nutricionista pelo Centro Universitário São Camilo. Mestranda da disciplina de Gerontologia da Universidade Federal de São Paulo (Unifesp). Especialista em Terapia Nutricional em Diabetes pelo Instituto Racine. Pós-graduada no curso de Gestão da Qualidade na Área da Saúde pelo Instituto Pró-Saúde. Responsável pelo Serviço de Nutrição e Dietética do Hospital Cruz Vermelha Brasileira São Paulo.

Flávia Fernanda Penha Bispo
Nutricionista pela Universidade Nove de Julho. Especialista em Banco de Leite Humano pela fundação Oswaldo Cruz. Responsável pelo lactário e neonatologia do Hospital do Servidor Público do Estado de São Paulo.

Flávia Manzano de Oliveira Leme
Nutricionista pela Universidade do Sagrado Coração. Especialista em Nutrição Clínica pela Universidade de São Paulo. Especialista em Cuidados Nutricionais do Paciente e do Desportista pela Universidade Estadual Paulista. Coautora do livro *Manual de Receitas para Disfágicos*. Coordenadora do Serviço de Nutrição e Dietética do Hospital Municipal Alípio Correa Netto.

Giselle Gattai Cândido Moura
Nutricionista pelo Centro Universitário São Camilo. Pós-graduada em Terapia Nutricional e Nutrição Clínica pelo Grupo de Apoio de Nutrição e Parenteral (Ganep) e pela Universidade Anhembi Morumbi; em Nutrição Clínica em Pediatria pelo Instituto da Criança do Hospital das Clínicas da Faculdade de Medicina da Universidade de São Paulo (IC/HCFMUSP). Nutricionista do Lactário e Banco de Leite do Hospital e Maternidade Santa Joana, São Paulo (SP). Membro do Grupo de Estudos em Nutrição Enteral e Lactário (Genelac).

Gladis Fani da Silva

Nutricionista pelo Centro Universitário Central Paulista (Unicep). Pós-graduada em Obesidade e Emagrecimento pelo Centro AVM – Faculdade Integrada – Rio de Janeiro – e em Nutrição Clínica pela Universidade Metodista de Piracicaba (Unimep). Nutricionista RT e coordenadora administrativa da EMTN no Hospital Unimed Piracicaba.

Helena F. Pimentel Fino

Mestre em Ensino em Ciências da Saúde pela Universidade Federal de São Paulo (Unifesp). Especialista em Educação em Saúde pela Unifesp. Nutricionista pelo Centro Universitário São Camilo. Diretora Técnica de Serviço de Saúde I – Nutrição – Hospital Regional Sul. Membro do Grupo de Estudos em Nutrição Enteral e Lactário (Genelac).

Iara Cecília Pasqua

Nutricionista pela Universidade de São Paulo (USP). Mestre em Saúde Pública pela USP. Especialista em Nutrição Clínica Funcional pelo Centro Valeria Paschoal de Ensino (CVPE), em Fitoterapia Funcional pelo Centro Valeria Paschoal de Ensino (CVPE) e em Gestão da Qualidade e Vigilância Sanitária pela Faculdade Estácio.

Juliana Fazoli

Nutricionista pelo Centro Universitário São Camilo. Coordenadora do Serviço de Nutrição e Dietética do Hospital Municipal e Maternidade Professor Mário Degni. Especialista em Gastroenterologia Pediátrica pela Universidade Federal de São Paulo (Unifesp). Mestre em Ciências da Saúde Aplicadas à Pediatria pela Unifesp.

Juracema Maria Leite Oliveira Mattei

Nutricionista pela Faculdade de Saúde Pública da Universidade de São Paulo. Especialista em Nutrição Clínica pelo Grupo de Apoio de Nutrição e Parenteral (Ganep) e em Bioquímica da Nutrição com Ênfase em Estética e Cosmetologia pela Fundação de Apoio à Pesquisa e Estudos na área de Saúde (Fapes). Membro do Conselho Municipal de Segurança Alimentar e Nutricional (Comsea) de Osasco. Nutricionista clínica do Serviço de Atendimento Domiciliar da Prefeitura Municipal de Osasco. Atendimento em consultório particular. Membro do Grupo de Estudos em Nutrição Enteral e Lactário (Genelac).

Kelly Cecília Morales Balthazar

Nutricionista pela Faculdades Integradas Coração de Jesus. Especialista em Gestão da Qualidade e Controle Higiênico Sanitário de Alimentos pelo Instituto Racine. Encarregada da seção de Lactário do Instituto Central do Hospital das Clínicas de São Paulo.

Lilian de Carla Sant'Anna Macedo

Coordenadora de Nutrição Assistencial em Pediatria, Lactário, Sala de Coleta e EMTN do Hospital do Coração (HCor). Especialista em Nutrição Humana aplicada à prática clínica pelo Instituto de Metabolismo e Nutrição (Imen) e em Terapia Nutricional pela Sociedade Brasileira de Nutrição Parenteral e Enteral (SBNPE/Braspen). Membro do Grupo de Estudos em Nutrição Enteral e Lactário (Genelac).

Luciane Cristina R. Sundfeld Giordano

Nutricionista pela Pontifícia Universidade Católica de Campinas (PUCCamp). Mestre em Ciências da Cirurgia pela Faculdade de Ciências Médicas da Universidade Estadual de Campinas (Unicamp). Especialista em Unidade de Alimentação e Nutrição pela PUCCamp. Diretora Técnica de Serviço pela Divisão de Nutrição e Dietética do Hospital das Clínicas da Unicamp.

Luciane Garcia Borges

Nutricionista pelo Centro Universitário São Camilo. Especialista em Nutrição Clínica pela Faculdade de Ciências da Saúde São Camilo. Nutricionista clínica do Hospital Infantil Cândido Fontoura.

Lucimeire Bombach Lara

Nutricionista clínica pela Universidade Metodista de Piracicaba (Unimep). Pós-graduada em Nutrição Clínica pelo Grupo de Apoio de Nutrição e Parenteral (Ganep) e em Oncologia pelo Hospital AC Camargo.

Luzia Patrícia Gil

Especialista em Vigilância Sanitária pela Universidade de São Paulo (USP). Especialista em Nutrição Enteral e Parenteral pelo Grupo de Apoio de Nutrição e Parenteral (Ganep). Nutricionista supervisora da seção Lactário do Instituto da Criança do Hospital das Clínicas da Faculdade de Medicina da USP.

Márcia Regina Hernandez Cintra dos Santos

Nutricionista pela Universidade Nove de Julho. Supervisora do Serviço de Nutrição e Dietética do Hospital Cidade Tiradentes – OSS Santa Marcelina. Aprimoramento em Nutrição Clínica pelo Insira Educacional. Pós-graduanda em Nutrição Clínica Avançada: Metabologia, Terapêutica Nutricional e Dietoterapia pela Universidade Municipal de São Caetano do Sul.

Maria Mercedes Sakagawa
Nutricionista coordenadora do Banco de Leite Humano e Lactário do Hospital e Maternidade Santa Joana e Posto de Coleta da Maternidade Pró Matre Paulista. Especialista em Saúde Pública, Administração Hospitalar e Capacitação em Banco de Leite Humano. Membro do Grupo de Estudos em Dieta Enteral e Lactário (Genelac).

Marisa Chiconelli Bailer
Nutricionista líder de nutrição do Hospital Samaritano de São Paulo. Docente do Instituto Racine. Especialista em Nutrição clínica pelo Grupo de Apoio de Nutrição e Parenteral (Ganep) e em Nutrição em Gerontologia pelo Hospital das Clínicas da Universidade de São Paulo. Pós-graduanda do curso de Gestão de Saúde pela Uninove.

Marisa Maghenzani Zanella
Nutricionista pela Universidade Federal de Viçosa. Experiência em Banco de Leite Humano, EMTN em pediatria e supervisão de lactário. Responsável pelo atendimento ambulatorial em pediatria do Hospital do Servidor Público do Estado de São Paulo.

Milena Altarugio Brande Barbosa
Especialista em Nutrição Clínica pelo Centro Universitário Central Paulista (Unicep) e Administração Hospitalar pela Federação das Santas Casas e Hospitais Beneficentes do Estado de São Paulo (Fehosp). Atuação em Nutrição Clínica e na área de nefrologia e atendimento clínico/nutricional.

Mirian Nogueira Martinez
Nutricionista pela Universidade São Camilo. Especialista em Nutrição Clínica pelo Grupo de Apoio de Nutrição e Parenteral (Ganep) e em Nutrição Enteral e Parenteral pela Sociedade Brasileira de Nutrição Parenteral e Enteral (SBNPE/Braspen). MBA em Gestão de Negócios pela Fundação Instituto de Administração (FIA). Gerente de *facilities* da Beneficência Portuguesa do Estado de São Paulo.

Mylene Montes Rodrigues Faim
Supervisora de Nutrição Clínica e EMTN no Hospital Alemão Oswaldo Cruz. MBA em Serviços de Saúde pela Uninove. Especialista em Nutrição Parenteral e Enteral pela Sociedade Brasileira de Nutrição Parenteral e Enteral (SBNPE/Braspen), em Nutrição Hospitalar pelo Hospital das Clínicas da Universidade de São Paulo e em Nutrição nas Doenças Crônicas Não Transmissíveis pelo Hospital Israelita Albert Einstein.

Neusa de Jesus Pires Unger

Bacharel em Nutrição e Dietética pela Universidade de Mogi das Crizes. Especialista em Nutrição Humana Aplicada e Terapia Nutricional pelo Instituto de Metabolismo e Nutrição (Imen). Técnica em Nutrição e Dietética pela ETE Julio Mesquita. Experiência na área hospitalar, com atuação nas áreas clínica, produção, lactário e ambulatório.

Patricia Modesto

Nutricionista responsável pelo Lactário do Hospital Samaritano de São Paulo. Docente do curso de pós-graduação em Oncologia Multiprofissional da Faculdade Israelita de Ciências da Saúde Albert Einstein. Pós-graduada em Oncologia Multiprofissional pela Faculdade Israelita de Ciências da Saúde Albert Einstein. Especialista em Nutrição Enteral e Parenteral pela Sociedade Brasileira de Nutrição Parenteral e Enteral (SBNPE/Braspen) e em Nutrição Clínica pela Associação Brasileira de Nutrição (Asbran). Aprimoramento em Nutrição Clínica e Terapia Nutricional em Pediatria pelo Instituto de Oncologia Pediátrica da Universidade Federal de São Paulo (Unifesp).

Patricia Queiroz Gonçalves dos Santos

Nutricionista pela Universidade Federal do Paraná (UFPR). Especialista em Terapia Nutricional com Treinamento em Serviço pela UFPR e em Terapia Nutricional pela Sociedade Brasileira de Nutrição Parenteral e Enteral (SBNPE/Braspen). Atuou como professora do curso de especialização em Terapia Nutricional do Paciente Crítico (Internados e Home Care) da Universidade de Sorocaba (Uniso). Atualmente é responsável pela Assistência Nutricional no Hospital Unimed Sorocaba.

Patrícia Vilar Freitas

Nutricionista pelo Centro Universitário São Camilo. Especialista em Terapia Nutricional Parenteral e Enteral e Nutrição Clínica pelo Grupo de Apoio de Nutrição e Parenteral (Ganep).

Renata Garrido Mendes

Nutricionista pelo Centro Universitário São Camilo. Pós-graduada em Gestão de Qualidade em Saúde pelo Centro de Educação em Saúde Abram Szajman – Hospital Albert Einstein e em Nutrição Clínica pelo Instituto do Metabolismo e Nutrição (Imen). Especialista em Nutrição Parenteral e Enteral pela Sociedade Brasileira de Nutrição Parenteral e Enteral (SBNPE/Braspen). Membro do Grupo de Estudos em Nutrição Enteral e Lactário (Genelac).

Silvana Freda Demerov
Nutricionista pelo Centro Universitário São Camilo. Especialista em Nutrição Clínica pela Associação Brasileira de Nutrição (Asbran). Pós-graduada em Nutrição, Obesidade e Transtornos Alimentares pelas Faculdades Integradas de Jacarepaguá (FIJ). Atua na área clínica como nutricionista responsável pelo Setor de Lactário e Pediatria do Hospital São Paulo da Universidade Federal de São Paulo (Unifesp). Membro do Grupo de Estudos em Dieta Enteral e Lactário (Genelac).

Soraia Covelo Goulart
Nutricionista pela Faculdade de Saúde Pública da Universidade de São Paulo (FSP/USP). Especialista em Controle de Qualidade em Unidades de Alimentação e Nutrição pela Faculdades Integradas de São Paulo (Fisp). Nutricionista chefe técnica do Serviço de Nutrição Clínica do Hospital Universitário da USP.

Sueli Lisboa da Silva
Nutricionista chefe da Nutrição Clínica da Irmandade da Santa Casa de Misericórdia de São Paulo. Especialista em Gestão da Qualidade em Alimentos: Indústria e Serviços pela Universidade São Judas Tadeu. Especialista em Formação Docente em Educação Profissional Técnica na Área da Saúde pela Fundação Oswaldo Cruz (Fiocruz). Professora da Faculdade de Ciências Médicas da Santa Casa de São Paulo e da Escola de Enfermagem da Santa Casa. Membro do Grupo de Estudos em Nutrição Enteral e Lactário (Genelac).

Talita Aparecida Possato
Nutricionista pelo Centro Universitário São Camilo. Nutricionista clínica do Hospital Cruz Azul de São Paulo. Especialista em Fisiologia do Exercício pela Universidade Federal de São Paulo (Unifesp).

Thaís Castro Marques de Oliveira
Nutricionista pelo Centro Universitário São Camilo. Especialista em Nutrição Esportiva pela Universidade Gama Filho. MBA em Gestão Comercial na Fundação Getulio Vargas (FGV). Ministrou aula no curso de Lactarista na Unire Desenvolvimento Humano.

Vanessa A. C. Ramis Figueira
Nutricionista clínica sênior. Responsável técnica pelo Lactário, Banco de Leite Humano e Dietas Enterais do Hospital Israelita Albert Einstein. Especialista em Nutrição Clínica pela Associação Brasileira de Nutrição (Asbran) e pelo Centro Universitário São Camilo. Espe-

cialista em Nutrição Parenteral e Enteral pela Sociedade Brasileira de Nutrição Parenteral e Enteral (SBNPE/Braspen). Certificação Green Belt em Lean Seis Sigma – Melhoria Contínua de Processos – Seta/Hospital Albert Einstein.

Vania Barbosa Konopa

Nutricionista pela Universidade Bandeirantes de São Paulo. Técnica em Nutrição e Dietética pela Etec Getulio Vargas. Pós-graduada em Nutrição Clínica pelo Grupo de Apoio de Nutrição e Parenteral (Ganep). Nutricionista supervisora na Associação Cruz Verde, referência em Paralisia Cerebral Grave.

Sumário

Prefácio XIX
Abordagem em nutrição enteral XXI
Abordagem na nutrição infantil XXIII
Importância das boas práticas em lactário e nutrição enteral ... XXV

Parte I – Planejamento e organização

1   Definição, planejamento, estrutura física e legislações 3
    Daniella D'Afonseca e Silva
    Daniella dos Santos Galego
    Mylene Montes Rodrigues Faim
    Renata Garrido Mendes

2   Recursos humanos: dimensionamento, uniformização, paramentação
    e treinamentos 11
    Daniella dos Santos Galego
    Evelyn Dearo Spinoza
    Eliete de Carvalho Santos
    Fabiana Ruotolo
    Juliana Fazoli
    Luciane Garcia Borges
    Thaís Castro Marques de Oliveira
    Vania Barbosa Konopa

3   Atuação do nutricionista e sua responsabilidade técnica 27
    Ana Paula Alves Reis
    Daniella dos Santos Galego
    Gladis Fani da Silva

4 Recursos materiais: utensílios e equipamentos 35
   Cristiane Almeida Hanasihiro
   Giselle Gattai Cândido Moura
   Iara Cecília Pasqua
   Maria Mercedes Sakagawa
   Mirian Nogueira Martinez
   Neusa de Jesus Pires Unger
   Silvana Freda Demerov
   Talita Aparecida Possato

Parte II – Procedimentos operacionais padronizados

5 Higienização 69
   Clara Rodrigues
   Flávia Fernanda Penha Bispo
   Flávia Manzano de Oliveira Leme
   Helena F. Pimentel Fino
   Marisa Maghenzani Zanella

6 Recebimento e armazenamento de insumos 81
   Cintia Aparecida de Souza
   Lucimeire Bombach Lara
   Márcia Regina Hernandez Cintra dos Santos
   Milena Altarugio Brande Barbosa

7 Qualidade da água para preparo de fórmulas infantis e nutrição enteral 89
   Cristina de Souza Marques
   Luciane Cristina R. Sundfeld Giordano
   Luzia Patrícia Gil

**8 Manipulação de fórmulas infantis e outros (não autoclavados):
   do preparo ao armazenamento** 95
   Cristina de Souza Marques
   Kelly Cecília Morales Balthazar
   Luciane Cristina R. Sundfeld Giordano
   Luzia Patrícia Gil

9 Fórmulas infantis e preparações lácteas autoclavadas 109
   Cristina de Souza Marques
   Daniella dos Santos Galego
   Soraia Covelo Goulart
   Weruska Davi Barrios

10 Aditivos e complementos: manipulação e distribuição 115
    Giselle Gattai Cândido Moura
    Juracema Maria Leite Oliveira Mattei
    Silvana Freda Demerov

11 Compostos lácteos, leites, módulos nutricionais, cereais, sucos,
    chás, hidratantes, papas e sopas: manipulação e distribuição 151
    Daniella dos Santos Galego
    Patrícia Vilar Freitas

12 Manipulação de dietas enterais: da escolha à distribuição 161
    Angélica Moitinho Rodrigues de Souza
    Carmen Mitiko Matsumura Okamoto
    Clara Rodrigues
    Soraia Covelo Goulart
    Vanessa A. C. Ramis Figueira

13 Administração de dietas enterais 177
    Carina Yamanaka
    Patricia Queiroz Gonçalves dos Santos

Parte III – Gerenciamento

14 Indicadores de qualidade em lactários 191
    Daniella dos Santos Galego
    Lilian de Carla Sant'Anna Macedo
    Sueli Lisboa da Silva
    Weruska Davi Barrios

15 Segurança do paciente em terapia nutricional 209
    Daniela Ferraz Amaral
    Marisa Chiconelli Bailer
    Patricia Modesto

16 Plano de contingência. 221
    Cristina de Souza Marques
    Kelly Cecília Morales Balthazar
    Luciane Cristina R. Sundfeld Giordano
    Luzia Patrícia Gil

Índice remissivo 227

Prefácio

A transição nutricional observada no Brasil e no mundo transferiu o problema da desnutrição infantil *(malnutrition)* para a área hospitalar. Má nutrição entre crianças hospitalizadas é comum, mas frequentemente não é reconhecida e tão pouco tratada. Num estudo que avaliou crianças de 1 a 60 meses de idade internadas em dez hospitais universitários brasileiros, observou-se que 16,3% das crianças apresentavam desnutrição moderada/grave e 30% com baixa estatura, e sem diferença significativa na alta hospitalar (desnutrição moderada/grave 15,4% e baixa estatura 34,4%).

Muitas crianças já chegam desnutridas aos hospitais, principalmente aquelas gravemente doentes nas unidades de terapia intensiva pediátricas, com uma taxa de mortalidade de 9 a 38%. Porém a maior parte desenvolve essa desnutrição durante a internação em razão do hipercatabolismo causado por sepse, choque e inflamação, que levam rapidamente à diminuição da massa magra, prejuízo nas funções de órgãos vitais e prejuízo de processos imunes.

Visando à redução da morbimortalidade hospitalar e ao desenvolvimento da terapia nutricional especializada (nutrição enteral, nutrição parenteral, fórmulas especiais e suplementos alimentares), tornou-se essencial uma abordagem multidisciplinar do paciente, sendo criadas as Equipes Multidisciplinares de Terapia Nutricional (EMTN). Essa abordagem multidisciplinar do paciente otimiza a terapia nutricional, melhorando sua eficácia e segurança.

Nos últimos anos verificamos um enorme desenvolvimento na disponibilização de fórmulas enterais especializadas e de dispositivos modernos e eficientes para administração da nutrição enteral, os quais são recursos para nutrir de forma mais adequada crianças e adolescentes que apresentam agravos de estado nutricional.

A legislação brasileira de regulamentação da nutrição enteral e parenteral, lactários e dos bancos de leite humano é uma das mais modernas e abrangentes no mundo visando à qualidade e segurança do paciente que recebe terapia nutricional.

Ressalta-se que, além da terapia nutricional específica para a enfermidade ou condição clínica que promoveu a internação do paciente, o cuidado pediátrico deve também promover o acompanhamento do crescimento e desenvolvimento adequado da criança, diferença crucial entre a terapia nutricional de crianças e adultos.

A terapia nutricional pediátrica configura-se em uma área de atuação do nutricionista e pediatra, de extrema importância para a redução dos índices de desnutrição hospitalar com a consequente diminuição da morbimortalidade e de custos hospitalares, além de ser uma nova frente de trabalho para o profissional de saúde. Existe uma demanda não atendida de profissionais habilitados a exercer sua função com liderança inclusive das EMTN no Brasil.

A presente obra reflete a enorme experiência dos nutricionistas do grupo Grupo de Estudos em Nutrição Enteral e Lactário (Genelac). Trata de uma das questões mais importantes da terapia nutricional pediátrica, qual seja, o preparo e a dispensação das fórmulas infantis de nutrição enteral, complementos e suplementos alimentares. A enorme experiência das autoras certamente contribuirá às boas práticas de nutrição à criança hospitalizada, proporcionando a elas segurança e recuperação nutricional e da saúde adequadas.

Rubens Feferbaum
Professor livre-docente em Pediatria da Faculdade de Medicina da Universidade de São Paulo (FMUSP). Especialista em Neonatologia e Nutrologia pela Sociedade Brasileira de Pediatria (SBP) e Sociedade Brasileira de Nutrição Parenteral e Enteral (SBNPE/Braspen). Presidente dos Departamentos Científico de Suporte Nutricional da SBP e Nutrologia da Sociedade de Pediatria de São Paulo (SPSP)

Abordagem em nutrição enteral

A terapia nutricional enteral (TNE) no Brasil teve seu início no Instituto Central do Hospital das Clínicas (ICHC), na década de 1940, com alguns relatos históricos. A dieta fornecida por sonda era a mesma por via oral, porém era liquidificada e peneirada.

Na década de 1970 o Prof. Dr. Henrique Walter Pinotti e as nutricionistas Miriam M. Bidoli e Miquelina D. A. Fioratti do ICHC criaram, na cozinha dietética da DND, a dieta à base do grão de soja, sendo divulgadas as primeiras publicações sobre as respectivas dietas por jejunostomia (pós-operatório de cirurgia de grande porte do trato digestório superior) (Pinotti et al., 1977). *

No início da década de 1980 deu-se origem à primeira dieta liofilizada do Brasil e da América Latina, que recebeu o nome de Lioprotein, a qual foi desenvolvida pela saudosa Dra. Linda Kalil Busadori. Logo depois, o Dr. Dan Waitzberg com a nutricionista Maria Luiza do Hospital Beneficência Portuguesa elaboraram o Nutrogast.

No Brasil, o crescimento mais marcante desse mercado deu-se a partir de 1985. As primeiras dietas enterais industrializadas nacionais apresentavam como componente proteico básico a soja, em meados da década de 1980. No início, as formulações das dietas enterais industrializadas apresentavam-se na forma de pó para reconstituição, seguida da dieta líquida pronta para uso, nos anos 1990, e no final da mesma década, o sistema fechado.

---

*Pinotti HW, Ziberstein B, Pollara WM, Rodrigues JJ, Ellenbogen G, Bidoli MM, Raia A. Jejunostomias – aplicações clínicas da dieta à base de soja e suas vantagens. Revista Associação Médica Brasileira, São Paulo, 1977;23(12):409-412.

Os resultados positivos advindos dos avanços tecnológicos e de uso na prática clínica foram notórios; o aparecimento de sonda nasoenterais, macias, flexíveis e de fino calibre, um número maior de formulações de dietas enterais quimicamente definidas e a criação de equipes de terapia nutricional especializadas foram alguns dos resultados concretos do progresso da terapia de nutrição enteral, entretanto, podemos afirmar que a evolução nunca pode parar e este livro e essa grande equipe de autoras é a prova disso.

Maria Carolina Gonçalves Dias
Nutricionista chefe da Divisão de Nutrição e Dietética do Instituto Central do Hospital das Clínicas da Faculdade de Medicina da Universidade de São Paulo (FMUSP). Coordenadora administrativa da Equipe Multiprofissional de Terapia Nutricional do Hospital das Clínicas (EMTN-HC). Mestre em Nutrição Humana pela USP. Especialista em Nutrição Parenteral e Enteral pela Sociedade Brasileira de Nutrição Enteral e Parenteral (SBNPE), em Nutrição Clínica pela Associação Brasileira de Nutrição (Asbran) e em Administração Hospitalar pelo Instituto de Pesquisas Hospitalares. Tutora da residência de Nutrição Clínica em Gastroenterologia do ICHC-FMUSP.

Abordagem na nutrição infantil

Conforme mencionado por Galego et al.,* nos anos de 1934 e 1935, a alimentação da criança era tema de grande preocupação entre médicos de serviços de puericultura e equipes de enfermagem, uma vez que o número de doenças advindas da alimentação incorreta e sem rigor higiênico-sanitário aumentava o índice de mortalidade infantil expressivamente em crianças abaixo de um ano de idade.

Na análise histórica *O nutricionista no Brasil*, de Vasconcelos, o período de 1939 a 1949 foi marcado pelo primeiro curso de nutrição na Universidade de São Paulo, seguido da consolidação da profissão entre 1950 e 1975. O período de 1985 a 2000 foi caracterizado pelo crescente processo de mobilização e politização da categoria, que resultou na realização de importantes eventos técnico-científicos e ampliação de áreas de atuação profissional, gerando a necessidade permanente de atualização, bem como a adoção de novos conhecimentos em ferramentas tecnológicas na área de informática.

No período de 2008 a 2013, profissionais da alimentação hospitalar especializados em Nutrição Clínica e Lactário e Banco de Leite Humano iniciaram um grupo de estudos para a elaboração de um Manual de Boas Práticas em Lactário. Porém, para normatizar, planejar, viabilizar, promover e controlar melhorias contínuas, se fez necessária a elaboração de um regulamento técnico, específico para o lactário.

Dentro dos conceitos atualizados, a inserção do banco de leite humano e/ou posto de coleta de leite humano atuando em conjunto com o serviço de lactário garan-

---

* Galego DS, et al. Lactário nos estabelecimentos assistenciais de saúde e creches. São Paulo: International Life Sciences Institute do Brasil. Série de Publicações ILSI Brasil: Força-Tarefa Nutrição da Criança. 2017;4:52.

te que bebês prematuros e/ou indicados com alimentação exclusiva de leite humano sejam beneficiados com o leite da própria mãe ou de leite humano pasteurizado de doadora, contribuindo para a manutenção do aleitamento materno até os 6 meses de vida, conforme preconizado pela Organização Mundial de Saúde (OMS).

A obra aqui apresentada é composta por experiências vivenciadas por nutricionistas de vários hospitais. As autoras, com maestria, definem conceitos atualizados e procedimentos técnico-operacionais, específicos de lactário e nutrição enteral, que seguramente irão contribuir de forma relevante aos profissionais que atuam na alimentação infantil e na área da saúde da criança.

Parabéns às nutricionistas Dra. Daniella Galego, Dra. Weruska Davi Barrios, Dra. Fabiana Ruotolo e Dra. Ana Paula Alves Reis por esta publicação cuidadosamente elaborada.

Maria Mercedes Sakagawa
Nutricionista e coordenadora de Lactário e Banco de Leite Humano do Grupo Hospital e Maternidade Santa Joana.

Importância das boas práticas em lactário e nutrição enteral

Há muito tempo os cientistas têm se preocupado com a descoberta dos agentes etiológicos causadores das doenças, tanto nos seres humanos como nos animais. Data de 1546, de autoria de Girolamo Francastoro, o primeiro compêndio sobre contaminação chamado *De contagione et contagiosis morbis et curatione*. Desde então, tem-se buscado incessantemente o conhecimento sobre os microrganismos causadores de doenças e seus modos de transmissão, seja por contágio pessoa a pessoa, contaminação ambiental ou alimentos e água, além do modo de controle. Em 1857, com Louis Pasteur e o estudo das fermentações, evidenciou-se a multiplicação microbiana nos alimentos, o que aumentaria o potencial patogênico dos microrganismos. Daquela época até hoje a multiplicação microbiana e a mutação genética foram alvo de muita atenção aos nossos mecanismos de controle. Com a evolução dos conhecimentos microbiológicos em relação à transmissão de perigos biológicos, químicos e físicos pelos alimentos, as doenças transmitidas por alimentos (DTA) têm sido a tônica do controle higiênico e sanitário na preparação dos alimentos.

Com o passar do tempo, os governos de todos os países, por meio de seus ministérios e vigilâncias sanitárias, têm publicado legislações para definir as condutas e os critérios para o devido controle higiênico-sanitário em todos os segmentos industrializadores e produtores de alimentos.

No Brasil, uma das legislações mais importantes e que foi um divisor de águas no controle de alimentos, foi a Portaria n. 1.428, de 26/11/1993, do Ministério da Saúde, criando as diretrizes para o estabelecimento de boas práticas de produção e prestação de serviços na área de alimentos. Nesse sentido, os estados e municípios começaram a se preocupar com a elaboração de legislações que definissem o regulamento técnico para o controle de alimentos em produtos e serviços. Uma das primeiras legislações para serviços de alimentação foi a Portaria CVS n. 6, de 10/03/1999, do Centro de Vigilância Sanitária do Estado de São Paulo, cuja legislação foi utilizada para produção de alimentos em restaurantes e hospitais tanto para dieta enteral como lactário. No dia 6/07/2000, a Agência Nacional de Vigilância Sanitária (Anvisa) publicou a RDC n. 63 aprovando o regulamento técnico para fixar os requisitos mínimos exigidos para a terapia de nutrição enteral.

Contudo, as legislações foram sendo atualizadas para todos os segmentos da produção de alimentos, menos para a elaboração de um regulamento técnico mais específico para as dietas enterais e as fórmulas infantis em lactários. Uma importante publicação de 1971 da Faculdade de Saúde Pública da Universidade de São Paulo foi a tradução do *Funcionamento e Planejamento do Lactário*, de 1965, da Associação Americana de Hospitais. Porém se faz mais do que necessária uma publicação que defina os procedimentos para um regulamento técnico sobre lactário e dieta enteral, que abranja os procedimentos e conceitos mais atuais e que sirva de subsídio para a elaboração de uma legislação específica para esse segmento.

É nesse sentido que apresento esta magnífica publicação intitulada *Manual de boas práticas em nutrição enteral e lactário*, de autoria das nutricionistas Weruska Davi Barrios, Daniella Galego, Ana Paula Alves Reis e Fabiana Ruotolo, as quais com seus brilhantes conhecimentos e expertises elaboraram este livro que, em 16 capítulos, abrange a estrutura, recursos humanos, recursos materiais, POPs para todos os procedimentos necessários para o controle higiênico-sanitário, além dos conhecimentos sobre autoclavagem de fórmulas, indicadores de qualidade e segurança do paciente, entre outros itens importantes.

Com certeza os profissionais, técnicos e estudantes que militam na área hospitalar terão em mãos um livro atualizado e que faltava para o estudo e operacionalização dos alimentos para as fórmulas infantis e dietas enterais. As autoras estão de parabéns pelo pioneirismo e pela iniciativa de escrever e publicar um trabalho de alto nível técnico e muito importante para a ciência brasileira.

Dr. Eneo Alves da Silva Jr.
Biomédico microbiologista. Sócio-diretor da Central de Diagnósticos Laboratoriais. Consultor da Anvisa para a revisão da RDC n. 12, do CVS para elaboração da CVS n. 6 e do Programa Mesa Brasil do Sesc.

Parte I
Planejamento e organização

Capítulo 1

Definição, planejamento, estrutura física e legislações

Daniella D'Afonseca e Silva
Daniella dos Santos Galego
Mylene Montes Rodrigues Faim
Renata Garrido Mendes

INTRODUÇÃO – DEFINIÇÕES

Lactário é caracterizado por um setor obrigatório em toda unidade hospitalar que mantenha leitos de atendimento pediátrico e berçários, considerando que esses serviços atendem pacientes que podem se apresentar debilitados sob o ponto de vista imunológico, imaturidade ou patologia de base.[1,2] Esse setor está ligado ao serviço de nutrição dos hospitais, atendendo à prescrição dietética por meio do preparo, porcionamento, envase, armazenamento e distribuição dos gêneros que caracterizam a alimentação infantil. Estão incluídas em suas rotinas a recepção dos gêneros alimentícios e materiais descartáveis e de limpeza, controles de estoque, processos produtivos e controles de qualidade. Em algumas estruturas hospitalares esse setor pode estar associado à sala de preparo de nutrição enteral e banco de leite humano.

O controle de qualidade é imprescindível e consiste em um conjunto de procedimentos que vão do preparo à distribuição de fórmulas lácteas e não lácteas, bem como higienização de mamadeiras, a partir de técnicas seguras e adequadas, com o objetivo de oferecer às crianças uma alimentação segura e com o menor risco de contaminação.[1,2]

PLANEJAMENTO

É necessário enfatizar a importância do planejamento da estrutura física adequada de um lactário, pois a eficiência e a segurança dos procedimentos dependem da sua dimensão e localização dentro do hospital, bem como do sistema de ventilação e distribuição compatíveis com as necessidades do setor.

O planejamento de um lactário também depende de dois aspectos importantes: o aspecto nutricional e o aspecto bacteriológico dos produtos manipulados. Sendo assim, a área física planejada dependerá de um levantamento de dados de processos produtivos, previsão dos equipamentos necessários, cálculo da área necessária e sua localização, desenvolvimento do layout e avaliação de fluxogramas de processos.[3]

Sabendo que os alimentos podem ser um veículo para transmissão de patógenos, todo setor produtivo de uma unidade hospitalar destinado à produção e ao armazenamento de alimentos deve receber uma atenção adequada a fim de minimizar os riscos. Além disso, diante da fragilidade do paciente atendido, esse setor exige alto conceito de cuidado desde o momento de seu planejamento até a chegada do produto ao consumidor.

Dada sua importância na segurança alimentar, toda preparação ou fórmula infantil produzida em um lactário deve ter coleta das amostras para análise microbiológica. O resultado deve garantir um fluxo seguro, que deve estar disponível para contraprova no prazo definido por lei. O resultado da análise deve garantir que o fluxo estabelecido é seguro microbiologicamente, segundo a resolução da Agência Nacional de Vigilância Sanitária (Anvisa) RDC n. 12 de 2001.[3]

Além dos aspectos nutricionais e microbiológicos, a localização do lactário é de extrema importância para garantia do fluxo de preparo até a distribuição.

A localização do lactário depende do tipo de hospital, devendo estar afastado de locais de grande circulação de pessoas, pacientes e visitantes.[4] O ideal é que esteja próximo ao berçário, à unidade de terapia intensiva neonatal e à unidade de internação pediátrica, favorecendo a distribuição dos alimentos preparados e reduzindo o risco de contaminação, além de garantir as condições higiênico-sanitárias exigidas pelo Código de Normas Sanitárias,[5] possibilitando a supervisão adequada.

O dimensionamento da área total desses setores varia com o volume de fórmulas lácteas ou dietas enterais produzidas e suas características, a configuração das salas, do tipo de equipamentos necessários às atividades e os sistemas de distribuição.[5]

Dentre as principais atividades desenvolvidas nesses setores, tem-se:

- Preparo de fórmulas lácteas e não lácteas, e manipulação das nutrições enterais.
- Envase, rotulagem e esterilização das fórmulas lácteas e não lácteas.
- Envase e rotulagem das nutrições enterais.

- Distribuição de fórmulas lácteas, fórmulas não lácteas e nutrições enterais.
- Higienização e armazenamento de utensílios e insumos das áreas de preparo.
- Recebimento, higienização e esterilização de mamadeiras e demais utensílios usados no preparo de fórmulas lácteas ou não lácteas e nutrições enterais.

Segundo as recomendações da Anvisa RDC n. 50 de 2002[4] e RDC n. 307 de 2002,[6] em hospitais com até 15 leitos pediátricos, o lactário pode ter área mínima de 15 m² com distinção entre área suja e limpa, e acesso independente à área limpa feito através de vestiário de barreira. Além disso, deve ser composto de:

- Área para recepção, lavagem de mamadeiras e outros utensílios: com dimensões mínimas de 8 m², sendo composta por instalações de água fria, água quente, layout a depender de equipamentos conforme a necessidade e coleta, e afastamento de efluentes que necessitam de algum tratamento especial.
- Área para desinfecção de alto nível de mamadeiras: com dimensões mínimas de 4 m² e layout que dependerá dos equipamentos conforme a necessidade.
- Área para esterilização terminal: com dimensões mínimas de 1 m².
- Área para estocagem e distribuição de fórmulas lácteas e não lácteas: com dimensões mínimas de 5 m².
- Área para preparo e envase de fórmulas lácteas e não lácteas: com dimensões mínimas de 7 m², sendo composta por instalações de água fria, água quente, layout a depender de equipamentos conforme a necessidade e ar-condicionado.

A atividade de preparo deve estar obrigatoriamente em ambiente distinto ao de recepção e lavagem e requer paramentação. Entretanto, deve permitir a passagem direta das mamadeiras entre ambientes, através de guichê ou similar.

Para hospitais cujo orçamento inviabilize a construção das áreas exigidas, deve-se, ao menos, garantir que a higienização das mamadeiras seja realizada em local diferente do qual é feito o preparo, ou no próprio lactário, porém em outro horário e em outra mesa ou bancada. Nesse contexto, o planejamento e a construção de local adequado para todos os procedimentos são fundamentais para garantir a segurança das operações.

Em hospitais que utilizam nutrição enteral, há necessidade de um setor de preparo de nutrição enteral para manipulação de dietas em sistema aberto (envase de produtos em frascos de nutrição enteral), podendo compartilhar ambiente com o lactário em condições específicas e fluxo de processos produtivos separados. Esse setor deve ser composto de:[7]

- Sala de recebimento de prescrições e dispensação de nutrição enteral: com dimensões mínimas de 7 m².
- Sala de preparo de alimentos *in natura*: com dimensões mínimas de 46 m² com instalação de água fria, coleta e afastamento de efluentes que necessitam de algum tratamento especial.
- Sala de limpeza e sanitização de insumos (assepsia de embalagens): com dimensões mínimas 4,5 m² e instalação de água fria.
- Sala de manipulação e envase de nutrição enteral: com dimensões mínimas de 7 m² e instalações de água fria.
- Nesse sentido, em algumas instituições as áreas de recebimento e dispensação, limpeza e sanitização de insumos podem ser compartilhadas, porém as atividades de manipulação de fórmulas lácteas e não lácteas, bem como nutrição enteral, devem ser realizadas obrigatoriamente em ambientes distintos. Entre as áreas de recebimento, limpeza e sanitização de insumo e às áreas de preparo recomenda-se a existência de uma área de paramentação ou vestiários, servindo como "ambiente de barreira" à contaminação por cruzamento de fluxo de atividades. Entre os ambientes de manipulação e dispensação deve se permitir a passagem direta dos recipientes e insumos, bem como de formulações finalizadas, através de guichê ou similar.
- Áreas complementares ao lactário e ao setor de nutrição enteral: sanitários para funcionários, depósito de material de limpeza e sala administrativa.

Por fim, sabe-se que em instituições hospitalares que têm banco de leite humano, o lactário pode se tornar uma extensão desse setor, desenvolvendo atividades de envase de leite humano pasteurizado e dispensação deste. Nesse caso, as atividades de envase de leite humano pasteurizado poderão ser executadas na área de preparo de formulações lácteas desde que em fluxo de preparo separado e sob condições específicas de manipulação, conforme rege a RDC n. 171 de 2006.[8]

ESTRUTURA FÍSICA

As estruturas físicas do lactário e da área de preparo de nutrição enteral são regulamentadas pela Anvisa por meio das Resoluções RDC n. 50 de 2002,[4] RDC n. 307 de 2002[6], RDC n. 63 de 2000 e Portaria n. 2.619 de 2011.[9]

Pisos, paredes e teto

Os pisos devem ser revestidos com materiais lisos, antiderrapantes, resistentes, impermeáveis, laváveis, preferencialmente de cor clara e de fácil higienização. Nas salas de preparo não é permitida a presença de ralos, e nas áreas de higienização estes devem ser sifonados e dotados de sistema de fechamento. Os rodapés devem ser arredondados, facilitando a limpeza local e da união destes com a parede.[4,6,7,9]

As paredes devem possuir acabamentos lisos, impermeáveis, laváveis, de cor clara e resistentes a impactos, à higienização e ao calor, não contendo umidade, bolores, rachaduras, descascamentos e outras imperfeições. Quando houver janelas, estas devem possuir acabamentos lisos, resistentes, impermeáveis e de fácil limpeza, além de telas que evitem a entrada de insetos; também devem estar protegidas de modo que os raios solares não incidam diretamente nos ambientes de preparo. É obrigatória a instalação de pias exclusivas para higienização de mãos em pontos estratégicos das áreas de preparo, porcionamento, fracionamento e expedição de alimentos, contendo saboneteira de sabão líquido com germicida, toalheiro de papel e cesto de lixo com tampa e pedal para acionamento.[4,6,7,9]

As portas devem ser de acabamento liso, resistente, impermeável e de fácil limpeza, com mecanismos de proteção adequados contra animais sinantrópicos e entrada de sujidades. As portas de acesso externo devem possuir fechamento automático.[4,6,7,9]

O teto deve possuir acabamentos lisos, impermeáveis, laváveis, de cor clara, sem frestas e resistente ao calor; sendo livres de goteiras, umidade, bolores, descascamentos e rachaduras. Nas áreas de condensação de calor é permitida a instalação de coifas para vazão do vapor, porém devem estar protegidas fisicamente com material adequado. Não é permitida fiação elétrica externa e aparente à parede e ao teto.[4,6,7,9]

Iluminação e ventilação

A iluminação deve ser uniforme, sem ofuscamentos, sombras e cantos escurecidos, para não alterar as características dos alimentos. Lâmpadas e luminárias devem conter proteção contra explosões e quedas acidentais.[4,6]

A ventilação deve proporcionar a renovação de ar e garantir ambiente livre de fungos, gases, fumaça e condensação de vapor. Nas salas de preparo o sistema de ventilação pode ser controlado por ar-condicionado ou climatização do ambiente.[10,11] O sistema de climatização das áreas de preparo em lactários e sala de nutrição enteral deve garantir a saúde e o bem-estar dos manipuladores[12] e seguir as especificações de temperatura e umidade relativa do ar segundo a norma técnica ABNT NBR7256 de 2005[13] e para porcionamento de leite humano, as especificações da RDC n. 171 de 2006.[8]

Os parâmetros de climatização para as áreas de manipulação são:

- Sala de manipulação de lactários: temperatura ambiente de 21 a 24ºC e umidade relativa do ar de 40 a 60%.
- Sala de manipulação de nutrição enteral: temperatura ambiente de 21 a 24ºC e umidade relativa do ar de 40 a 60%.
- Sala de porcionamento de leite humano: temperatura ambiente de 21 a 24ºC e umidade relativa do ar de 40 a 60%.

Na impossibilidade da instalação de ar-condicionado no ambiente, poderá haver janelas que se abram para o exterior, desde que teladas e afastadas de áreas contaminadas.

É proibida a utilização de ventiladores nas áreas de pré-preparo, preparo e embalagem de alimentos.

LEGISLAÇÕES, PROCEDIMENTOS E ROTINAS EM LACTÁRIOS

Atualmente não existe uma legislação que determina as rotinas, atividades e/ou procedimentos operacionais para lactários. Sendo assim, as boas práticas em lactários são feitas mediante adaptações da Portaria n. 2.619, de 6 de dezembro de 2011;[9] Resolução RDC n. 171, de 4 de setembro de 2006;[8] Portaria CVS n. 5, de 9 de abril de 2013;[14] RDC n. 63, de 6 de julho de 2000;[7] Portaria n. 275, de 8 de outubro de 2002;[15] *Codex Alimentarius* de 2006;[5] Portaria n. 2.914, de 12 de dezembro de 2011;[16] Resolução RDC n. 12, de 2 de janeiro de 2001;[3] Resolução RDC n. 306, de 7 de dezembro de 2004;[17] e Lei Federal n. 12.305, de 2 de agosto de 2010.[18]

Sendo assim, em 2008, o Grupo de Estudos em Nutrição Enteral e Lactário iniciou um trabalho de discussões e reuniões para padronizar os processos e procedimentos de boas práticas entre os lactários das instituições participantes, com o objetivo de desenvolver este Manual.

Nos próximos capítulos serão apresentados conceitos, rotinas, práticas e controles realizados atualmente em lactários e centrais de nutrição enteral, e que podem servir de base para o desenvolvimento de uma legislação específica para lactários.

REFERÊNCIAS BIBLIOGRÁFICAS

1. Mezomo IF. Lactário. In: Mezomo IF. Serviço de nutrição e dietética. São Paulo: União Social Camiliana; 1987. p. 115-37.
2. Capasciutti SA, Carvalho CS, Carvalho HA, Ciola Clélia, Peraçoli IF. Planejamento de um lactário para um hospital escola de 400 leitos. Rev. Saúde Pública [online]. 1977;11(4):455-64.
3. Brasil. Ministério da Saúde. Secretaria Nacional de Vigilância Sanitária. Resolução RDC n. 12, de 02/01/2001. Regulamento técnico sobre padrões microbiológicos para alimentos. Disponível em: http://portal.anvisa.gov.br/documents/33880/2568070/RDC_12_2001.pdf/15ffddf6-3767-4527-bfac-740a0400829b; acesso em 18 jul. 2019.
4. Brasil. Ministério da Saúde. Secretaria Nacional Vigilância Sanitária. Resolução – RDC n. 50, de 21 de fevereiro de 2002. Regulamento técnico para planejamento, programação, elaboração e avaliação de projetos físicos de estabelecimentos assistenciais de saúde. Disponível em: http://portal.anvisa.gov.br/documents/33880/2568070/res0050_21_02_2002.pdf/ca7535b3-818b-4e9d-9074-37c830fd9284; acesso em 18 jul. 2019.
5. Brasil. Organização Pan-Americana de Saúde/Organização Mundial de Saúde (OPAS/OMS) e Agência Nacional de Vigilância Sanitária. Codex Alimentarius. Higiene dos Alimentos. Textos Básicos sobre higiene dos alimentos. 2006. Disponível em: https://www.paho.org/bra/index.php?option=com_docman&view=document&layout=default&alias=286-codex-alimentarius-higiene-dos-alimentos-textos-basicos-6&category_slug=seguranca-alimentar-e-nutricao-997&Itemid=965; acesso em 2 abr. 2019.
6. Brasil. Ministério da Saúde. Secretaria Nacional de Vigilância Sanitária. Resolução RDC n. 307, de 14 de novembro de 2002. Altera a Resolução RDC n. 50, de 21 de fevereiro de 2002 que dispõe sobre o Regulamento técnico para planejamento, programação, elaboração e avaliação de projetos físicos de estabelecimentos assistenciais de saúde. Disponível em: https://www.cevs.rs.gov.br/upload/arquivos/201612/15140404-vigilncia-sanitria-rdc-307-02.pdf; acesso em 2 abr. 2019.
7. Brasil. Ministério da Saúde. Secretaria Nacional de Vigilância Sanitária. Resolução RDC n. 63, de 6 de julho de 2000. Regulamento técnico para terapia de nutrição enteral. Disponível em: https://www20.anvisa.gov.br/segurancadopaciente/index.php/legislacao/item/resolucao-da-diretoria-colegiada-rcd-n-63-de-6-de-julho-de-2000; acesso em 18 jul. 2019.
8. Brasil. Ministério da Saúde. Secretaria Nacional de Vigilância Sanitária. Resolução RDC n. 171, de 4 de setembro de 2006. Regulamento técnico para o funcionamento de Bancos de Leite Humano. Disponível em: http://www.redeblh.fiocruz.br/media/rdc_171.pdf; acesso em 18 jul. 2019.
9. Brasil. Secretaria Municipal da Saúde de São Paulo. Portaria n. 2619, de 6 de dezembro de 2011. Regulamento de boas práticas e de controle de condições sanitárias e técnicas das atividades relacionadas à importação, exportação, extração, produção, manipulação, beneficiamento, acondicionamento, transporte, armazenamento, distribuição, embalagem, reembalagem, fracionamento, comercialização e uso de alimentos, águas minerais e de fontes, bebidas, aditivos e embalagens para alimentos.

Disponível em: https://www.prefeitura.sp.gov.br/cidade/secretarias/upload/chamadas/portaria_2619_1323696514.pdf; acesso em 2 abr. 2019.
10. Brasil. Ministério da Saúde. Secretaria Nacional de Vigilância Sanitária. Resolução RE n. 09, de 16 de janeiro de 2003. Padrões referenciais de qualidade do ar interior em ambientes climatizados artificialmente de uso público e coletivo. Disponível em: http://portal.anvisa.gov.br/documents/10181/2718376/RE_09_2003_1.pdf/629ee4fe-177e-4a78-8709-533f78742798?version=1.0; acesso em 2 ago. 2019.
11. Brasil. Ministério da Saúde. Secretaria Nacional de Vigilância Sanitária Portaria n. 3523, de 28 de agosto de 1998. Qualidade do ar de Interiores em ambientes climatizados. Disponível em: http://bvsms.saude.gov.br/bvs/saudelegis/gm/1998/prt3523_28_08_1998.html; acesso em 2 abr. 2019.
12. Brasil. Ministério do Trabalho e Emprego. Secretaria de Inspeção do Trabalho. Portaria n. 3.751, de 23 de novembro de 1990. Normas regulamentadoras NR 17. Disponível em: https://www.pncq.org.br/uploads/2016/NR_MTE/NR%2017%20-%20ERGONOMIA.pdf; acesso em 2 abr. 2019.
13. Associação Brasileira de Normas Técnicas (ABNT). Tratamento de ar em estabelecimentos assistenciais de saúde (EAS) – Requisitos para objetos e execução das instalações. ABNT NBR 7256. 2ed. 29/04/2005. Disponível em: http://licenciadoramcbiental.com.br/wp-content/uploads/2015/01/NBR-7.256-Tratamento-de-Ar-na-Sa%C3%BAde.pdf; acesso em 2 abr. 2019.
14. Brasil. Secretaria de Estado de São Paulo. Centro de Vigilância Sanitária. Portaria CVS Portaria CVS 5, de 9 de abril de 2013. regulamento técnico sobre boas práticas para estabelecimentos comerciais de alimentos e para serviços de alimentação, e o roteiro de inspeção. Disponível em: http://www.cvs.saude.sp.gov.br/up/PORTARIA%20CVS-5_090413.pdf; acesso em 2 abr. 2019.
15. Brasil. Ministério da Saúde. Secretaria Nacional de Vigilância Sanitária. Portaria n. 275, de 8 de outubro de 2002. Regulamento técnico de procedimentos operacionais padronizados – POPS. Disponível em: http://portal.anvisa.gov.br/documents/10181/2718376/RDC_275_2002_COMP.pdf/fce9dac0-ae57-4de2-8cf9-e286a383f254; acesso em 2 abr. 2019.
16. Brasil. Ministério da Saúde. Portaria n. 2914, de 12 de dezembro de 2011. Procedimentos de controle e de vigilância da qualidade da água para consumo humano e seu padrão de potabilidade. Disponível em: http://bvsms.saude.gov.br/bvs/saudelegis/gm/2011/prt2914_12_12_2011.html?mobile; acesso em 2 ago. 2019.
17. Brasil. Ministério da Saúde. Secretaria Nacional de Vigilância Sanitária. Resolução RDC n. 306, de 7 de dezembro de 2004. Regulamento técnico para gerenciamento de resíduos de serviços de saúde. Disponível em: http://portal.anvisa.gov.br/documents/33880/2568070/res0306_07_12_2004.pdf/95eac678-d441-4033-a5ab-f-0276d56aaa6; acesso em 2 abr. 2019.
18. Brasil. Sistema Nacional do Meio Ambiente (Sisnama), do Sistema Nacional de Vigilância Sanitária (SNVS). Lei federal n. 12.305, de 2 de agosto de 2010. Política Nacional de Resíduos Sólidos. Disponível em: http://www.jusbrasil.com.br/legislacao; acesso em 18 jul. 2019.

Capítulo 2

Recursos humanos: dimensionamento, uniformização, paramentação e treinamentos

Daniella dos Santos Galego
Evelyn Dearo Spinoza
Eliete de Carvalho Santos
Fabiana Ruotolo
Juliana Fazoli
Luciane Garcia Borges
Thaís Castro Marques de Oliveira
Vania Barbosa Konopa

INTRODUÇÃO

O objetivo deste capítulo é proporcionar melhoria dos processos e o foco na capacitação dos profissionais, visto que na literatura há poucos trabalhos que abordam assuntos relacionados ao dimensionamento, uniformização, paramentação e treinamentos em lactários. Diante disso, realizou-se um *benchmarking* com o Grupo de Estudos em Nutrição Enteral e Lactário (Genelac) composto por hospitais da cidade e interior de São Paulo para conhecimento dos recursos humanos atualmente aplicados em um lactário. Fizeram parte da pesquisa 57 hospitais, que responderam um questionário, disponibilizando o máximo de informações para descrição do capítulo.

DIMENSIONAMENTO

O planejamento de pessoas é o dimensionamento quantitativo e qualitativo das pessoas, com base no diagnóstico das necessidades presentes e futuras do hospital, em termos de produção de serviços e posicionamento estratégico do hospital no mercado.

Acredita-se na importância das análises e dos estudos qualitativos de pessoas nos hospitais em termos de envolvimento, comprometimento, motivação, satisfação pessoal e profissional das pessoas, qualidade de vida no trabalho e qualidade dos serviços prestados, mas não se pode omitir a importância e a necessidade de estudos quantitativos, como este, que buscam complementar os estudos qualitativos, mas não os substituir.

A partir do diagnóstico situacional do hospital, no qual se caracterizam sua estrutura e produção, foram levantadas as necessidades de pessoal. Essas necessidades são expressas em quantidade de pessoas, e suas qualificações podem também ser expressas em termos de necessidades presentes e futuras de pessoas do hospital.

Existem algumas variáveis condicionantes que interferem no dimensionamento de pessoas, entre elas:

- Política de pessoal estabelecida pela instituição.
- Tipo de clientela e dependência dos serviços prestados pelo hospital.
- Condições de trabalho oferecidas aos funcionários.
- Nível de complexidade dos serviços oferecidos.
- Graus de resolutividade do hospital.
- Grau de tecnologia incorporada pelo hospital.
- Planta física, instalações e conservação predial.

Essas variáveis condicionantes devem ser relacionadas a indicadores, como, por exemplo:

- Qualidade: política de pessoal orientada para a qualidade da atenção.
- Necessidade de maior número de profissionais.
- Equipamentos: mais modernos, poupadores de espaço e de mão de obra.

Entre os condutores do processo de assistência nutricional e do quantitativo de pessoal, destacam-se:

- Condições dos equipamentos de produção.
- Área física utilizada para produção.
- Processo de aquisição de materiais e reposição dos equipamentos.
- Nível de informatização dos processos.
- Sistema de distribuição.
- Número de especialidades clínicas e complexidade de atendimento.

Por meio do *benchmarking* foi observado que o dimensionamento do número de funcionários de um lactário depende do número de leitos do berçário e da pediatria, além da estrutura da área física do setor, da disponibilidade de equipamentos e utensílios, dos tipos de formulações existentes em cada serviço e da qualificação profissional apresentada. Contudo, fatores como tipo de atendimento hospitalar (instituição pública ou privada), tipo de hospital (hospital geral ou hospital maternidade e/ou pediátrico) e as atividades realizadas na área do lactário interferem na quantidade de profissionais destinados ao setor.

Considerando o número de leitos de cada instituição, os dados obtidos na pesquisa entre os hospitais podem ser vistos no Quadro 1.

Quadro 1   Relação de leitos nos hospitais pesquisados em São Paulo (2015)

Classificação dos leitos	%	N
Pequeno porte	5,4	3
Médio porte	35,7	20
Grande porte	41,1	23
Extra	17,9	10
TOTAL	100	56

Fonte: Pesquisa Genelac (2015).[1]

De acordo com a Portaria n. 2.224/2002,[2] a classificação de hospitais no Brasil é determinada pelo número de leitos, conforme a Figura 1.

Acredita-se que o porte do hospital tenha uma interferência na quantificação de profissionais, pois permite ganhos de escala na produção e na distribuição do efetivo.

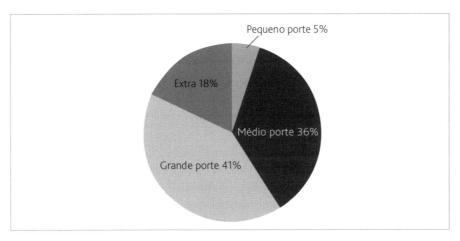

Figura 1   Classificação de hospitais no Brasil de acordo com número de leitos.
Fonte: Brasil (2002).[2]

Os hospitais de grande porte têm um quadro de pessoal relativamente menor em comparação aos de pequeno porte, em virtude da economia de escala gerada.

Considerando essa amostra da totalidade de leitos, também foi avaliado o número de profissionais lactaristas e/ou auxiliar de lactário disponíveis em cada serviço e observou-se uma proporção divergente entre os hospitais avaliados, com uma variação na produção de um profissional lactarista ou auxiliar de lactário para uma produção máxima de 47 mamadeiras por dia.

Nos hospitais que possuem produção de nutrição enteral e suplementos nutricionais orais, observou-se a presença de um profissional para uma produção de no máximo 118 frascos/dia. No que se refere à produção de água para hidratação, a proporção é de um profissional para uma produção máxima de 94 frascos/dia.

Nesse contexto, uma unidade de produção de lactário com cerca de 47 mamadeiras/dia, 118 frascos de dietas enterais/dia e 94 frascos de água/dia poderia ter no mínimo três profissionais lactaristas ou auxiliares de lactário.

Em relação à jornada de trabalho, foi observado que os colaboradores trabalham em escalas de 44, 40, 36, 30 e 20 horas semanais.

Na determinação dos indicadores para a fixação das horas reais trabalhadas, devem ser consideradas as ausências legais e a jornada contratual do colaborador.

Aplicando os índices a seguir, para uma jornada contratual de 44 horas semanais, tem-se:

- Horas-ano: 365 dias x 8,8 horas/dia/colaborador = 3.212 horas-ano por colaborador (A).
- Horas-feriado: 16,5 dias x 8,8 horas/dia/colaborador = 145,2 horas-ano de feriados por colaborador (B).
- Horas sábados e domingos: 102 dias x 8,8 horas/dia/colaborador = 897,6 horas-ano de sábados e domingos por colaborador (C).
- Horas-férias: 22 dias úteis = 8,8 horas/dia/colaborador = 193 horas-ano de férias por colaborador (D).

Horas efetivamente disponíveis por colaborador por ano:

$$A - (B + C + D) = 3.212 - (145,2 + 897,6 + 193) = 1.976,2 \text{ horas}$$

Para o cálculo do número de colaboradores:

$$\text{Número de colaboradores} = \frac{\text{TNP} \times \text{UP/dia} \times \text{dias de trabalho por semana por colaborador}}{\text{Horas trabalhadas por semana por colaborador}}$$

Em que:
TPN = tempo padrão unitário.
UP/dia = unidades produzidas por dia.

Considerando-se que a carga horária máxima é de 44 horas semanais, distribuída em uma escala de trabalho de 7 horas e 20 minutos/dia, como acontece na maioria dos hospitais estudados, e dividindo-se as atividades em, no mínimo, duas produções diárias (período da manhã e tarde), essa unidade de produção teria dois profissionais lactaristas por plantão, lembrando-se da necessidade de uma profissional para cobertura de folgas e férias. Contudo, esse cenário não é a realidade encontrada em muitos hospitais. Alguns podem apresentar um quadro de funcionários maior para esse setor por possuírem um perfil financeiro que favoreça o atendimento diante do porte e das necessidades da instituição hospitalar.

Outro dado importante observado é que a profissão denominada lactarista não faz parte do *hall* de atividades da classificação brasileira de ocupações (CBO) do Ministério do Trabalho e Emprego (MTE), o que dificulta a formação de profissionais qualificados para o setor de lactário e a determinação da faixa salarial, que hoje varia muito entre as instituições hospitalares, gerando alta rotatividade nesse setor.

Mediante esses dados, o Genelac propõe um estudo mais detalhado das necessidades reais de cada instituição, a fim de construir um *hall* de atividades comuns e descrição de cargo, os quais possam ser incluídos na CBO para criação da profissão lactarista. Após a oficialização da profissão e da descrição de suas atividades é possível que se determine um número adequado de funcionários para atuação em lactário.

CONTROLE DE SEGURANÇA E SAÚDE DOS TRABALHADORES

O MTE, por meio da NR n. 32,[3] estabeleceu diretrizes básicas para implementação de medidas de proteção à segurança e à saúde dos trabalhadores que prestam serviços de saúde, bem como daqueles que exercem atividades de promoção e assistência à saúde em geral.

Para fins de aplicação dessa norma reguladora entende-se por serviço de saúde qualquer edificação destinada à prestação de assistência à saúde da população, e todas as ações de promoção, recuperação, assistência, pesquisa e ensino da saúde em qualquer nível de complexidade.

Deve ser desenvolvido o Programa de Prevenção de Riscos Ambientais (PPRA), avaliando o local de trabalho e do trabalhador, considerando:

- Finalidade e descrição do local de trabalho.
- Organização e procedimentos de trabalho.
- Possibilidade de exposições.
- Descrição das atividades e funções de cada local de trabalho.
- Medidas preventivas aplicáveis e seu acompanhamento.

O PPRA deve ser reavaliado anualmente ou:

- Sempre que ocorrerem alterações nas condições de trabalho que possam alterar a exposição dos trabalhadores.
- Quando a análise dos acidentes e incidentes assim o determinar.

Os documentos que compõem o PPRA deverão estar disponíveis aos trabalhadores.

O MTE, por meio da NR-7,[4] determina a realização do Programa de Controle Médico de Saúde Ocupacional (PCMSO), cujo objetivo é avaliar e prevenir as doenças adquiridas no exercício de cada profissão, ou seja, problemas de saúde consequentes da atividade profissional[5] e contemplar:

- O reconhecimento e a avaliação dos riscos biológicos.
- A localização das áreas de riscos segundo o PPRA.
- A relação contendo a identificação nominal dos trabalhadores, sua função, o local em que desempenham suas atividades e o risco ao qual estão expostos.
- O programa de vacinação.

A admissão dos funcionários deve ser precedida de exames médicos, sendo obrigatória a realização de avaliações médicas periódicas dos funcionários diretamente envolvidos na manipulação.[4]

O controle de saúde clínico exigido pela vigilância sanitária objetiva a saúde do trabalhador e a sua condição para estar apto para o trabalho, não podendo ser portador aparente ou inaparente de doenças infecciosas ou parasitárias.[5]

A periodicidade dos exames médico-laboratoriais deve ser anual. Dependendo das ocorrências endêmicas de certas doenças, a periodicidade pode ser reduzida de acordo com os serviços de vigilância sanitária e epidemiológica locais.[5]

Os funcionários que apresentarem feridas, lesões, cortes nas mãos e nos braços, gastrenterites agudas ou crônicas (diarreia ou disenteria), não devem manipular alimentos, assim como os que estiverem acometidos de infecções pulmonares ou faringites.[5]

FUNÇÕES DO PROFISSIONAL

Denomina-se lactarista o profissional responsável pela execução operacional das atividades que envolvem o recebimento e armazenamento de produtos, envase e distribuição de fórmulas lácteas, higienização de mamadeiras, utensílios e equipamentos de utilização na produção.[6]

O profissional selecionado para trabalhar no lactário deve ter atitude consciente, habilidade e atenção aos detalhes, a fim de obter cooperação dos outros funcionários e realizar treinamento em serviço. Deve ter conhecimento das normas e procedimentos operacionais de funcionamento do lactário e ser capaz de organizar o trabalho a ser desenvolvido, tendo como objetivo a racionalização e o funcionamento eficiente do lactário, de acordo com os padrões exigidos por lei.[5]

Na prática, as atribuições designadas para o profissional lactarista, segundo a pesquisa com os hospitais, são:

- Manipular e envasar o leite materno humano, fórmulas lácteas, dietas enterais, papas, sucos e chás.
- Envasar água para hidratação.
- Fracionar módulos nutricionais.
- Realizar autoclavagem, resfriamento e armazenamento sob refrigeração de fórmulas lácteas.
- Confeccionar e verificar as etiquetas de identificação.
- Coletar amostras.
- Controlar a temperatura dos equipamentos e do ambiente.
- Receber e armazenar insumos.
- Higienizar áreas de trabalho, equipamentos e utensílios da produção.
- Higienizar as mamadeiras.
- Distribuir e recolher as mamadeiras.

Alguns serviços dispõem também do profissional auxiliar de lactário que divide algumas tarefas com o lactarista. As atribuições do auxiliar frequentemente são:

- Preparar chás, sucos e papas salgadas e de frutas.
- Distribuir mamadeiras, suplementos nutricionais e dietas enterais.
- Higienizar frutas, legumes e outros alimentos que se fizerem necessários.
- Recolher e higienizar as mamadeiras.
- Receber, organizar e higienizar materiais descartáveis e gêneros alimentícios que se fizerem necessários.
- Higienizar áreas de trabalho, utensílios e equipamentos.
- Confeccionar e verificar as etiquetas de identificação.
- Verificar a temperatura de equipamentos e do ambiente.
- Conferir produtos com relatórios ou mapas antes da distribuição.

UNIFORMIZAÇÃO

A pesquisa realizada com os hospitais demonstrou que as exigências em relação ao uso de uniformes estão sendo obedecidas de acordo com a legislação CVS-5/13,[7] a seguir:

- Uniforme completo composto por camiseta de manga longa ou curta sem bolso acima da cintura, calça, touca ou rede para cabelo, meia, calçado fechado e antiderrapante.
- Deve ser de cor clara, estar sempre limpo e ser utilizado somente nas dependências internas da instituição.
- O vestuário deve ser conservado em bom estado, sem rasgos, manchas, partes descosturadas ou furos.
- Deve ser trocado diariamente.
- Os uniformes reutilizáveis devem ser guardados separados, em ambientes fechados, até que sejam apropriadamente lavados e/ou sanitizados.
- É vedada a utilização de colar, amuleto, pulseira, relógio, fita, brincos, anel, aliança, *piercing* e qualquer outro adorno que possa representar risco de contaminação dos alimentos ou de acidentes.
- Não se deve guardar no uniforme: canetas, lápis, batons, escovinhas, cigarros, isqueiros, relógios e outros adornos.

PARAMENTAÇÃO

Os funcionários envolvidos na produção do lactário devem estar adequadamente paramentados para garantir a segurança dos processos. Na pesquisa realizada com os hospitais destaca-se a exigência de uso dos seguintes itens nas áreas de manipulação: avental de manga longa e com decote fechado, touca, máscara, propés e luvas descartáveis.

A paramentação deve ser realizada em área específica (antessala), antes da entrada na área de manipulação, devendo ser de uso exclusivo e descartável, e substituída a cada sessão de trabalho.[8]

HIGIENE PESSOAL

De acordo com a CVS-5/13,[7] o lactarista deve manter o asseio pessoal, devendo ser orientado quanto:

- Banho diário.
- Escovação dos dentes após as refeições.
- Cabelos presos e protegidos com toucas.
- Barba feita diariamente.
- Unhas curtas e sem esmalte ou base.
- Uso de desodorante inodoro.
- Sem maquiagem.
- Sem adornos (relógio, brinco, anel, inclusive aliança, pulseira, colar, *piercing* ou qualquer outro adorno que possa representar risco de contaminação).

HIGIENE DAS MÃOS

A higienização das mãos deve ocorrer nas seguintes situações:[6]

- Chegar ao trabalho.
- Utilizar os sanitários.
- Tossir, espirrar ou assoar o nariz.
- Usar panos ou materiais de limpeza.
- Fumar.
- Recolher lixo e outros resíduos.
- Antes de iniciar o trabalho.

- Tocar em alimentos não higienizados ou crus.
- Tocar em embalagens e/ou utensílios não higienizados.
- Pegar em dinheiro.
- Houver interrupção do serviço.
- Antes e após o uso de luvas, dentro das rotinas definidas para cada procedimento.

Não são permitidas durante a manipulação dos alimentos as seguintes práticas, com objetivo de prevenir a contaminação das preparações:

- Falar, cantar, assobiar, tossir, espirrar, cuspir, fumar.
- Mascar goma, palito, fósforo ou similares, chupar balas, comer.
- Experimentar alimentos com as mãos.
- Tocar o corpo.
- Assoar o nariz, colocar o dedo no nariz ou ouvido, mexer no cabelo ou pentear-se.
- Enxugar o suor com as mãos, panos ou qualquer peça da vestimenta.
- Manipular dinheiro.
- Fumar.
- Tocar maçanetas com as mãos sujas.
- Fazer uso de utensílios e equipamentos sujos.
- Trabalhar diretamente com alimento quando apresentar problemas de saúde, por exemplo, ferimentos e/ou infecção na pele, ou se estiver resfriado ou com problemas gastrintestinais.
- Circular sem uniforme nas áreas de serviço.

Os antissépticos permitidos são o álcool 70%, soluções iodadas, iodóforos, clorexidina ou produtos aprovados pelo Ministério da Saúde para essa finalidade.[3]

A técnica de higiene das mãos, de acordo com a OMS (2016)[9] está descrita na Figura 2.

TREINAMENTO

A qualificação e o treinamento dos profissionais são muito importantes para o desempenho das atividades desenvolvidas.[10] É fundamental ampliar essa qualificação, tanto na dimensão técnico-especializada, quanto na dimensão da ética-política, de comunicação e de inter-relações pessoais, para que possam participar como sujeitos integrais diante das novas exigências do mundo do trabalho.[11]

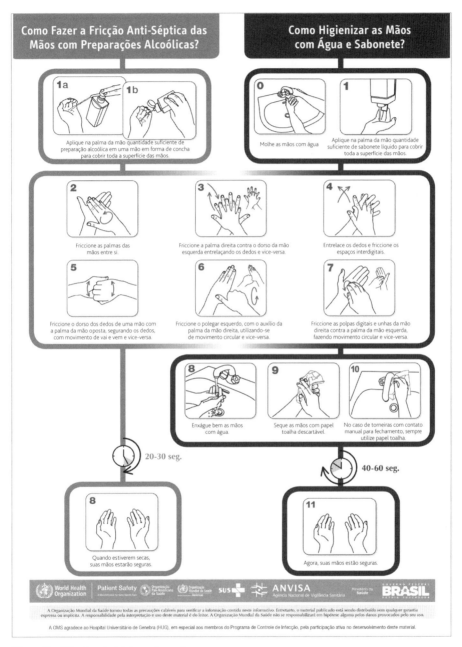

Figura 2 Técnica de higiene das mãos.
Fonte: https://www20.anvisa.gov.br/segurancadopaciente/index.php/publicacoes/category/higienizacao-das-maos.

No contexto da prática, se faz importante a questão educativa abrangendo a educação permanente, a educação continuada e a educação em serviço. A educação permanente surge como uma exigência na formação do indivíduo, pois requer dele novas formas de encarar o conhecimento. Atualmente não basta saber ou fazer, é preciso saber fazer, assim os indivíduos constroem a capacidade de planejar-se, auto-organizar-se, de estabelecer métodos próprios, de tomar decisões e de gerenciar seu tempo e espaço de trabalho.[12,13]

A educação continuada permite ao colaborador manter, aumentar ou melhorar sua competência, para que esta seja compatível com o desenvolvimento de suas responsabilidades, caracterizando, assim, a competência como atributo individual. Ela é um conjunto de práticas educativas contínuas, destinadas ao desenvolvimento de potencialidades, para uma mudança de atitudes e comportamentos nas áreas cognitivas, afetiva e psicomotora do ser humano, na perspectiva de transformação de sua prática.[14]

A educação em serviço é desenvolvida no ambiente de trabalho e também eleva a competência e a valorização profissional e institucional.[11]

Apesar de depender da união dos saberes, o que existe hoje é a fragmentação da educação, desconsiderando as necessidades de atuação da prática.[15]

Uma questão que deve ser abordada no treinamento é a interdisciplinaridade, pois as relações entre os profissionais da saúde requerem uma compreensão maior sobre os processos de formação de vínculos afetivos e laços sociais, além de propiciar a troca entre eles por meio da convivência e do diálogo interdisciplinar. Assim, o aprendizado vai sendo incorporado ao exercício profissional, e dessa forma pode ocorrer uma mudança de referencial teórico-prático de cada categoria profissional.

Para que ocorra a interdisciplinaridade em saúde faz-se necessária uma mudança significativa dos paradigmas tradicionais norteadores da formação dos profissionais da saúde, buscando uma compreensão mais ampla da pessoa humana, tanto a que se propõe a cuidar da saúde de outrem, como a pessoa que adoece, colocando os sujeitos em interação com outros sujeitos, preocupados todos com o que pode significar conhecer objetos, pessoas e coisas.[16]

A literatura tem demonstrado diferentes métodos de ensino que contribuem para a formação e atualização dos profissionais de forma mais consciente e participativa.

Esse método é conhecido como metodologia ativa e tem muitas vantagens em relação à metodologia tradicional (aulas expositivas), estimulando o profissional ao estudo constante, à independência e à responsabilidade, preparando-o para um trabalho em equipe, aproximando-o dos usuários, da equipe e da realidade; valorizando mais o processo de aquisição do saber do que o saber propriamente dito.[17]

O treinamento pode ser baseado em uma programação com temas novos ou apenas reforço de procedimento, no entanto, ao elaborar um treinamento é necessário considerar todas as etapas do processo e identificar possíveis falhas ou aquelas mais complexas para reforçar com a equipe. O treinamento efetivo pode ser uma ferramenta poderosa para evitar viés no dia a dia, tanto para o gestor quanto para o colaborador, pois ao elaborar um treinamento é possível rever o processo e até identificar prováveis causas dos problemas de baixo desempenho e gerar soluções de melhoria para o processo.[18]

De acordo com o levantamento realizado com os hospitais, a maioria deles realizam treinamentos bimestrais ou semestrais de acordo com a necessidade, e os assuntos mais frequentemente abordados são: noções básicas sobre contaminação de alimentos; noções básicas de microbiologia de nutrição enteral (NE) e fórmulas infantis (FI); conhecimento básico sobre composição de NE e FI, controle de qualidade – indicadores de qualidade; higiene das mãos; controle de temperatura, validade e estoque; uso e conservação de equipamentos e utensílios; manipulação e boas práticas de preparo e diluição; armazenamento dos insumos de NE e FI; higiene pessoal e paramentação; contaminação cruzada; higiene de equipamentos e ambiente (procedimento operacional padrão). Para agregar os temas abordados, a implantação e o controle do Sistema de Análises de Perigo e Pontos Críticos de Controle (APPCC) é uma medida que contribui para a elaboração dos temas de cada unidade.[19]

Uma outra proposta de treinamento que também vem sendo discutida para ser aplicada aos profissionais de saúde é promover a comunicação, a empatia e o relacionamento entre os diferentes setores envolvidos.

Os hospitais vivem o desafio da falta de preparo dos seus colaboradores para enfrentar situações de pressão, tais como excesso de trabalho e de responsabilidade. Essa realidade por sua vez gera elevado nível de estresse e altos índices de faltas e rotatividade. O cenário é de risco e está diretamente relacionado ao atendimento prestado ao paciente, ao seu processo de recuperação, além de refletir na satisfação deste e impactar na imagem do hospital. Investir na qualificação do capital humano é uma solução para esse desafio.

Portanto, deixar de lado por duas horas o estresse e a correria naturais do ambiente hospitalar para se dedicar a atividades com música, artes visuais e histórias, especialmente planejadas para mostrar ao profissional da saúde a sua importância na instituição e estimulá-lo a oferecer um olhar humanizado aos seus colegas de trabalho, pacientes e acompanhantes é muito importante.

Os benefícios adquiridos são: desenvolvimento de competências pessoais para cuidar de si e do outro; desenvolvimento de habilidades para lidar de maneira eficaz em diferentes situações; qualificação do atendimento que vai além das habilidades técnicas; melhora do clima organizacional; impacto positivo no resultado do trabalho; satisfação do paciente; impacto positivo na imagem do hospital; e redução de custos do hospital.

Trata-se de uma metodologia baseada nos eixos da identidade, percepção, relação e comunicação, que trabalhados de forma relacionada resultam no desenvolvimento de competências pessoais: autoestima, autoconhecimento, flexibilidade, adaptabilidade e trabalho em equipe.

Nesse sentido, sugere-se que os treinamentos sejam baseados nas metodologias motivacionais, com enfoque não somente na habilidade técnica, mas também no emocional, para que a aprendizagem se torne mais significativa e duradoura, contribuindo para a construção de uma lógica de cuidados mais ampliada e integral, com ênfase na ação coletiva. Essas características são fundamentais para o profissional lactarista obter destaque no mercado de trabalho e ser capaz de ter melhor entendimento da complexidade e valorização do seu trabalho.

REFERÊNCIAS BIBLIOGRÁFICAS

1. Genelac – Grupo de Estudos em Nutrição Enteral e Lactário. Pesquisa realizada entre os hospitais do grupo; 2015.
2. Brasil. Ministério da Saúde. Portaria n. 2224/GM de 5 de dezembro de 2002. Secretaria de Assistência à Saúde no processo promovido pela Consulta Pública SAS/MS n. 03, de 14 de maio de 2002. Disponível em: https://www.sbcec.com.br/noticias/imagens/portaria_2224.pdf; acesso em 1 abr. 2019.
3. Brasil. Ministério do Trabalho e Emprego. Portaria GM n. 1748 de 30 de agosto de 2011. NR 32 – Segurança e Saúde no Trabalho em Serviços de Saúde. Disponível em: http://portal.mte.gov.br; acesso em 18 jul. 2019.
4. Brasil. Ministério do Trabalho – NR-7 Programa de controle médico de saúde ocupacional. Publicação DOU Portaria GM n. 3.214, de 08 de junho de 1978. Disponível em: https://normasregulamentadoras.wordpress.com/legislacao/portaria-3214-de--08-de-junho-de-1978; acesso em 18 jul. 2019.
5. Brasil. Secretaria Municipal da Saúde de São Paulo. Portaria n. 2619 de 06 de dezembro de 2011. Regulamento de boas práticas e de controle de condições sanitárias e técnicas das atividades relacionadas à importação, exportação, extração, produção, manipulação, beneficiamento, acondicionamento, transporte, armazenamento, distribuição, embalagem, reembalagem, fracionamento, comercialização e uso de alimentos, águas minerais e de fontes, bebidas, aditivos e embalagens para alimentos. Disponível em: http://www.prefeitura.sp.gov.br; acesso em 18 jul. 2019.
6. Piovacari SMF. Saúde alimentar. Educ. Cont. Saúde. 2009;7(4):216-8.

7. Brasil. Secretaria de Saúde do Estado de São Paulo. Centro de Vigilância Sanitária. Portaria CVS n. 5 de 09 de abril de 2013. Regulamento técnico sobre boas práticas para estabelecimentos comerciais de alimentos e para serviços de alimentação, e o roteiro de inspeção. Disponível em: http://www.cvs.saude.sp.gov.br; acesso em 18 jul. 2019.
8. Brasil. Agência Nacional de Vigilância Sanitária. Resolução RDC n. 50, de 21 de fevereiro de 2002. Regulamento técnico para planejamento, programação, elaboração e avaliação de projetos físicos de estabelecimentos assistenciais de saúde. Disponível em: http://www.anvisa.gov.br; acesso em 18 jul. 2019.
9. Brasil. Ministério da Saúde. Agência Nacional de Vigilância Sanitária. Higienização correta das mãos é fundamental para garantir segurança do paciente. Diretrizes da OMS sobre higienização das Mãos em Serviços de Saúde. 2016. Disponível em: http://www.paho.org; acesso em 2 ago. 2019.
10. Mezomo IFB. Os serviços de alimentação: planejamento e administração. 5.ed. São Paulo: Manole; 2002.
11. Pinto BM, Machado CJ, Sá EO. Características necessárias de um profissional de saúde que trabalha com pacientes portadores de necessidades especiais: um contraste de visões de profissionais e alunos de odontologia, pais e cuidadores. Belo Horizonte: UFMG/Cedeplar; 2004.
12. Paschoal AS, Mantovanni MF, Meir, MJ. Percepção da educação permanente, continuada e em serviço para enfermeiros de um hospital de ensino. Revista da Escola de Enfermagem, USP. 2007;41(3):478-84.
13. Mattos LK. As mudanças organizacionais e seus gestores nas empresas na Era da Informação. Dissertação (Mestrado) – Fundação Getulio Vargas; 2002. 80p.
14. Oliveira TRB. Interdisciplinaridade: um desafio para a atenção integral na saúde. Rev. Saúde Com. 2007;3(1):20-7.
15. Roman C, Ellwanger J, Becker G, Silveira AD, Machado CLB, Manfroi WC. Metodologias ativas de ensino-aprendizagem no processo de ensino em saúde no Brasil: uma revisão narrativa/Active teaching-learning methodologies in the teaching health process in Brazil: a narrative review. Clin Biomed Res. 2017;37(4):349-57.
16. Salu M, Prado M. Educação continuada no trabalho: uma perspectiva de transformação da prática e valorização do trabalhador(a) de enfermagem. Contexto Enfermagem. 2000;9(2):298-301.
17. Marin MJS, Lima EFG, Paviotti AB, Matsuyama DT, Silva LKD, Gonzalez C, et al. Aspectos das fortalezas e fragilidades no uso das Metodologias Ativas de Aprendizagem. Revista Brasileira Educ. Med. 2010;34(1):13-20.
18. Colossi FG, Casanova M. Identificação e monitoramento de pontos críticos de controle num lactário hospitalar do município de Florianópolis-SC. Uberlândia. 2000;2(1).
19. Smidt LRA. Gerenciamento por processo de produção do lactário do hospital de caridade Dr. Astrogildo De Azevedo. Dissertação (Mestrado em Engenharia de Produção) – Universidade Federal de Santa Maria (UFSM, RS); 2004.

Capítulo 3

Atuação do nutricionista e sua responsabilidade técnica

Ana Paula Alves Reis
Daniella dos Santos Galego
Gladis Fani da Silva

INTRODUÇÃO

O nutricionista, segundo a Resolução CNE/CES n. 5, de 7 de novembro de 2001,[1] é o profissional com formação generalista, humanista e crítica, capacitado a atuar visando à segurança alimentar e à atenção dietética, em todas as áreas do conhecimento em que a alimentação e a nutrição se apresentem fundamentais para a promoção, manutenção e recuperação da saúde, e para a prevenção de doenças de indivíduos ou grupo populacionais, contribuindo para a melhoria da qualidade de vida, pautada em princípios éticos, com reflexão sobre a realidade econômica, política, social e cultural.[1]

Além disso, cabe a esse profissional a produção do conhecimento sobre alimentação e nutrição nas diversas áreas de atuação profissional, buscando continuamente o aperfeiçoamento técnico-científico, pautando-se nos princípios éticos que regem a prática científica e a profissão, contribuindo para a saúde dos indivíduos e da coletividade.[2]

Sendo assim, a Resolução do CNE/CES n. 5, que institui as Diretrizes Curriculares Nacionais do Curso de Graduação de Nutrição, enfatiza no art. 4 que a formação do nutricionista tem por objetivo dotar o profissional dos conhecimentos requeridos para o exercício das seguintes competências e habilidades: a atenção à saúde, a tomada de decisão, a comunicação, a liderança, a administração e o gerenciamento e a educação permanente.[1]

A ATUAÇÃO DO NUTRICIONISTA

A profissão de nutricionista foi regulamentada pela Lei n. 8.234, de 17 de setembro de 1991,[3] e são atividades privativas dos nutricionistas as seguintes:

- Direção, coordenação e supervisão de cursos de graduação em Nutrição.
- Planejamento, organização, direção, supervisão e avaliação de serviços de alimentação e nutrição.
- Planejamento, coordenação, supervisão e avaliação de estudos dietéticos.
- Ensino das matérias profissionais dos cursos de graduação em Nutrição.
- Ensino das disciplinas de Nutrição e Alimentação nos cursos de graduação da área de saúde e outras afins.
- Auditoria, consultoria e assessoria em nutrição e dietética.
- Assistência e educação nutricional a coletividades ou indivíduos, saudáveis ou enfermos, em instituições públicas e privadas e em consultório de nutrição e dietética.
- Assistência dietoterápica hospitalar, ambulatorial e em consultórios de nutrição e dietética, prescrevendo, planejando, analisando, supervisionando e avaliando dietas para enfermos.

Atribuem-se também aos nutricionistas as seguintes ações, desde que relacionadas com alimentação e nutrição humanas:

- Elaboração de informes técnico-científicos.
- Gerenciamento de projetos de desenvolvimento de produtos alimentícios.
- Assistência e treinamento especializado em alimentação e nutrição.
- Controle de qualidade de gêneros e produtos alimentícios.
- Atuação em marketing na área de alimentação e nutrição.
- Estudos e trabalhos experimentais em alimentação e nutrição.
- Prescrição de suplementos nutricionais necessários à complementação da dieta.
- Solicitação de exames laboratoriais necessários ao acompanhamento dietoterápico.
- Participação em inspeções sanitárias relativas a alimentos.
- Análises relativas ao processamento de produtos alimentícios industrializados.
- Participação em projetos de equipamentos e utensílios na área de alimentação e nutrição.

No Quadro 1, são detalhadas cada competência e as respectivas habilidades que o profissional nutricionista tem de adquirir durante a sua formação, segundo a RDC CNE/CES n. 5.[1]

Quadro 1   Competências e habilidades do nutricionista

Competência	Habilidades gerais
Atenção à saúde	Estar apto a desenvolver ações de prevenção, promoção, proteção e reabilitação da saúde, tanto em nível individual quanto coletivo. O profissional deve assegurar que sua prática seja realizada de forma integrada e contínua com as demais instâncias do sistema de saúde, sendo capaz de pensar criticamente, de analisar os problemas da sociedade e procurar soluções para eles. Os serviços devem ser realizados dentro dos mais altos padrões de qualidade e dos princípios da ética/bioética, sendo que a responsabilidade da atenção à saúde não se encerra com o ato técnico, mas com a solução do problema de saúde, tanto em nível individual como coletivo.
Tomada de decisão	Estar apto para a tomada de decisão visando ao uso apropriado, eficácia e custo-efetividade, da força de trabalho, de medicamentos, de equipamentos, de procedimentos e de práticas. Ter a competência e a habilidade para avaliar, sistematizar e decidir condutas mais adequadas, com base em evidências científicas.
Comunicação	Ser acessíveis e manter a confidencialidade das informações a eles confiadas, na interação com outros profissionais de saúde e o público em geral. A comunicação compreende a comunicação verbal e não verbal, habilidade de escrita e leitura; o domínio de, pelo menos, uma língua estrangeira e de tecnologias de comunicação e informação.
Liderança	Estar apto a assumir posição de liderança, tendo sempre como meta o bem-estar da comunidade. A liderança requer compromisso, responsabilidade, empatia, habilidade para tomada de decisões, comunicação e gerenciamento de forma efetiva e eficaz.
Administração e gerenciamento	Estar apto a tomar iniciativas, fazer o gerenciamento e a administração tanto da força de trabalho, dos recursos físicos e materiais e de informação, assim como serem empreendedores, gestores, empregadores ou lideranças nas equipes de saúde.
Educação permanente	Estar apto a aprender continuamente, tanto na sua formação quanto na prática. Os profissionais de saúde devem aprender a ter responsabilidade e compromisso com a sua educação e o treinamento/estágios das futuras gerações de profissionais, mas proporcionando condições para que haja benefício mútuo entre os futuros profissionais e os profissionais de saúde, estimulando e desenvolvendo a mobilidade acadêmico/profissional, a formação e a cooperação por meio das redes nacionais e internacionais.

Ao desenvolver essas habilidades, o nutricionista estará preparado para atuar nas diversas áreas da nutrição e escolher aquela com a qual tem maior afinidade ou oportunidade.

A Resolução do CFN n. 600/2018, que dispõe sobre a definição das áreas de atuação do nutricionista e suas atribuições, indica parâmetros numéricos mínimos de referência, por área de atuação, para efetividade dos serviços prestados à sociedade e dá outras providências,[4] mostra que a atuação do nutricionista é muito diversificada, podendo atuar em várias áreas, tais como:

- Nutrição em alimentação coletiva: gestão de unidades de alimentação e nutrição (UAN).
- Nutrição clínica: assistência nutricional e dietoterápica hospitalar, ambulatorial, em consultórios e domicílios:
  - Assistência nutricional e dietoterápica em hospitais, clínicas em geral, hospital-dia, unidades de pronto atendimento (UPA) e spas clínicos.
  - Assistência nutricional e dietoterápica em serviços e terapia renal substitutiva.
  - Assistência nutricional e dietoterápica em instituições de longa permanência para idosos (Ilpi).
  - Assistência nutricional e dietoterápica em ambulatórios e consultórios.
  - Assistência nutricional e dietoterápica em bancos de leite humano (BLH) e postos de coleta.
  - Assistência nutricional e dietoterápica em lactários.
  - Assistência nutricional e dietoterápica em centrais de terapia nutricional.
  - Assistência nutricional domiciliar (pública e privada).
  - Assistência nutricional e dietoterápica personalizada (*personal diet*).
- Nutrição em esportes e exercício físico: assistência nutricional e dietoterápica para atletas e desportistas.
- Nutrição em saúde coletiva: assistência e educação nutricional individual e coletiva.
- Nutrição na cadeia de produção, na indústria e no comércio de alimentos: atividades de desenvolvimento e produção e comércio de produtos relacionados à alimentação e nutrição.
- Nutrição no ensino, na pesquisa e na extensão.

RESPONSABILIDADE TÉCNICA DO NUTRICIONISTA NO LACTÁRIO

O profissional nutricionista está respaldado por diversas leis e resoluções, e pode-se observar que o lactário, segundo RDC n. 600/2018, está localizado na área de nutrição clínica e compete ao nutricionista, no exercício de suas atribuições, prestar assistência dietoterápica e promover educação nutricional a indivíduos, saudáveis e enfermos, em nível hospitalar, ambulatorial, domiciliar e em consultórios.[4]

Para realizar as atribuições definidas no âmbito de lactários, o nutricionista deverá desenvolver as seguintes atividades obrigatórias:

- Estabelecer e supervisionar a execução de protocolos técnicos do serviço.
- Planejar, implantar, coordenar e supervisionar as atividades de preparo, acondicionamento, esterilização, armazenamento, rotulagem, transporte e distribuição de fórmulas.
- Elaborar e implantar Manual de Boas Práticas e Procedimentos Operacionais Padronizados (POP), mantendo-os atualizados.
- Realizar orientação nutricional com o intuito de alta hospitalar.
- Estabelecer a composição qualitativa, quantitativa, o fracionamento e a identificação das fórmulas dietéticas para distribuição.
- Estabelecer as especificações no descritivo de aquisição de insumos (fórmulas, equipamentos, utensílios, material de consumo, de embalagem e suplementos).
- Interagir com os demais nutricionistas que compõem o quadro técnico da instituição, definindo os procedimentos complementares na assistência aos clientes/pacientes/usuários.
- Promover periodicamente o aperfeiçoamento e a atualização de funcionários por meio de cursos, palestras e ações afins.
- Elaborar relatórios técnicos de não conformidades e respectivas ações corretivas, impeditivas da boa prática profissional e que coloquem em risco a saúde humana, encaminhando-os ao superior hierárquico e às autoridades competentes, quando couber.
- Para realizar as atribuições de nutrição clínica, na subárea da assistência nutricional e dietoterápica em lactários, ficam definidas como atividades complementares do nutricionista:
  - Participar do planejamento e da supervisão da implantação ou adequação de instalações físicas, equipamentos e utensílios.

- Interagir com a equipe multiprofissional, quando couber, definindo os procedimentos complementares na assistência aos clientes/pacientes/usuários.
- Realizar e divulgar estudos e pesquisas relacionadas à sua área de atuação, promovendo o intercâmbio técnico-científico.
- Participar do planejamento e da supervisão de estágios para estudantes de graduação em nutrição e de curso técnico em nutrição e dietética e programas de aperfeiçoamento para profissionais de saúde, desde que sejam preservadas as atribuições privativas do nutricionista.

Além disso, a Lei n. 8.234, de 17 de setembro de 1991, reforça em parágrafo único que é obrigatória a participação de nutricionistas em equipes multidisciplinares, criadas por entidades públicas ou particulares e destinadas a planejar, coordenar, supervisionar, implementar, executar e avaliar políticas, programas, cursos nos diversos níveis, pesquisas ou eventos de qualquer natureza, direta ou indiretamente relacionados com alimentação e nutrição, bem como elaborar e revisar legislação e códigos próprios dessa área.[3]

Para calcular o número de nutricionistas necessário para atuar em lactário pode-se utilizar a Resolução CFN n. 600/2018, no anexo III, que informa sobre os parâmetros numéricos mínimos de referência para atuação do nutricionista, por área de atuação e com relação à assistência nutricional e dietoterápica em lactários, um nutricionista com carga-horária de 30 horas (Quadro 2).[4]

Quadro 2   Parâmetro numérico mínimo de referência para atuação do nutricionista na assistência nutricional dietoterápica em lactários[4]

Número de nutricionistas	Carga horária
1	30h

CONSIDERAÇÕES FINAIS

Neste capítulo foram mencionadas as legislações vigentes dos Conselhos Regionais e Federais de Nutrição e pode-se observar as diversas áreas de atuação do nutricionista e especificamente do nutricionista que atua em lactário, além dos parâmetros numéricos de profissionais e carga horária necessários para desenvolver essas atividades.

A responsabilidade administrativa do lactário é do nutricionista e este deve possuir conhecimento técnico e administrativo para realizar planejamento, coordenação, direção e avaliação dessa área, e conhecer e aplicar técnicas de gestão que viabilizem alcançar os resultados e metas propostas. Além disso, deve ter habilidade e atenção aos detalhes para atingir os objetivos propostos.[5,6,7]

REFERÊNCIAS BIBLIOGRÁFICAS

1. Brasil. Conselho Nacional de Educação. Câmara de Educação Superior. Resolução CNE/CES n. 5, de 7 de novembro de 2001. Institui diretrizes curriculares nacionais do curso de graduação em nutrição.
2. Brasil. Conselho Federal de Nutricionistas (CFN). Resolução n. 599, de 25 de fevereiro de 2018. Aprova o código de ética e de conduta do nutricionista e dá outras providências.
3. Brasil. Diário Oficial da União. Lei n. 8234/1991, de 17 de setembro de 1991. Regulamenta a profissão de nutricionista e determina outras providências.
4. Brasil. Conselho Federal de Nutricionistas (CFN). Resolução n. 600, de 25 de fevereiro de 2018. Dispõe sobre a definição das áreas de atuação do nutricionista e suas atribuições, indica parâmetros numéricos mínimos de referência, por área de atuação, para a efetividade dos serviços prestados à sociedade e dá outras providências.
5. Silva APA, Gil LP. Lactário hospitalar. In: Silva APA, Corradi GA, Zamberlan P. Manual de dietas em pediatria: guia de conduta nutricional. São Paulo: Atheneu; 2006. p. 53-8.
6. Silva APA, Gil LP, Trida VC. Lactário hospitalar. In: Feferbaum R, Silva APA, Marco D. Nutrição enteral em pediatria. São Caetano do Sul, SP: Yendis Editora; 2012. p. 413-37.
7. Gil LP, Silva APA, Trida VC. Lactário hospitalar. In: Silva APA, Nascimento AG, Zamberlan P. Manual de dietas e condutas nutricionais em pediatria. São Paulo: Atheneu; 2006. p. 153-75.

Capítulo 4

Recursos materiais: utensílios e equipamentos

Cristiane Almeida Hanasihiro
Giselle Gattai Cândido Moura
Iara Cecília Pasqua
Maria Mercedes Sakagawa
Mirian Nogueira Martinez
Neusa de Jesus Pires Unger
Silvana Freda Demerov
Talita Aparecida Possato

INTRODUÇÃO

O lactário deve apresentar rigorosas técnicas de assepsia e controle da temperatura de produção do alimento, visando possibilitar ao paciente uma alimentação segura do ponto de vista microbiológico.[1] Sendo assim, para manter o maior controle de qualidade é necessário que os utensílios sejam de uso exclusivo do setor.

UTENSÍLIOS

- Borrifadores: são recipientes plásticos utilizados para aspergir solução clorada ou álcool 70% sobre materiais, bancadas ou equipamentos, conforme especificações das portarias vigentes.[2]
- Escova para mamadeiras: devem ser de material plástico livre de bisfenol A, conforme descrito na resolução RDC n. 41 de 2011,[3] de diversos tamanhos, sendo utilizadas para higienização de mamadeiras, bicos e arruelas.
- Galheteiros: são organizadores em aço inoxidável, utilizados com o objetivo de melhor acondicionar as mamadeiras que serão autoclavadas, resfriadas e refrigeradas.
- Jarras:
  - Jarras de aço inox: podem ser utilizadas para autoclavagem de água e levadas direto ao resfriador para refrigeração. São utilizadas também como recipiente para acondicionar sucos e líquidos para serem levados à refrigeração.

- Jarras em vidro graduadas: são úteis no aquecimento de líquidos em micro-ondas, preparo de mingaus, como recipientes, e para acondicionar alimentos sob refrigeração. Além disso, podem ser utilizadas para medir volumes de líquidos para preparações.
- Jarras plásticas graduadas: devem ser de material plástico livre de bisfenol A e utilizadas para medir o volume de água usada na produção das fórmulas lácteas. São utilizadas também como recipiente para acondicionar sucos e líquidos para serem levados à refrigeração. Não devem ser aquecidas pois correm o risco de perder a precisão do volume.
- Organizadores plásticos: são recipientes com tampas utilizados para armazenamento dos materiais desinfectados e esterilizados, como bicos, arruelas, mamadeiras e outros.
- Panelas: são utilizadas para a cocção de papas de legumes e de frutas, geralmente têm como material predominante o alumínio. Os melhores materiais para serem utilizados para que não haja contaminação de alimentos por metais pesados é a cerâmica e o inox.[4]
- Peneira: pode ser de material plástico ou de inox, de fácil higienização, em diversos tamanhos e espessuras de tela. É utilizada para peneirar as fórmulas lácteas e dietas enterais e outros líquidos, após serem homogeneizados no liquidificador.
- Placas em altileno: são utilizadas para corte de legumes e frutas, segundo a portaria SMSG n. 2.619 de 2011, que recomenda o seu uso para evitar contaminação e proliferação microbiana.[5]
- Talheres (colheres, facas, garfos): devem ser em inox e são utilizados para homogeneizar fórmulas lácteas e outros alimentos, além de picá-los, descascá-los e porcioná-los.

MAMADEIRAS

Os frascos de mamadeiras devem seguir rigorosamente as normas brasileiras da ABNT, além da NBR 13.793 e Portaria n. 73/2006,[6,7] além de serem testados e aprovados por laboratórios credenciados ao Instituto Nacional de Metrologia, Qualidade e Tecnologia (Inmetro).

Sua apresentação deve ser:

- Inquebrável, inodora, esterilizável e totalmente atóxica.
- Gargalo ultra-higiênico sem bordas ou rebarbas cortantes. Não reter resíduos alimentares.

- Bicos de mamadeiras devem ser atóxicos, antialérgicos, inodoros, insípidos, transparentes e fáceis de limpar.
- A capacidade dos frascos de mamadeiras é bastante variada e na sua maioria o seu volume consiste entre 80 mL, 120 mL e 240 mL. Sua graduação deve ser bem legível de 10 em 10 mL.

Segundo a recomendação do Ministério da Saúde de 2010, sugere-se cálculo para a aquisição dos frascos de mamadeiras de acordo com o número de crianças atendidas pelo serviço, a faixa etária, a capacidade gástrica do lactente e a frequência ou número de mamadas diárias (Quadro 1).[8]

Quadro 1 Cálculo para a aquisição dos frascos de mamadeiras de acordo com o número de crianças atendidas pelo serviço, a faixa etária, a capacidade gástrica do lactente e a frequência ou número de mamadas diárias

Faixa etária	Capacidade gástrica	Frequência/dia Mamadas/dia
0 a 30 dias	60 mL a 120 mL	6 a 8 vezes
30 a 60 dias	120 mL a 150 mL	6 a 8 vezes
60 a 90 dias	150 mL a 180 mL	5 a 6 vezes
90 a 120 dias	180 mL a 200 mL	4 a 5 vezes
Acima de 120 dias	180 mL a 200 mL	2 a 3 vezes

Fonte: Ministério da Saúde.[8]

Mamadeiras de policarbonato

O policarbonato é um plástico duro que pode conter o composto químico bisfenol A (BPA), tendo potencial efeito prejudicial à saúde em decorrência de sua migração para o alimento.[9,10] A temperatura máxima recomendada é de até 121°C para maior resistência do produto.

A Agência Nacional de Vigilância Sanitária (Anvisa), por meio da RDC n. 41 de 2011, dispõe sobre a proibição de uso de bisfenol A em mamadeiras destinadas a alimentação de lactentes.[5,11]

Mamadeiras de copoliéster Tritan

É uma matéria-prima que faz parte de uma nova geração de poliéster, a qual proporciona equilíbrio de propriedades químicas e oferece uma melhor transparência, maior rigidez e durabilidade.[11] Para maior resistência térmica do produto é necessário manter a temperatura recomendada de no máximo 140°C.

Mamadeiras de polipropileno PP

Este plástico é internacionalmente inquestionável e dispõe há anos de todas as licenças necessárias. O polipropileno é atóxico, inodoro e inquebrável.[12,13,14] A mamadeira hospitalar pode ser exposta à esterilização em autoclave, processo utilizado em hospitais e maternidades, não apresentando deformidades no referido processo. As mamadeiras hospitalares disponíveis para venda contêm as graduações de 240, 150 e 80 mL. A temperatura máxima recomendada para manter suas propriedades é de até 121°C.

Mamadeiras de silicone

Este material é formado a partir de compostos quimicamente inertes, inodoros, insípidos e incolores, resistentes à decomposição pelo calor, água ou agentes oxidantes, além de serem bons isolantes térmicos.[10,13,15] Possuem longa duração em razão da resistência térmica do produto, mas o seu custo é considerado alto.[14] A temperatura máxima recomendada é de até 200°C. A sua graduação é em escala em alto relevo no próprio frasco.

Mamadeiras de vidro

É um material inodoro, incolor e de fácil higienização.[9,12,13] O vidro é resistente à temperatura acima de 200°C, porém é um produto frágil à queda.

BICOS PARA MAMADEIRAS

Os bicos devem ser curtos, apresentar certa resistência à pegada para não deformar com rapidez, com textura semelhante ao bico do seio materno e com orifício pequeno – que deixe passar apenas 20 a 30 gotas por minuto, estando a mamadeira cheia de leite e voltada para baixo, sob ação da gravidade. O bico comprido ou com vazão muito grande não permite a sucção adequada; a criança mama rápido, para não engasgar joga a língua para trás, engole ar, não faz a sucção adequada e a necessidade de sucção permanece. Embora satisfeita em termos de alimentação, ela não estará satisfeita quanto à sucção.

Tipos de bicos

- Silicone: é resistente à decomposição pelo calor, água ou agentes. Pode ser sintetizado em grande variedade de formas com inúmeras aplicações práticas, por exemplo, como agentes de vedação e proteção nos casos dos bicos de mamadeiras.[13,14]
- Látex: é uma dispersão estável (emulsão) de micropartículas poliméricas em um meio aquoso.[14,15] Um látex pode ser natural ou sintético.[16] Possui maior risco de causar alergias e em pouco tempo de uso fica com a coloração amarelada.

Formato de bicos

- Ortodôntico: ajuda no desenvolvimento saudável do palato e das mandíbulas.[14]
- Clássico: possui formato que se assemelha ao seio materno.[9,10,12,14]
- Especial: são bicos destinados a situações especiais, por exemplo o bico para fenda palatina[14] e para lábio leporino.

Tamanhos de bicos

- Tamanho 1: é indicado para bebês até 6 meses.[14]
- Tamanho 2: é indicado para bebês entre 6 e 12 meses.[14]

Tipos de furos nos bicos

São classificados por consistência dos alimentos (água e chá, leite, líquidos engrossados)[11,14] ou por fases da faixa etária (meses) do bebê.[6]

Válvulas nos bicos

É a válvula de compensação de ar que equilibra a força de sucção do bebê e o vácuo dentro da mamadeira, deixando o bico flexível e suave, além de ajudar a diminuir a incidência das cólicas nos bebês.[9,11,12]

Arruelas de mamadeiras

As arruelas devem ser de material atóxico, livre de bisfenol A,[3] e resistentes ao calor, com ótima vedação e fácil higienização.

PRINCIPAIS EQUIPAMENTOS UTILIZADOS NO LACTÁRIO

Os principais equipamentos utilizados no lactário são descritos nos Quadros 2 a 23, a seguir.

Quadro 2 Lavadora de mamadeiras e acessórios

Definição	Lavadora e sanitizadora de mamadeiras, copos, tampas de copos e mamadeiras, arruelas e bicos de mamadeiras
Função	Lavar e sanitizar mamadeiras e acessórios
Dimensões	De acordo com as necessidades da instituição.
Temperatura desejada	Durante a lavagem 55-65°C[17] Durante o enxágue 80-90°C

(continua)

Quadro 2 Lavadora de mamadeiras e acessórios (continuação)

Matéria-prima	Aço inox
Validação: • Teste • Frequência • Responsável	Ciclos de 3 ½ e 7 minutos Mensal Engenharia clínica
Equipamentos/ utensílios necessários	Cestos em aço inox perfurados para melhor lavagem, desinfecção e enxágue dos utensílios, dimensionados de acordo com o tamanho da lavadora
Adaptações na área física: • Elétrica • Hidráulica	 Pontos de energia elétrica 110 ou 220 V (preferencialmente 220 V) Dreno de escoamento para abastecimento e limpeza do recipiente de água
Local ideal	Entre a área de higienização de mamadeiras e utensílios e a área de embalagem e armazenamento de mamadeiras e utensílios. Em local ventilado, espaçoso, plano e longe de fontes de calor, água e outras máquinas para evitar danos ao produto
Manutenção preventiva: • Frequência • Responsável	 Mensal Empresa terceirizada ou engenharia clínica
Higienização do equipamento: • Produtos e materiais para a limpeza • Procedimento • Frequência	 Água, detergente neutro, esponja macia, pano descartável e álcool 70% Diluir o detergente em água morna, aplicar com esponja macia. Enxaguar com água, preferencialmente morna e secar com pano descartável, após a higienização aplicar álcool 70% com pano descartável para desinfecção do equipamento Diária
Manutenção	Empresa terceirizada
Plano de contingência	Lavar os utensílios em pia, com detergente sanificante e esterilizar em autoclave
Observações	Nunca ligar a lavadora sem água e detergente. Manter a unidade desconectada da rede elétrica durante o abastecimento de água. Não ultrapassar o nível máximo de enchimento. Não toque o fio de força ou tomada com as mãos molhadas para evitar choque elétrico. Evite que o equipamento permaneça com água quando não estiver em funcionamento
Foto	

Fonte: http://www.eaglesstar.com.br.

Quadro 3 Resfriador

Definição	Equipamento destinado ao rápido resfriamento de leite humano pasteurizado ou fórmulas lácteas. Equipamento com alta capacidade de troca de estabilidade térmica
Função	Realizar resfriamento do leite humano durante a pasteurização no banco de leite ou de fórmulas lácteas após tratamento térmico
Dimensões	De acordo com a necessidade da instituição e volume de leite a pasteurizar ou a ser resfriado
Temperatura desejada	Igual ou inferior a 0°C
Matéria-prima	Aço inox
Validação: • Teste • Frequência • Responsável	 Acompanhar o funcionamento por meio do controlador de temperatura com o termômetro e programa online Diária Nutricionista responsável
Equipamentos/utensílios necessários	Frascos de vidro ou mamadeiras de vidro com leite humano ou fórmulas lácteas
Adaptações na área física: • Elétrica • Hidráulica	 Alimentação elétrica monofásica ou trifásica Filtro e ponto de água
Local ideal	Instalar o equipamento sobre uma base fixa e nivelada, distante de fontes geradoras de calor, vapor e intensa umidade na sala de distribuição
Manutenção preventiva: • Frequência • Responsável	 Mensal Engenharia clínica
Higienização do equipamento: • Produtos e materiais para a limpeza • Procedimento • Frequência	 Água, detergente neutro, esponja macia, pano descartável e álcool 70% Diluir o detergente em água morna, aplicar com esponja macia. Enxaguar com água, preferencialmente morna, e secar com pano descartável; após a higienização, aplicar álcool 70% com pano descartável para desinfecção do equipamento Diária
Manutenção	Empresa terceirizada
Plano de contingência	Realizar choque térmico utilizando recipientes com gelo. Controlar a temperatura com termômetro até que atinja a temperatura desejada
Observações	–

(continua)

Quadro 3 Resfriador (continuação)

| Foto | 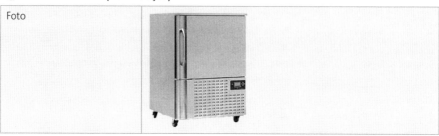 |

Fonte: www.prmedical.com.br.

Quadro 4 Autoclave

Definição	Autoclave de esterilização a vapor para alta temperatura para materiais de superfície e líquidos em frascos abertos e semifechados, gerenciada por controlador eletrônico microprocessado programável com duas portas de fechamento
Função	Redução da carga microbiológica de fórmulas lácteas, utensílios e água para o preparo de fórmulas
Dimensões	De acordo com as necessidades da instituição
Temperatura desejada	121°C para frascos vazios, bicos e utensílios por 15 minutos e 110°C para fórmulas lácteas e água por 10 minutos
Matéria-prima	Aço inox
Validação: • Teste • Frequência • Responsável	Teste Bowie Dick, integrador químico e teste biológico Bowie Dick Diário, integrador químico em cada carga e teste biológico semanal (ou conforme validação do SCIH) Nutricionista
Equipamentos/utensílios necessários	Galheteiros, carros, *rack*
Adaptações na área física: • Elétrica • Hidráulica	Tomada de 220 V Equipamentos de processamento de água por osmose reversa Obs.: dreno, pontos de vapor e ar comprimido
Local ideal	Entre a área de higiene de utensílios e a área de armazenamento de utensílios; local arejado e adequado ao fluxo na área com entrada pela área de higienização de mamadeiras e área de produção de fórmulas lácteas. Deve possuir coifa para exaustão
Manutenção preventiva: • Frequência • Responsável	Mensal Engenharia clínica

(continua)

Quadro 4 Autoclave (continuação)

Higienização do equipamento: • Produtos e materiais para a limpeza • Procedimento	Água, detergente neutro, esponja macia, pano descartável e álcool 70% Diluir o detergente em água morna, aplicar com esponja macia. Enxaguar com água, preferencialmente morna, e secar com pano descartável; após a higienização aplicar álcool 70% com pano descartável para desinfecção do equipamento
• Frequência	Semanal
Manutenção	Empresa terceirizada
Plano de contingência	Esterilizar as mamadeiras e acessórios com solução de hipoclorito de sódio a 200 ppm por 15 minutos ou deixar por 15 minutos em água fervente. Utilizar a autoclave do CME para a esterilização de utensílios. Filtro de água estéril
Foto	

Fonte: http://www.engeffood.com.br.

Quadro 5 *Pass-through*

Definição	Equipamento refrigerado em módulo tipo caixa com dupla porta, com sistema de ar e umidade compressora hermética acoplada na parte superior
Função	Evitar a entrada de ar e da equipe operacional na área suja para a área limpa minimizando o risco de contaminação
Dimensões	De acordo com a necessidade da instituição
Temperatura desejada	2 a 8°C
Matéria-prima	Aço inox
Validação: • Teste • Frequência • Responsável	Acompanhar o funcionamento por meio do controlador de temperatura, planilha e termômetro digital instalado no equipamento e calibrado Minimamente 3 vezes por dia Nutricionista responsável
Equipamentos/utensílios necessários	Termômetro calibrado

(continua)

Quadro 5 *Pass-through* (continuação)

Adaptações na área física: ■ Elétrica ■ Hidráulica	Pontos de eletricidade com tomada de 220 V + terra Dreno
Local ideal	Entre área de produção e de dispensação. Instalar em local arejado, fora da incidência de raios solares e, principalmente, onde a temperatura ambiente não seja excessivamente elevada Evitar instalar próximo a fogão e autoclave
Manutenção preventiva: ■ Frequência ■ Responsável	Mensal Departamento de manutenção da instituição
Higienização do equipamento: ■ Produtos e materiais para a limpeza ■ Procedimento ■ Frequência	Semanal ou todas as vezes que necessário Água, detergente neutro, esponja macia, pano descartável e álcool 70% Diluir o detergente em água morna, aplicar com esponja macia. Enxaguar com água, preferencialmente morna, e secar com pano descartável; após a higienização aplicar álcool 70% com pano descartável para desinfecção do equipamento Diária
Manutenção	Departamento de manutenção da instituição ou empresa terceirizada, caso necessário
Plano de contingência	Manter as mamadeiras ou frascos em geladeira reserva
Fotos	

Fonte: http://www.elvi.com.br.

Quadro 6 Refrigerador

Definição	Máquina de troca de calor que retira massa quente do interior da câmara colocando uma massa fria em seu lugar através do gás R134a/HP62 (404a) passando pelo evaporador interno. No lado externo ocorre exatamente o contrário, ou seja, toda a massa quente retirada dos alimentos na câmara interna é descarregada no meio ambiente através do condensador
Função	Conservar fórmulas lácteas em temperatura adequada para que não haja crescimento de microrganismos patógenos
Dimensões	De acordo com a necessidade da instituição
Temperatura desejada	2 a 8°C (registrar temperatura a cada 4 horas ou no mínimo 3 vezes por dia)
Matéria-prima	Aço inox
Validação: • Teste • Frequência • Responsável	 Acompanhar o funcionamento por meio do controlador de temperatura e termômetro Minimamente 3 vezes por dia Nutricionista responsável
Equipamentos/utensílios necessários	Termômetro
Adaptações na área física: • Elétrica • Hidráulica	 Pontos de eletricidade com tomada de 220 V + terra Dreno
Local ideal	Entre área de produção e de dispensação. Instalar em local arejado, fora da incidência de raios solares e principalmente onde a temperatura ambiente não seja excessivamente elevada. Evitar instalar próximo a fogão e autoclave
Manutenção preventiva: • Frequência • Responsável	 Mensal Departamento de manutenção da instituição
Higienização do equipamento: • Produtos e materiais para a limpeza • Procedimento • Frequência	 Água, detergente neutro, esponja macia, pano descartável e álcool 70% Diluir o detergente em água morna, aplicar com esponja macia. Enxaguar com água, preferencialmente morna, e secar com pano descartável; após a higienização aplicar álcool 70% com pano descartável para desinfecção do equipamento Semanal ou toda vez que necessário
Manutenção	Departamento de manutenção da instituição ou empresa terceirizada caso necessário
Plano de contingência	Manter as mamadeiras ou frascos em geladeira reserva

(continua)

Quadro 6 Refrigerador (continuação)

| Foto | 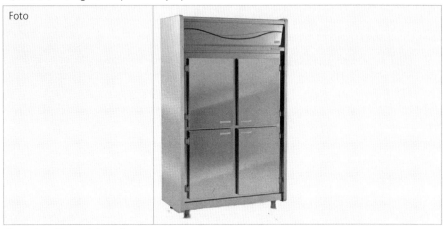 |

Fonte: http://www.elvi.com.br.

Quadro 7 Banho-maria frio

Definição	É um método científico utilizado para esfriar lenta e uniformemente qualquer substância líquida; destinado ao controle de temperatura da água
Função	Resfriamento do leite humano e fórmulas lácteas para o fracionamento
Dimensões	De acordo com a necessidade da instituição
Temperatura desejada	2 a 10°C (registrar temperatura a cada 4 horas)
Matéria-prima	Aço inox
Validação: • Teste • Frequência • Responsável	 Acompanhar o funcionamento por meio do controlador de temperatura Diária Nutricionista responsável
Equipamentos/utensílios necessários	Termômetro
Adaptações na área física: • Elétrica • Hidráulica	 Pontos de eletricidade com tomada de 220 V Não se aplica
Local ideal	Entre área de produção e de dispensação. Instalar em local arejado, fora da incidência de raios solares e, principalmente, onde a temperatura ambiente não seja excessivamente elevada. Evitar instalar próximo a fogão e autoclave

(continua)

Quadro 7 Banho-maria frio (continuação)

Manutenção preventiva: • Frequência • Responsável	Mensal Departamento de manutenção da instituição
Higienização do equipamento: • Produtos e materiais para a limpeza • Procedimento • Frequência	Semanal ou todas as vezes que necessário Água, detergente neutro, esponja macia, pano descartável e álcool 70% Diluir o detergente em água morna, aplicar com esponja macia. Enxaguar com água, preferencialmente morna, e secar com pano descartável; após a higienização aplicar álcool 70% com pano descartável para desinfecção do equipamento Diária
Manutenção	Departamento de manutenção da instituição ou empresa terceirizada caso necessário
Plano de Contingência	Realizar o resfriamento das mamadeiras com fórmulas infantis, utilizando recipientes com água e gelo, e controlar a temperatura desejada com termômetro
Fotos	

Fonte: http://www.prmedical.com.br.

Quadro 8 Filtro de água

Definição	Máquina que tem como objetivo eliminar todo e qualquer elemento estranho na água pré-tratada (rede de abastecimento)
Finalidade	Purificar ou eliminar microrganismos da água por meio da pressão da água pelo carvão ativado
Dimensões	De acordo com a necessidade da instituição
Temperatura desejada	Não se aplica
Matéria-prima	Revestimento externo: polipropileno
Validação: • Teste • Frequência • Responsável	Serviço de controle de infecção hospitalar da instituição Análise microbiológica da água Mensal Nutricionista e enfermeira SCIH

(continua)

Quadro 8 Filtro de água (continuação)

Equipamentos/utensílios necessários	Não se aplica
Adaptações na área física: • Elétrica • Hidráulica	Não se aplica Pontos de entrada de água
Local ideal	Na área de produção
Manutenção preventiva: • Frequência • Responsável	Mensal Departamento de manutenção da instituição
Manutenção	Departamento de manutenção da instituição ou empresa terceirizada caso necessário
Plano de contingência	Caso o equipamento não esteja funcionando: • Verificar se houve falta de água • Realizar a fervura da água por 15 minutos
Observações	Troca do refil (validade): conforme orientação do fabricante
Foto	

Fontes: http://www.ibbl.com.br, http://www.inmetro.gov.br e http://www.naturaltec.com.br.

Quadro 9 Purificador de água

Definição	Máquina que tem como objetivo eliminar todo e qualquer elemento estranho na água pré-tratada (rede de abastecimento)
Finalidade	Purificar ou eliminar microrganismos da água por meio de filtragem da água por: gravidade, pressão, purificação e ozonização
Dimensões	De acordo com a necessidade da instituição
Temperatura desejada	Não se aplica
Matéria-prima	Revestimento externo: polipropileno

(continua)

Quadro 9 Purificador de água (continuação)

Validação: ■ Teste ■ Frequência ■ Responsável	Serviço de controle de infecção hospitalar da instituição Análise microbiológica da água Mensal Nutricionista e enfermeira SCIH
Equipamentos/utensílios necessários	Não se aplica
Adaptações na área física: ■ Elétrica ■ Hidráulica	Pontos de eletricidade com tomada de 110 ou 220 V + terra Pontos de entrada de água
Local ideal	Na área de produção
Manutenção preventiva ■ Frequência ■ Responsável	Análise microbiológica mensal Departamento de manutenção da instituição
Manutenção	Departamento de manutenção da instituição ou empresa terceirizada caso necessário
Plano de contingência	Caso o equipamento não esteja funcionando: ■ Verificar se está ligado na tomada elétrica ■ Verificar se existe tensão na linha de alimentação elétrica ■ Avisar responsável pela área ■ Solicitar manutenção do equipamento ■ Realizar a fervura da água por 15 minutos
Observações	Troca do refil (validade): conforme orientação do fabricante
Foto	

Fontes: http://www.ibbl.com.br, http://www.inmetro.gov.br e http://www.naturaltec.com.br.

Quadro 10 Filtro de água por membrana

Definição	Filtros de membranas para purificação da água que podem ser instalados diretamente na torneira
Finalidade	Purifica e retém microrganismos da água, por uma membrana em disco instalado dentro do suporte, conforme foto a seguir
Dimensões	De acordo com a necessidade da instituição
Temperatura desejada	Não se aplica
Matéria-prima	Revestimento externo: polipropileno
Validação: • Teste • Frequência • Responsável	Serviço de controle de infecção hospitalar da instituição Análise microbiológica da água Mensal Nutricionista e enfermeira SCIH
Equipamentos/utensílios necessários	Não se aplica
Adaptações na área física: • Elétrica • Hidráulica	 Não se aplica Pontos de entrada de água
Local ideal	Na área de produção
Manutenção preventiva	Não se aplica
Manutenção	Não se aplica
Plano de contingência	Caso o equipamento não esteja funcionando: • Realizar a troca do disco de filtragem • Verificar a vazão de água • Solicitar manutenção do equipamento • Realizar a fervura da água por 15 minutos
Observações	Troca dos discos (validade): conforme orientação do fabricante
Foto	

Fonte: http://cts.businesswire.com/ct/CT?id=smartlink&url=http%3A%2F%2Fwww.pall.com%2Fmedical.asp&esheet=6828165&lan=en-US&anchor=http%3A%2F%2Fwww.pall.com%2Fmedical.asp&index=5&md5=7172071e65bbfe007f26a95de773720a.

Quadro 11 Fogão

Definição	Máquina que produz calor para a cocção de alimentos
Finalidade	Para cocção das preparações
Dimensões	De acordo com a necessidade da instituição
Temperatura desejada	Conforme tipo de cocção no regulador
Matéria-prima	Aço inox
Validação: ■ Teste ■ Frequência ■ Responsável	 Acompanhar o funcionamento por meio do controlador de temperatura (mínima, média e máxima) Semestral ou quando necessário Nutricionista responsável
Equipamentos/utensílios necessários	Panelas de inox
Adaptações na área física: ■ Elétrica ■ Hidráulica	 Não se aplica Não se aplica Obs.: Ponto de gás GLP
Local ideal	Na área de produção
Manutenção preventiva: ■ Frequência ■ Responsável	 Mensal Departamento de manutenção da instituição
Manutenção	Departamento de manutenção da instituição ou empresa terceirizada caso necessário
Plano de contingência	Caso o equipamento não esteja funcionando: ■ Verificar se possui gás ■ Avisar responsável pela área ■ Solicitar manutenção do equipamento ■ Usar equipamento reserva
Foto	

Fontes: http://www.built.com.br e http://www.darco.com.br.

Quadro 12 Cooktop (gás ou elétrico)

Definição	Máquina que produz calor para a cocção de alimentos
Finalidade	Para cocção das preparações
Dimensões	De acordo com a necessidade da instituição
Temperatura desejada	Conforme tipo de cocção no regulador
Matéria-prima	Aço inox ou vidro
Validação: ■ Teste ■ Frequência ■ Responsável	Manutenção da instituição e/ou empresa terceirizada para controle do gás Acompanhar o funcionamento por meio do controlador de temperatura (mínima, média e máxima) Semestral ou quando necessário Nutricionista responsável
Equipamentos/utensílios necessários	Para cooktop elétrico é necessário panelas com fundo plano e feitas de ferro ou aço inox magnético
Adaptações na área física: ■ Elétrica ■ Hidráulica	 Pontos de eletricidade com tomada de 110 ou 220 V conforme necessidade do equipamento + terra Não se aplica Obs.: Ponto de gás GLP
Local ideal	Na área de produção
Manutenção preventiva: ■ Frequência ■ Responsável	 Mensal Departamento de manutenção da instituição
Manutenção	Departamento de manutenção da instituição ou empresa terceirizada caso necessário
Plano de contingência	Caso o equipamento não esteja funcionando: ■ Verificar se está ligado na tomada elétrica, ou se contém gás ■ Verificar se existe tensão na linha de alimentação elétrica ■ Avisar responsável pela área ■ Solicitar manutenção do equipamento ■ Usar equipamento reserva (ou micro-ondas)
Fotos	

Fontes: http://www.built.com.br, www.darco.com.br e www.eletrolux.com.br.

Quadro 13   Forno de micro-ondas

Definição	Máquina que produz radiação eletromagnética, com o princípio básico do cozimento por vibrações moleculares. Elas penetram na superfície dos alimentos, que varia de 2 a 4 centímetros, fazendo vibrar as moléculas de água, gordura e açúcar, aquecendo-os. O calor é transmitido para as moléculas mais profundas por condução, ou seja, as moléculas que vibram chocam-se com as outras, fazendo-as vibrar também. As micro-ondas cozinham os alimentos de dentro para fora
Finalidade	Para o aquecimento e cocção das preparações
Capacidade	13 a 38 L Potência: 1 até 11 níveis
Temperatura desejada	Conforme o tipo de cocção no regulador
Matéria-prima	Externa: aço inox ou chapa de aço pintada Interna: placa de mica
Validação ▪ Teste ▪ Frequência ▪ Responsável	Não se aplica Acompanhar o processo de preparação dos alimentos Diária Lactarista
Equipamentos/utensílios necessários	Prato de vidro giratório
Adaptações na área física: ▪ Elétrica ▪ Hidráulica	 Pontos de eletricidade com tomada de 110 ou 220 V de acordo com a potência do equipamento, fio + terra Não se aplica
Local ideal	Na área de produção
Manutenção preventiva: ▪ Frequência ▪ Responsável	Sim, conforme programação da manutenção da instituição Mensal Departamento de manutenção da instituição
Manutenção	Departamento de manutenção da instituição ou empresa terceirizada, caso necessário
Plano de contingência	Caso o equipamento não esteja funcionando: ▪ Verificar se está ligado na tomada elétrica ▪ Verificar se existe tensão na linha de alimentação elétrica ▪ Avisar responsável pela área ▪ Solicitar manutenção do equipamento ▪ Usar equipamento reserva (ou fogão elétrico, fogão a gás ou *cooktop*)
Foto	

Fontes: http://www.lgecom.br e www.inmetro.gov.br.

Quadro 14 *Mixer*

Definição	Aparelho utilizado para misturar ingredientes
Função	Utilizado no preparo de pequenos volumes
Dimensões	Diâmetro de 70 mm; comprimento 550 mm
Temperatura desejada	Não especificada
Matéria-prima	Lâmina de aço inox; plástico ABS; motor e circuitos elétricos
Validação	Não necessária
Equipamentos/utensílios necessários	Eletricidade
Adaptações na área física: • Elétrica • Hidráulica	 110 ou 220 V Não se aplica
Local ideal	Área de preparo
Manutenção preventiva: • Frequência • Responsável	 Sempre que necessário Engenharia clínica
Higienização do equipamento: • Produtos e materiais para limpeza • Procedimento • Frequência	Desconecte o *plug* da tomada e desencaixe os acessórios antes da limpeza Detergente e água quente, pano descartável úmido e limpo Deixar o aparelho em funcionamento com água quente e detergente por alguns segundos. Desconectar o *plug* da tomada e desencaixar os acessórios antes da limpeza. Higienizar com água corrente. Limpar o motor e a unidade do batedor com pano descartável úmido e limpo Após cada uso
Manutenção	Manutenção da instituição
Plano de contingência	*Mixer* de reserva ou liquidificador caseiro
Observações	Não imergir na água o motor e nem a unidade de encaixe do batedor
Foto	

Fonte: https://www.tramontina.com.br/p/69025011-35-soft-mixer-tramontina-by-breville-em-aco-inox-com-copo-15-velocidades-127-v

Quadro 15 Termômetro espeto

Definição	Termômetro de imersão que opera detectando o valor de temperatura apresentado no visor, mesmo após o sensor ser retirado da substância (função *HOLD*)
Função	Verificar o valor de temperatura do leite humano pasteurizado ou fórmula láctea no processo de produção ou distribuição
Dimensões	Tamanho da haste: 127 mm Peso sem a pilha: 22 g
Temperatura desejada	-45 a +230°C
Matéria-prima	Corpo em aço inox; unidade de medição à base de mercúrio; corpo de plástico e visor digital
Validação: • Teste • Frequência • Responsável	Calibração De acordo com fabricante ou setor responsável Engenharia clínica
Equipamentos/utensílios necessários	Pilhas para reposição Capa protetora
Adaptações na área física	Temperatura de armazenamento -10 a +50 °C
Local ideal	Área de produção e distribuição de leite humano e fórmulas lácteas
Manutenção preventiva: • Frequência • Responsável	Calibração Anual Engenharia clínica
Higienização do equipamento: • Produtos e materiais para limpeza • Procedimento • Frequência	Pano descartável e álcool 70% Umedecer o pano descartável em álcool 70% e passar no termômetro Sempre que necessário
Manutenção	Engenharia clínica
Plano de contingência	Utilizar termômetro reserva
Observações	Vida útil do equipamento: 6.000 horas
Foto	

Fonte: https://www.reidacutelaria.com.br/termometro-digital-para-alimentos-mundial/p

Quadro 16 Ar-condicionado

Definição	Máquina de troca de calor que retira massa quente do interior da área e transfere ao ar externo. Essa transferência é realizada por meio de um fluido refrigerante chamado gás R-22, que é movido por um compressor em circuito fechado. O condicionador absorve o calor interno, resfria-o e diminui a temperatura do ambiente
Função	Climatizar o ambiente na temperatura adequada para que não haja crescimento de microrganismo patógenos nas preparações
Dimensões	De acordo com a necessidade da instituição
Temperatura desejada	21°C (registrar temperatura a cada 4 horas)
Matéria-prima	Aço inox
Validação: • Teste • Frequência • Responsável	 Acompanhar o funcionamento por meio do termo-higrômetro Diária Nutricionista responsável
Equipamentos/utensílios necessários	Eletricidade
Adaptações na área física: • Elétrica • Hidráulica	 Pontos de eletricidade com tomada de 220 V + terra Ponto de saída de água
Local ideal	Na área de produção
Manutenção preventiva: • Frequência • Responsável	 Mensal Departamento de manutenção da instituição
Higienização do equipamento: • Produtos e materiais para limpeza • Procedimento • Frequência	 Limpeza especializada das grelhas e troca de filtros realizada pelo setor responsável ou empresa terceirizada Produtos e procedimento descritos pelo setor ou empresa terceirizada responsável pela limpeza. Mensal
Manutenção	Departamento de manutenção da instituição ou empresa terceirizada, caso necessário
Plano de contingência	Temperatura inadequada: • Verificar a temperatura de rearme e desarme do termo controlador • Verificar a temperatura programada • Avisar responsável da área

(continua)

Quadro 16 Ar-condicionado (continuação)

Plano de contingência	Caso o equipamento não esteja funcionando: ▪ Verificar se está ligado na tomada elétrica ▪ Verificar se existe tensão na linha de alimentação elétrica ▪ Verificar se o botão liga/desliga está ligado ▪ Avisar responsável pela área ▪ Solicitar manutenção do equipamento
Observações	Realizar a limpeza do filtro e a troca conforme orientação do fabricante
Fotos	

Fonte: http://www.ebarcondicionado.com.br.

Quadro 17 Liquidificador

Definição	Aparelho elétrico composto de recipiente (copo) com hélice e pás cortantes no fundo, os quais são acionados para cortar ou misturar alimentos
Função	Mistura das fórmulas lácteas em pó à água de preparo
Capacidade	1, 2, 3, 4, 8,10 L ou de acordo com a necessidade da instituição
Temperatura desejada	Não se aplica
Matéria-prima	Copo de aço inoxidável
Validação	Não se aplica
Equipamentos/utensílios necessários	Tampa do copo, copo, flange do copo, flange suporte motor, gabinete, base, chave seletora 110 ou 220 V, chave liga/desliga
Adaptações na área física: ▪ Elétrica ▪ Hidráulica	Pontos de eletricidade com tomada de 110 V Não se aplica
Local ideal	Área de preparo
Manutenção preventiva: ▪ Frequência ▪ Responsável	Limpeza do motor Mensal Setor de elétrica ou empresa terceirizada

(continua)

Quadro 17 Liquidificador (continuação)

Higienização do equipamento:	
▪ Produtos e materiais para limpeza	Detergente líquido e neutro, hipoclorito de sódio a 200 ppm
▪ Procedimento	Lavar o copo com água e detergente utilizando compressa, enxaguar bem, adicionar hipoclorito de sódio a 200 ppm e ligar o liquidificador por 1 minuto. Desprezar o hipoclorito e não enxaguar. Deixar secar emborcado de cabeça para baixo. A tampa deve ser lavada com água e detergente e a base, higienizada com compressa úmida e limpa
▪ Frequência	Antes de iniciar e a cada troca de fórmula
Manutenção	Equipe de manutenção ou empresa terceirizada
Plano de contingência	Usar equipamento reserva e/ou *mixer*
Fotos	

Fonte: http://www.siemsen.com.br.

Quadro 18 Extrator de suco

Definição	Extrator de suco de laranja e limão. Motor monofásico
Função	Produção de sucos de laranja e de limão no lactário
Capacidade	Copo com capacidade mínima de 1 L ou conforme a necessidade da instituição
Temperatura desejada	Não se aplica
Matéria-prima	Alumínio repuxado
Validação	Não necessária
Equipamentos/utensílios necessários	Cones para laranja e cones para limão, em ABS Peneira
Adaptações na área física:	
▪ Elétrica	Bivolt. Frequência de 60 Hz. Necessário ponto de energia para voltagem do equipamento
▪ Hidráulica	Não se aplica
Local ideal	Área de preparo de sucos

(continua)

Quadro 18 Extrator de suco (continuação)

Manutenção preventiva: • Frequência • Responsável	Mensal Setor de mecânica ou empresa terceirizada
Higienização do equipamento: • Produtos e materiais para limpeza • Procedimento • Frequência	Detergente líquido e neutro; hipoclorito de sódio 200 ppm Lavar os cones e o recipiente com água e detergente com compressa, enxaguar bem e adicionar hipoclorito de sódio a 200 ppm. Ligar o extrator por 1 minuto, desprezar o hipoclorito e não enxaguar. Deixar secar naturalmente Antes de iniciar e a cada extração de frutas
Manutenção	Manutenção da instituição
Plano de contingência	Utilização de extrator manual de laranja e limão
Observações	Existem extratores de suco com diferentes dimensões e capacidades
Foto	

Fonte: http://www.siemsen.com.br.

Quadro 19 Balança

Definição	Aparelho eletrônico de alta precisão em gramas
Função	Pesar corretamente as fórmulas lácteas, mucilagens e outros aditivos para a preparação das mamadeiras
Capacidade	5 kg e divisão de 1 g
Temperatura desejada	Não se aplica
Matéria-prima	Prato em aço inoxidável
Validação: • Teste • Frequência • Responsável	 Calibração Anual Engenharia clínica
Equipamentos/utensílios necessários	Função tara e autodesligamento, *display* de LCD com 5 dígitos

(continua)

Quadro 19 Balança (continuação)

Adaptações na área física: • Elétrica • Hidráulica	Pontos de eletricidade de 110 ou 220 V Não se aplica
Local ideal	Área de preparo
Manutenção preventiva	Não se aplica
Higienização do equipamento: • Produtos e materiais para limpeza • Procedimento • Frequência	Pano descartável, detergente neutro Umedecer o pano descartável em água e detergente neutro e passar na bandeja da balança. Enxaguar com pano umedecido com água. Passar pano umedecido com álcool 70%. Secar naturalmente Antes e após o uso
Manutenção	Engenharia clínica ou empresa terceirizada
Plano de contingência	Usar equipamento reserva e enviar à manutenção ou empresa terceirizada ou realizar a medição com os medidores dos fornecedores das fórmulas lácteas
Foto	

Fonte: http://www.frizola.com.br.

Quadro 20 Termômetro a *laser*

Definição	Termômetro de emissão que opera detectando radiação infravermelha – uma forma de luz (radiação eletromagnética) que passa pelo ar e é absorvida por matérias sólidas
Função	Verificar a temperatura da superfície das mamadeiras no momento da distribuição. Usado quando finalizado o processo de envase para evitar o contato com o leite humano ou a fórmula láctea
Dimensões	148 (A), 105 (L), 42 (P) mm Peso aproximado: 157 g (com a bateria)
Temperatura desejada	Mede de -30 a 550°C

(continua)

Quadro 20 Termômetro a *laser* (continuação)

Matéria-prima	*Display* de cristal líquido
Validação: ▪ Teste ▪ Frequência ▪ Responsável	Teste de acordo com POP calibração realizado pela engenharia clínica ou terceiro Anual Engenharia clínica
Equipamentos/utensílios necessários	Capa protetora
Adaptações na área física	Não se aplica
Local ideal	Área de aquecimento e distribuição de mamadeiras
Manutenção preventiva: ▪ Frequência ▪ Responsável	Validação Semestral Engenharia clínica
Higienização do equipamento: ▪ Produtos e materiais para limpeza ▪ Procedimento ▪ Frequência	Pano descartável e álcool 70% Umedecer o pano descartável em álcool 70% e passar no termômetro Diária
Manutenção	Troca de bateria quando necessário pela engenharia clínica. Realizar validação sempre que houver necessidade de troca de bateria
Plano de contingência	Usar aparelho reserva e enviar equipamento para engenharia clínica
Fotos	

Fonte: http://www.termometroinfravermelho.com.br.

Quadro 21 Câmara de manuseio de leite humano ordenhado e fórmulas lácteas

Definição	Equipamento cujo objetivo é garantir a biossegurança dos processos durante o porcionamento, reenvase ou manuseio de leite humano ordenhado. Para isso, é dotado de circulação de ar no sentido vertical (de cima para baixo), no qual o ar é recirculado dentro da câmara de trabalho apresentando pequena pressão positiva com absorção de ar externo através de filtro de tripla filtragem e passagem por lâmpada UV, vazão de até 550 m^3/hora. Além disso, conta com lâmpada germicida, com dispositivo de segurança que a desliga quando a porta se abre (o vidro não permite a incidência de radiação UV sobre o operador)
Finalidade	A câmara para manuseio de LHO tem como finalidade o manuseio, reenvase e porcionamento de leite materno. Possui pressão positiva para uso em bancada, garantindo a qualidade do produto na isenção de contaminação
Dimensões	Dimensões: Externa: (AXLXP) 90X52X48 cm Câmara: (AXLXP) 45X47X42 cm
Temperatura desejada	Não se aplica
Matéria-prima	Totalmente construída em aço inox, com lâmpada UV traseira, porta frontal em vidro temperado com deslocamento vertical tipo guilhotina
Validação: • Teste • Frequência • Responsável	Contagem de partículas Anual Engenharia clínica
Equipamentos/utensílios necessários	Não se aplica
Adaptações na área física: • Elétrica • Hidráulica	Potência: 300 W – 220 V Não se aplica
Local ideal	Sala de coleta de LHO ou sala de preparo enteral do lactário
Manutenção preventiva: • Frequência • Responsável	Mensal Engenharia clínica
Manutenção	Equipe de manutenção

(continua)

Quadro 21 Câmara de manuseio de leite humano ordenhado e fórmulas lácteas (continuação)

Higienização	O fluxo laminar deve estar desligado para sua manutenção diária. Limpar o visor interna e externamente, e em seguida todas as superfícies de trabalho com álcool 70% (não usar álcool se o visor for de acrílico). Ligar o aparelho e a lâmpada de ultravioleta pelo menos 15 minutos antes do início das atividades, com o visor fechado. Ao final dos trabalhos, limpar e borrifar álcool 70% em todas as superfícies. Se durante a manipulação ocorrer derramamento de LHO no interior do equipamento, desligá-lo e realizar higienização com água e sabão ou agente desinfetante sobre a superfície a ser descontaminada, aguardando pelo menos 20 minutos. Retirar os resíduos e descartar em saco apropriado. Limpar a área com compressa umedecida em álcool 70%. Ligar o aparelho e dar continuidade aos trabalhos, como descrito anteriormente
Plano de contingência	Bico de Bunsen
Foto	

Fonte: http://www.emeequipament.com.br.

Quadro 22 Estufas

Definição	Estufas podem ser utilizadas para secagem dos utensílios metálicos, uma vez que o tempo e a temperatura aplicados podem danificar outros tipos de materiais. Por circulação e deslocamento de ar quente
Função	Secagem de utensílios metálicos
Dimensões	De acordo com as necessidades da instituição
Temperatura desejada	Controlador de temperatura de 50 a 250°C
Matéria-prima	Aço inox

(continua)

Quadro 22 Estufas (continuação)

Validação: • Frequência • Responsável	Mensal Engenharia clínica
Equipamentos/utensílios necessários	Galheteiros ou bandejas perfuradas para circulação do ar quente
Adaptações na área física: • Elétrica • Hidráulica	Pontos de energia elétrica 110 ou 220 V (preferencialmente 220 V) Não se aplica
Local ideal	Ideal o equipamento localizar-se abaixo de coifa de exaustão
Manutenção preventiva: • Frequência • Responsável	Mensal Engenharia clínica
Higienização do equipamento: • Produtos e materiais para a limpeza • Procedimento • Frequência	Água, detergente neutro, esponja macia, pano descartável e álcool 70% Diluir o detergente em água morna, aplicar com esponja macia. Enxaguar com água, preferencialmente morna, e secar com pano descartável; após a higienização aplicar álcool 70% com pano descartável para desinfecção do equipamento Diária
Manutenção	Empresa terceirizada
Plano de contingência	Esterilizar os utensílios em autoclave
Observações	Desligar o equipamento antes da higienização
Fotos	

Fontes: http://www.dellta.com.br/estufas e ILSI (2017).[17]

Quadro 23 Sistema de monitoramento de limpeza – ATP

Definição	Sistema de monitoramento de limpeza – Ruhof ATP Complete, por detecção de ATP (adenosina trifosfato) faz o monitoramento da contaminação. O Ruhof ATP Complete® Sistema de Monitoramento de Contaminação pode ser utilizado em qualquer área de um estabelecimento de saúde para avaliar a contaminação. Quando o ATP é capturado pela ponta do Test® Swab e colocado em contato com o reagente especial de luciferase/luciferina no tubo do Test® Swab, é emitida uma luminosidade diretamente proporcional à quantidade de ATP presente. O Test® Swab é então colocado no equipamento do ATP Complete®, no qual mede a quantidade de luminosidade gerada e exibe o nível de contaminação presente em apenas 15 segundos
Função	O Sistema de Monitoramento de Limpeza – Ruhof ATP Complete é um método rápido, simples e confiável para verificar a eficácia do processo de limpeza e descontaminação de todas as superfícies, bem como utensílios e mãos
Dimensões	Pequeno e leve
Temperatura desejada	Não se aplica
Matéria-prima	Não se aplica
Validação: ▪ Frequência ▪ Responsável	 Semestral Engenharia clínica
Adaptações na área física: ▪ Elétrica ▪ Hidráulica	 Ponto para computador. O equipamento poderá ser ligado ao computador no qual a leitura é transferida para um programa de gerenciamento de base de dados a fim de avaliar os resultados. O programa pode ser usado para apresentar os dados em gráficos comparativos para análise de tendências, além de emitir relatórios Não se aplica
Local ideal	Área de produção
Manutenção preventiva: ▪ Frequência ▪ Responsável	 Semestral Engenharia clínica
Manutenção	Empresa terceirizada
Plano de contingência	Análise microbiológica
Foto	

Fonte: http://alfamare.com.br/medico-hospitalar/produto/sistema-de-monitoramento-de-limpeza-ruhof-atp-complete/.

REFERÊNCIAS BIBLIOGRÁFICAS

1. Mezomo IFB. Os serviços de alimentação: planejamento e administração. 5.ed. Barueri: Manole; 2002. p. 287, 304, 305.
2. Silva Jr EA. Manual de controle higiênico-sanitário em alimentos. 4.ed. São Paulo: Varela; 2001.
3. Agência Nacional de Vigilância Sanitária (Anvisa). RDC n. 41/2011. Disponível em: http://bvsms.saude.gov.br/bvs/saudelegis/anvisa/2011/res0041_16_09_2011.html.
4. Quintaes KD. Utensílios para alimentos e implicações nutricionais. Revista de nutrição. 2000;13(3):151-6.
5. Brasil. Agência Nacional de Vigilância Sanitária (Anvisa). SMS n. 2619 de 2011. Disponível em: https://www.prefeitura.sp.gov.br/cidade/secretarias/upload/chamadas/portaria_2619_1323696514.pdf; acesso em 18 mar. 2019.
6. Associação Brasileira de Normas Técnicas (ABNT). NBR 13.793/2012. Segurança de Mamadeiras e Bicos de Mamadeiras. Disponível em: http://www.abnt.org.br; acesso em 18 mar. 2019.
7. Instituto Nacional de Metrologia, Normalização e Qualidade (Inmetro). Portaria Inmetro n. 73/2006. Disponível em: http://www.inmetro.gov.br; acesso em 18 mar. 2019.
8. Brasil. Ministério da Saúde. Dez passos para uma alimentação saudável: guia alimentar para crianças menores de 2 anos. Um guia para o profissional da saúde na atenção básica. 2.ed. Brasília: Ministério da Saúde; 2010.
9. Dr. Brown's. Disponível em: http://www.drbrowns.co.uk; acesso em 18 mar. 2019.
10. Kuka. Disponível em: http://www.kuka.com.br; acesso em 18 mar. 2019.
11. Lolly Baby. Disponível em: http://www.lollybaby.com.br; acesso em 18 mar. 2019.
12. Mam Baby. Disponível em: http://www.mambaby.com/br; acesso em 18 mar. 2019.
13. Avent Philips. Disponível em: http://www.avent.philips.com; acesso em 18 mar. 2019.
14. Chicco. Disponível em: http://www.chicco.com.br; acesso em 18 mar. 2019.
15. NuK. Disponível em: http://www.nuk.com.br; acesso em 18 mar. 2019.
16. Neopan. Disponível em: http://www.neopan.com.br; acesso em 18 mar. 2019.
17. Galego DS, Fujiwara MEY, Freitas PV, Barrios WD. Lactário nos estabelecimentos assistenciais de saúde e creches. São Paulo: ILSI Brasil – Internacional Life Sciences Institute do Brasil; 2017.

Parte II
Procedimentos operacionais padronizados

Capítulo 5

Higienização

Clara Rodrigues
Flávia Fernanda Penha Bispo
Flávia Manzano de Oliveira Leme
Helena F. Pimentel Fino
Marisa Maghenzani Zanella

INTRODUÇÃO

O objetivo deste capítulo é apresentar a responsabilidade e a fundamental importância da correta higienização do ambiente e dos equipamentos e utensílios para garantir a segurança do alimento.

A higienização do ambiente envolve elementos que convergem para a sensação de bem-estar, segurança e conforto dos pacientes, profissionais e familiares nos serviços de saúde. Colabora também com o controle das infecções relacionadas à assistência à saúde, por garantir um ambiente com superfícies limpas, com redução do número de microrganismos, e apropriadas para a realização das atividades desenvolvidas nesses serviços.[1]

A razão para a higienização do ambiente e de superfícies que entram em contato com os alimentos deve-se ao fato de que esses procedimentos auxiliam o controle microbiológico.

Por esse motivo, educação e monitoramento dos profissionais de higienização quanto à adesão às recomendações para a limpeza ambiental são um importante determinante para o sucesso no controle da transmissão de microrganismos multirresistentes no ambiente.

Os procedimentos de higienização no controle dos riscos de transmissão de doenças, dependendo da situação, podem compreender limpeza, lavagem e desinfecção para eliminar os microrganismos patogênicos ou métodos mais complexos envolvendo limpeza e esterilização.

Segundo Rutala (2004),[2] as superfícies limpas e desinfetadas conseguem reduzir em cerca de 99% o número de microrganismos, enquanto as superfícies que foram apenas limpas os reduzem em 80%.

DEFINIÇÕES SOBRE HIGIENIZAÇÃO

Higienização é qualquer procedimento que elimina ou reduz os perigos microbiológicos até níveis suportáveis, minimizando os riscos de transmissão de agentes patogênicos causadores de doenças. Dependendo da situação, a higiene pode compreender apenas uma simples lavagem, podendo necessitar de desinfecção ou, em situações mais críticas, envolve até a esterilização.[3]

- Limpeza: procedimento que envolve a simples remoção de sujidades ou resíduos macroscópicos de origem orgânica ou inorgânica.
- Lavagem: procedimento que envolve a utilização de água e sabão ou detergente para melhor remoção das sujidades, podendo ou não reduzir os patógenos até níveis suportáveis.[3]
- Desinfecção: operação de redução, por método físico e/ou agente químico, do número de microrganismos em nível que não comprometa a qualidade higiênico-sanitária do alimento.[4]
- Esterilização: qualquer processo físico ou químico que elimine todas as formas de vida microbiana, ou seja, bactérias nas formas vegetativas e esporuladas, fungos e vírus. Torna o metabolismo microbiano irreversível.[4]

CONTROLE BACTERIOLÓGICO

Tendo em vista a fragilidade da clientela atendida em um hospital, o controle de qualidade é imprescindível, a fim de garantir a inocuidade do produto final.

A padronização de todas as operações torna-se fundamental, principalmente nos estabelecimentos onde a preparação de alimentos necessita de rigorosas condições de higiene, como é o caso das salas de nutrição enteral e lactários, nas quais são preparadas dietas enterais e fórmulas lácteas.[5]

Alguns trabalhos têm sido desenvolvidos com o objetivo de avaliar a qualidade do produto final em lactário. Santos e Tondo (2000)[5] referem alguns deles:

- Pessoa et al. (1978), analisando preparações lácteas no município de São Paulo, constataram a presença de *E. coli* em 15,8% das amostras.

- Salles e Goulart (1997), analisando as condições microbiológicas de 24 amostras de formulações preparadas em lactários hospitalares em Florianópolis-SC, encontraram 54,16% destas fora do padrão estabelecido pela Portaria n. 001/87 do Ministério da Saúde na contagem de coliformes totais e 41,60% das amostras apresentavam condições higiênico-sanitárias insatisfatórias por coliformes de origem fecal. Contudo, não foi encontrado *E. coli* nas amostras analisadas, e em apenas uma delas havia *S. aureus*. Cabe salientar que em relação a mesófilos totais, 100% das amostras estavam fora dos padrões.
- Sessa e Furlaneto (1990) analisaram 40 amostras de leites de lactários obtidos em oito hospitais do município de São Paulo, encontrando número máximo de bactérias: mesófilas 6,8x10(7) UFC/mL; coliformes totais e fecais 24/mL; *S. Aureus* 85 UFC/mL. Entretanto, não foi encontrada *Salmonella sp.* em nenhuma das amostras.[1,4]
- Rossi[6] refere que, segundo a American Public Health Association (APHA), a microbiota típica do leite em pó é composta por micrococos termodúricos, estreptococos termófilos e microrganismos aeróbios formadores de esporos, como o *Bacillus cereus*. Os principais problemas microbiológicos relacionados ao leite em pó e produtos derivados, como as fórmulas infantis em pó, indicam contaminação pós-processamento, transmitida pelo ar, por equipamentos, utensílios ou pelo manipulador, em decorrência da contaminação acidental durante ou após a reconstituição do produto.
- O regulamento n. 2.073/2005, da Comunidade Europeia, que dispõe sobre critérios microbiológicos aplicáveis aos gêneros alimentícios, destaca Salmonella e *Enterobacter sakasakii* (*Cronobacter* spp.) como os microrganismos mais preocupantes em fórmulas para lactentes.[6]

HIGIENIZAÇÃO AMBIENTAL, EQUIPAMENTOS E UTENSÍLIOS

A higiene ambiental, de equipamentos e utensílios é um conjunto de ações preventivas que reduzem a contaminação, minimizando a possibilidade de doenças. A higienização é a operação que engloba a **limpeza** e a **desinfeção**.[3]

A **limpeza** envolve a remoção de sujidade depositada nas superfícies fixas e nos equipamentos permanentes das diversas áreas, o que inclui pisos, paredes, janelas, mobiliários, equipamentos e instalações sanitárias, utilizando-se de meios:

- Mecânicos: fricção.
- Físicos: temperatura.
- Químicos: detergente.

A **desinfecção** é realizada empregando um desinfetante como agente químico. Os produtos utilizados devem estar regularizados junto à Agência Nacional de Vigilância Sanitária (Anvisa) e ser indicados e padronizados pela Comissão de Controle de Infecção Hospitalar.[1]

LAVAGEM MANUAL

É o procedimento realizado manualmente para a remoção de sujidade, por meio de ação física aplicada sobre a superfície do artigo, usando:[1]

- Escova com cabo longo de cerdas macias e coloridas ou esponja.
- Detergente e água corrente.
- Pia com cuba profunda específica para esse fim e, preferencialmente, com torneira com jato direcionável.

Proceder à limpeza partindo sempre:

- Da área mais limpa para a área mais suja.
- Da área menos contaminada para a área mais contaminada.
- De cima para baixo (ação da gravidade).
- Remover a sujeira sempre em um mesmo sentido e direção.

LAVAGEM MECÂNICA

É o procedimento automatizado para a remoção de sujidade por meio de lavadoras com jatos de água que operam em diferentes condições de temperatura e tempo. Esse tipo de limpeza diminui a exposição dos profissionais aos riscos ocupacionais de origem biológica.[1]

- Enxágue: deve garantir a retirada total das sujidades e do detergente, e deve ser realizado com água potável e corrente.[3]
- Secagem: pode ser realizada à temperatura ambiente ou com jato de ar comprimido. Deve ser criteriosa, para evitar que a umidade interfira no processo de esterilização.[3]
- Desinfecção: a potência de desinfecção tem de ser definida de acordo com o artigo a ser tratado. Existem diversos produtos para desinfecção, os quais devem possuir registro na Anvisa e necessitam ser avaliados com relação ao custo-benefício, à eficácia e ao artigo a ser processado.[1]

LIMPEZA TERMINAL DE ÁREA FÍSICA

Limpeza terminal é uma limpeza mais completa, incluindo todas as superfícies horizontais e verticais, internas e externas. As programadas devem ser realizadas no período máximo de 15 dias quando em áreas críticas e nas áreas semicríticas a cada 30 dias no máximo.[1]

RECOMENDAÇÕES

Os materiais e equipamentos utilizados na higienização devem ser próprios para a atividade, conservados limpos e disponíveis em número suficiente e guardados em local reservado para essa finalidade. Para a higienização de instalações, os materiais devem ser distintos daqueles usados na higienização de equipamentos e utensílios que entrem em contato com o alimento.[4]

Todos os produtos químicos destinados à higienização das instalações, equipamentos, móveis e utensílios devem obedecer à legislação vigente, estar regularizados na Anvisa e ser utilizados apenas para finalidades indicadas pelos fabricantes e dentro do prazo de validade. Os produtos de uso profissional devem ser acompanhados de fichas técnicas e dados de segurança.[7]

A periodicidade e os procedimentos de higienização devem ser compatíveis com os processos de produção e com as propriedades das matérias-primas, superfícies e produtos utilizados.[7]

Os procedimentos de higienização devem ser divulgados para toda a equipe, a fim de garantir que as medidas preventivas e corretivas sejam adequadamente aplicadas.

Não se recomenda o uso de escovas, esponjas ou similares de metal, lã, palha de aço, madeira, amianto e materiais rugosos e porosos.

NÃO CONFORMIDADES

Segundo recomendação da legislação vigente, Portaria CVS n. 5/2013[8] e Portaria n. 2.619/2011 SMS, nos procedimentos de higienização são vedadas:

- Varrer a seco e lavar panos de limpeza na área de manipulação.
- Reutilizar embalagens de alimentos e bebidas para acondicionar produtos de limpeza e desinfecção.
- Diluir produtos detergentes e saneantes, contrariando a recomendação do fabricante.

- Manter esponjas, sabões e panos descartáveis utilizados na higienização de utensílios imersos em recipientes com água ou outra solução.
- Manter recipientes para acondicionamento de resíduos sobre bancadas e pias.
- Fazer uso de panos não descartáveis para secar utensílios e equipamentos.
- Lavar peças de uniformes e panos de limpeza em áreas nas quais possam acarretar ou sofrer contaminação cruzada.

PROCEDIMENTOS DE HIGIENIZAÇÃO DE INSTALAÇÕES, EQUIPAMENTOS E UTENSÍLIOS

1. Retirar os resíduos.
2. Equipamentos devem ser desligados da tomada, o comando elétrico protegido e as partes móveis retiradas para limpeza adequada.
3. Lavar com água, de preferência aquecida em torno de 44ºC e detergente neutro.
4. Enxaguar até a remoção total dos resíduos e do detergente.
5. Outro método é a limpeza a seco para instalações e equipamentos que não podem ser enxaguados. Proceder à limpeza com esponja ou pano descartável umedecido em água e detergente neutro. Retirar os resíduos e o detergente com auxílio de pano descartável umedecido em água.
6. Realizar a desinfecção por método químico, preferencialmente, hipoclorito de sódio a 200 ppm. O tempo de contato com a superfície deve ser de aproximadamente 15 minutos. Não utilizar diluição inferior a 100 ppm ou superior a 250 ppm.
7. A desinfecção também pode ser realizada com álcool 70%. O tempo de contato deve ser de aproximadamente 2 minutos ou até secar. O álcool 70% pode ser utilizado em superfícies de equipamentos e utensílios. Aplicar com borrifadores limpos e identificados.
8. No caso de utensílios, autoclavar a 110ºC por 10 minutos ou a 121ºC por 15 minutos, ou ainda ferver por 10 a 15 minutos. Outra opção é a desinfecção pelo método químico, com hipoclorito de sódio a 200 ppm. Após a desinfecção por esse método, enxaguar utensílios que entrem em contato direto com os alimentos.
9. Secar naturalmente.

A higiene (limpeza e desinfecção) pode ser realizada em apenas uma operação, utilizando produtos que possuem detergente e cloro em sua formulação. Após aplicação do produto, deixar agir por, no mínimo, 10 minutos, em seguida, enxaguar em água corrente.[3]

PROCEDIMENTOS DE HIGIENIZAÇÃO DE MAMADEIRAS, ACESSÓRIOS E COPOS GRADUADOS

Mamadeiras e copos graduados, por entrarem em contato com a mucosa íntegra do paciente, são classificados como artigos semicríticos (risco potencial de contaminação), por isso requerem desinfecção de médio ou alto nível ou esterilização.[9]
Os métodos de higienização são:

- Lavadora – termodesinfectadora:
  - O ciclo é constituído de pré-lavagem com água fria.
  - Lavagem com detergente.
  - Enxague.
  - Desinfecção a 85°C.
  - Secagem com ar quente (110°C).
- Processo manual:
  - Desprezar imediatamente as sobras de leite dos frascos e copos graduados.
  - Enxaguar individualmente em água corrente.
  - Imergir os frascos, acessórios (bicos, protetores e arruelas) e copos graduados em solução de água (temperatura aproximada de 42ºC) e detergente.
  - Lavar cuidadosamente os frascos, acessórios, copos e tampas com detergente e escova nas partes internas e externas, removendo todos os resíduos de leite. Virar os bicos pelo avesso a fim de retirar qualquer resíduo aparente.
  - Enxaguar em água corrente aquecida até que estejam bem limpos, sem qualquer vestígio de detergente.
  - Colocar de cabeça para baixo em cestos aramados para escoar a água.
  - Proceder a esterilização ou desinfecção.
  - Acondicionar os frascos e copos em sacos plásticos fechados com fitas de autoclaves ou seladora.
  - Autoclavar em temperatura de esterilização em 121°C por 15 minutos.
  - Após a esterilização, armazenar em caixas fechadas até o próximo uso.
  - Na ausência de autoclave, realizar a desinfecção por meio da fervura por 15 minutos em panela tampada. Em seguida, deixar escorrer de boca para baixo em cestos aramados e, depois de secos, armazenar em caixas fechadas.
  - Na impossibilidade de realizar fervura, proceder a desinfecção pelo método químico, por meio de solução de hipoclorito de sódio a 200 ppm por 15 minutos, evitando formação de bolhas de ar no momento de os frascos serem imersos. Enxaguar e, depois de secos, armazenar em caixas fechadas.

- Atenção: Os frascos e acessórios utilizados por pacientes portadores de moléstias infectocontagiosas ou isolamento respiratório devem ser separados dos demais frascos de mamadeiras, passando por desinfecção prévia, que consiste em imersão em solução de hipoclorito a 200 ppm por 15 minutos. Posteriormente, deve-se realizar todo o processo de higienização, conforme exposto.

ESTERILIZAÇÃO DE ARTIGOS

Antes que qualquer processo de esterilização seja adotado, devem ser comprovadas a sua eficácia e adequabilidade, no sentido de que sejam atingidas as condições de esterilização desejadas em todos os pontos do material a ser processado. Essa validação deve ser repetida em intervalos periódicos, pelo menos anualmente, e sempre que tiverem sido feitas mudanças significativas no material a ser esterilizado ou no equipamento. Os resultados devem ser registrados.[3]

O Quadro 1 traz uma sugestão de padronização de produtos para os processos de higiene ambiental, equipamentos e utensílios em hospitais.

Quadro 1 Produtos para higienização ambiental, equipamentos e utensílios

Produtos	Locais
Detergente clorado	Piso, azulejos, portas, ralos e coifas
Detergente neutro e inodoro	Mamadeiras, copos graduados, utensílios, equipamentos e instalações
Álcool 70%	Equipamentos, bancadas, mesas, cadeiras e azulejos próximos às bancadas
Hipoclorito de sódio	Mamadeiras, copos graduados, utensílios, equipamentos e instalações
Escovas próprias para mamadeiras	Mamadeiras e copos
Esponja dupla face	Bancadas, utensílios e equipamentos
Luva de borracha com cano longo e luva de procedimento	Limpeza de material contaminado (mamadeiras e copos) e desinfecção com solução do hipoclorito
Avental de proteção – PVC	Higienização de mamadeiras

Fonte: *Benchmarking* com hospitais do Grupo de Nutrição Enteral e Lactário (Genelac) em 2012.

As concentrações recomendadas para a desinfecção de alimentos, ambientes e diferentes tipos de materiais encontram-se no Quadro 2.

Na Figura 1 sugere-se uma padronização do procedimento de higiene e esterilização de utensílios em lactários.

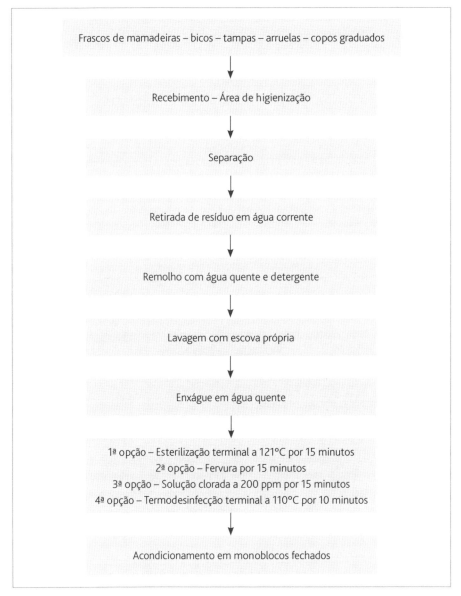

Figura 1 Fluxograma de higienização e esterilização ou desinfecção de frascos de mamadeiras, acessórios e copos.
Fonte: *Benchmarking* com hospitais do Grupo de Nutrição Enteral e Lactário (Genelac) em 2012.

Quadro 2 Preparo de solução para desinfecção (5 L)

Para desinfetar:	Hipoclorito de sódio a 1%	Volume de água fria	Concentração final	Tempo de exposição ao produto
Alimento	75 mL	Completar o volume até 5 L	0,015%	15 min
Mamadeira e acessórios	100 mL	Completar o volume até 5 L	0,02%	15 min
Bancadas, equipamentos de cozinha e refeitório	125 mL	Completar o volume até 5 L	0,025%	2 min
Paredes e pisos	500 mL	Completar o volume até 5 L	0,1%	2 min

Obs.: As dosagens foram aproximadas para facilitar o preparo das soluções e suas respectivas diluições.
É importante o monitoramento da diluição correta do hipoclorito de sódio, por meio do uso de fita para dosagem de solução clorada, diariamente.
Fonte: Salus Paulista (2004).[10]

DILUIÇÃO DO HIPOCLORITO DE SÓDIO

O Quadro 3 mostra o cálculo seguro de diluição de hipoclorito.

Quadro 3 Fórmula para diluição do hipoclorito de sódio

QS = concentração desejada/concentração base × volume desejado [equação]

Em que:
- QS: quantidade de soluto, ou seja, quantos mL do hipoclorito comprado (concentração base) deve ser usado no preparo.
- Concentração desejada: 0,015%.
- Concentração base: 5%.
- Volume desejado: a quantidade de solução desinfetante que se deseja preparar.

Exemplo: Se eu comprei o hipoclorito a 5% e quero preparar 3 L (ou 3.000 mL) de solução para a desinfecção de alimentos, que quantidade (QS) devo usar?

$$QS = 0,015\%/5\% \times 3.000 = 9 \text{ mL}$$

Fonte: Salus Paulista (2004).[10]

O hipoclorito de sódio inorgânico indicado para a desinfecção de instalações, equipamentos e utensílios deve ter concentração de 1% de cloro ativo. O recipiente recomendado para imersão é caixa ou monobloco de plástico com tampa, a fim de evitar a entrada de luz do ambiente.

Para o cálculo da diluição do hipoclorito em água, é importante saber qual a porcentagem do teor de cloro ativo presente.

Exemplo:

- 200 ppm.
- 20 L de solução (volume final desejado: água + hipoclorito).
- Hipoclorito de sódio com 1% de cloro ativo.

$$\text{Quantidade de cloro necessária} = \frac{\text{PPM} \times \text{volume final em mililitro}}{\%\text{ cloro ativo} \times 10.000\ (\text{n. constante})}$$

Cálculo:

$$\frac{200 \times 20.000}{1 \times 10.000} = 400\ \text{mL}$$

Portanto, deve-se misturar 400 mL de hipoclorito a 1% de cloro ativo em 20 L de água. Logo, 20 mL para cada litro de água.

BOAS PRÁTICAS AMBIENTAIS

As boas práticas de otimização de recursos e redução de desperdícios se pautam nos seguintes pressupostos:

- Racionalização e economia no consumo de energia elétrica e água.
- Treinamento e capacitação periódicos dos empregados sobre as boas práticas de redução de consumo e uso racional da água.
- Reciclagem e destinação adequada dos resíduos gerados nas atividades de limpeza.

Práticas para economia de água:[11]

- Adotar redutores de vazão em torneiras (arejadores), pois são dispositivos que contribuem para a economia de água, em torno de 25%.
- Utilizar bocais de torneira com chuveirinhos dispersantes, diminuindo assim o desperdício.

REFERÊNCIAS BIBLIOGRÁFICAS

1. Agência Nacional de Vigilância Sanitária (Anvisa). Segurança do paciente em serviços de saúde: limpeza e desinfecção de superfícies. Brasília; 2010. Disponível em: http://portal.saude.pe.gov.br/sites/portal.saude.pe.gov.br/files/manual_seguranca_do_paciente_limpeza_e_desinfeccao_de_superficies_da_anvisa.pdf; acesso em 1 abr. 2019.
2. Rutala WA, Werber DJ. The benefits of surface disinfection. American Journal Infection Control. 2004;32:226-31.
3. Silva Junior EA. Manual de controle higiênico sanitário em serviços de alimentação. 7.ed. São Paulo: Varela; 2016. p. 243, 381-5.
4. Brasil. Ministério da Saúde. Agência Nacional de Vigilância Sanitária (Anvisa). Resolução RDC n. 216, de 15 de setembro de 2004. Regulamento técnico de boas práticas para serviços de alimentação em DOC 06/2011. Disponível em: http://portal.anvisa.gov.br/documents/33916/388704/RESOLU%25C3%2587%25C3%2583O-RDC%2B-N%2B216%2BDE%2B15%2BDE%2BSETEMBRO%2BDE%2B2004.pdf/23701496-925d--4d4d-99aa-9d479b316c4b; acesso em 1 abr. 2019.
5. Santos MIS, Tondo EC. Determinação de perigos e pontos críticos de controle para implantação de sistema de análise de perigos e pontos críticos de controle em lactário. Revista Nutrição, Campinas. set./dez. 2000;13(3):211-22.
6. Rossi P, Kabuki DY, Kuaye AY. Avaliação microbiológica do preparo de fórmulas láctea infantil em lactário hospitalar. Revista Instituto Adolfo Lutz, São Paulo. 2010; 69(40):503-9.
7. Brasil. Secretaria Municipal da Saúde de São Paulo. Vigilância em Saúde. Portaria n. 2.535, de 24 de outubro de 2003. Regulamento técnico para o controle higiênico-sanitário em empresas de alimentos, estabelecendo critérios e parâmetros para a produção de alimentos e bebidas. Disponível em.https://www.prefeitura.sp.gov.br/cidade/secretarias/saude/legislacao/index.php?p=6349; acesso em 1 abr. 2019.
8. Brasil. Secretaria de Saúde do Estado de São Paulo. Centro de Vigilância Sanitária. Portaria CVS n. 5. de 9 de abril de 2013 – Regulamento técnico sobre boas práticas para estabelecimentos comerciais de alimentos e para serviço de alimentação, e o roteiro de inspeção anexo. Disponível em: http://www.cvs.saude.sp.gov.br/up/PORTARIA%20CVS-5_090413.pdf; acesso em 1 abr. 2019.
9. Agência Nacional de Vigilância Sanitária (Anvisa). Curso básico de controle de infecção hospitalar, Caderno C, método de proteção anti-infecciosa 2000. Disponível em: http://www.ccih.med.br/CadernoC; acesso em 1 abr. 2019.
10. Salus Paulista. Saúde e nutrição em creches e centros de educação infantil. Coleção Vencendo a Desnutrição. 2.ed. São Paulo: Salus Paulista; 2004.
11. Brasil. Secretaria da Fazenda do Estado de São Paulo. Centro de estudos de serviços terceirizados – melhores práticas para o uso racional da água – 2015. Coletânea de práticas de otimização de recursos/redução de desperdício na prestação de serviços terceirizados. Disponível em: http://arquivos.ambiente.sp.gov.br/cadmin/2012/10/cadterc.pdf; acesso em 1 abr. 2019.

Capítulo 6

Recebimento e armazenamento de insumos

Cintia Aparecida de Souza
Lucimeire Bombach Lara
Márcia Regina Hernandez Cintra dos Santos
Milena Altarugio Brande Barbosa

INTRODUÇÃO – RECEBIMENTO

O recebimento de insumos é uma etapa na qual se recebe o material entregue por um fornecedor, avaliando-o qualitativamente e quantitativamente, segundo critérios pré-definidos para cada produto. Compete ao nutricionista o estabelecimento de critérios e a supervisão do processo de aquisição de produtos (Anexo 1).

A qualidade dos alimentos industrializados deve ser respaldada pela indústria garantindo a segurança alimentar dos produtos, sendo que os materiais devem ser adquiridos somente de fornecedores que atendam aos seguintes critérios de qualidade: atendimento exato às especificações estabelecidas; possuir registro ou isenção pelo Ministério da Saúde (MS) para nutrição enteral (NE) industrializada e fórmulas lácteas; apresentar certificado de análise de cada lote fornecido; possuir histórico de fornecimento satisfatório.

A recepção das matérias-primas, dos ingredientes e das embalagens deve ser realizada em área específica e limpa, protegida de chuva, sol e poeira, livre de resíduos e materiais inservíveis. O local deve ser organizado de forma a garantir a segurança dos produtos e o recebimento deve ser realizado por pessoa treinada e com conhecimentos.[1,2]

De acordo com a CVS n. 5/2013, RDC n. 63/2000, CVS n. 15/1991 e a Portaria 2.619/2011, no ato do recebimento todos os materiais devem ser submetidos à inspeção e devidamente documentados, sendo necessário:[1-5]

- Denominação de venda do fabricante (venda, bonificação ou simples remessa).

- Certificado de vistoria do veículo de transporte, condições de conservação e limpeza dos veículos de transporte.
- O transporte de produtos perecíveis, o material deve ser liso, resistente, impermeável, atóxico, lavável e aprovado pela autoridade sanitária.
- Os alimentos perecíveis devem ser transportados em veículo fechado, dependendo da sua natureza sob:
  - Refrigeração: ao redor de 4°C, não ultrapassando 6°C.
  - Resfriamento: ao redor de 6°C não ultrapassando 10°C ou conforme especificação do fabricante expressa na rotulagem.
- Os veículos de transporte de produtos sob controle de temperatura devem ser providos permanentemente de termômetros adequados e de fácil leitura.
- Condições do entregador: uniforme adequado e limpo, avental, sapato fechado, proteção para cabelo e mãos (rede, gorro ou luvas).
- Os alimentos, as embalagens e os descartáveis não devem estar diretamente em contato com o piso, podendo ser utilizados carrinhos ou paletes para sua disposição.
- Condições das embalagens e recipientes de transporte de alimentos: devem estar limpos, íntegros, sem a presença ou vestígios de animais sinantrópicos e seguir as particularidades de cada alimento. Alimentos não devem estar em contato com o papel não adequado (reciclado, jornais, revistas e similares), papelão ou plástico reciclado.
- Rotulação: nome do produto; lista de ingredientes; conteúdo líquido; razão social. Endereço completo e CNPJ do fabricante (ou do produtor, ou do importador, ou do distribuidor); identificação do lote; prazo de validade; instruções sobre conservação, preparo e uso do produto; e o número de registro na Agência Nacional de Vigilância Sanitária (Anvisa) ou no Ministério da Agricultura, Pecuária e Abastecimento (Mapa), quando for o caso. Assim como devem apresentar a informação nutricional exigida pela legislação vigente: valor energético, carboidratos, proteínas, gorduras totais, gorduras saturadas, gorduras trans, fibra alimentar e sódio.
- Integridade e legibilidade da rotulagem.
- Análise das características sensoriais (cor e aparência).
- A temperatura das matérias-primas e ingredientes que necessitem de condições especiais de conservação devem ser verificados nas etapas de recepção e armazenamento de acordo com a legislação vigente.
- Qualquer divergência ou qualquer outro problema que possa afetar a qualidade do produto deve ser analisado pelo nutricionista para orientar a devida ação. Se uma única remessa de material contiver lotes distintos, cada lote deve ser levado em consideração separadamente para inspeção e liberação.

- Evitar o fluxo cruzado durante o recebimento.
- Os produtos reprovados no recebimento, ou com prazo de validade vencido, sendo eles reservados para serem destinados para devolução ao fornecedor, necessitam ser identificados, colocados em local apropriado e fora da área de produção.

Os produtos devem permanecer na área de recebimento apenas o tempo necessário para a realização das atividades relacionadas com a avaliação e a conferência das mercadorias, devendo ser encaminhados, imediatamente a seguir, para as áreas destinadas ao armazenamento. Os alimentos que não atenderem aos critérios e parâmetros de qualidade e segurança não devem ser recebidos.[2]

ARMAZENAMENTO

De acordo com a Portaria n. 2.619/2011, CVS n. 5/2013 e RDC n. 63/2000, determina-se que dietas, suplementos alimentares, fórmulas lácteas, alimentos, matérias-primas, embalagens para alimentos e descartáveis devem ser armazenados em local organizado, com iluminação, temperatura, umidade e ventilação adequadas, dimensão compatível com o volume armazenado, isolado por barreiras físicas do ambiente externo e das demais áreas com atividades distintas e atender aos seguintes critérios:

- Protegidos da incidência de raios solares.
- Separados por categorias.

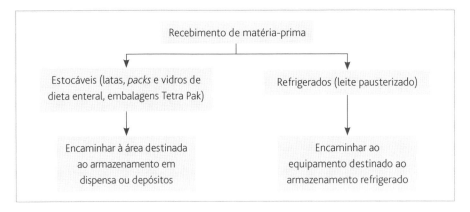

Figura 1 Recebimento de produtos.
Fonte: CVS n. 5/2013[1] e Portaria n. 2.619/2011.[2]

- Separados de todos os materiais de limpeza, higiene, perfumaria e outros produtos químicos.
- Separados dos alimentos que exalem odores.
- Empilhados segundo as recomendações dos fabricantes e de forma a não comprometer a qualidade e a integridade das embalagens e dos produtos.
- Organizados de forma a garantir a ventilação, higienização e circulação de pessoas.
- Devem ser estocados em locais identificados, de modo a facilitar a sua localização para uso, sem riscos de troca.
- Nos ambientes caracterizados como dispensa, os materiais devem estar dispostos distantes do piso, sobre estrados, paletes e/ou prateleiras com acabamento liso, mantidos em bom estado de conservação e limpeza, respeitando-se o distanciamento de 10 cm da parede, 60 cm do forro e 25 cm do piso.
- Nos ambientes caracterizados como depósito, onde são utilizados estrados, gaiolas e similares, as pilhas de produtos devem estar, no mínimo, a 40 centímetros de distância da parede e das outras pilhas e a 60 cm do forro.
- Acondicionados em embalagens íntegras, sem deformações, sujidades e ferrugem, com identificação visível e apresentando todos os dados necessários para garantir sua rastreabilidade e o controle da data de validade.
- Utilizados segundo o sistema Primeiro que Vence é Primeiro que Sai (PVPS).
- Quando exigidas condições especiais de armazenamento no que diz respeito à temperatura e umidade, estas devem ser providenciadas.

As matérias-primas, ingredientes e produtos alimentícios impróprios para o consumo, com prazos de validade vencidos, avariados, adulterados, fraudados, reprovados, devolvidos ou recolhidos do mercado, destinados à devolução ou descarte, devem ser mantidos organizados, em local segregado, devidamente identificado, pelo menor tempo possível e protegidos de forma a impedir a atração, o acesso, o abrigo e a proliferação de vetores e pragas urbanas. Incluem-se também as embalagens para alimentos em desconformidade com essa norma e a legislação vigente. Deve ser determinada a sua destinação final. Os produtos resfriados e congelados devem estar armazenados em equipamentos destinados para esse fim.[2]

É proibida a presença de pertences de uso pessoal e de outros objetos e materiais estranhos à atividade no local de armazenamento.[2]

Nos equipamentos de refrigeração, tipos diferentes de alimentos podem ser armazenados, desde que devidamente protegidos e separados, com o intuito de evitar a contaminação cruzada. A disposição dos produtos deve respeitar as linhas de carga máxima indicadas nos equipamentos ou pelos fabricantes.

Os alimentos estocados em câmaras frias devem ser armazenados distantes das paredes e sob arrumação modular, de forma a garantir a circulação do ar frio. Eles não devem estar dispostos sob os evaporadores. Os equipamentos de refrigeração devem ser organizados e regulados para garantir que sejam atingidas as temperaturas indicadas para cada categoria de alimentos. No caso de existir apenas um equipamento de refrigeração, este deve estar regulado para o alimento que necessitar da temperatura mais baixa para sua conservação. É proibido desligar os equipamentos de refrigeração com o objetivo de economizar energia.[2]

As câmaras frias, quando instaladas, devem possuir conforme a Portaria n. 2.619/2011:

- Antecâmara, porta de impacto ou outro sistema que permita a proteção térmica.
- Revestimento com material de fácil limpeza, impermeável, liso, resistente e mantido livre de ferrugem.
- Prateleiras confeccionadas com material sanitário.
- Estrados em bom estado de conservação e limpeza, sem infestações e sem sinais de umidade ou emboloramento.
- Porta com sistema de vedação que permita a manutenção da temperatura interna.
- Dispositivo de segurança que permita abertura da porta pelo lado interno.
- Termômetro localizado no lado externo que permita a verificação da temperatura interna.
- Sensor de temperatura do ar interno. O sensor deve ser instalado no local mais quente da câmara, determinado por estudo de distribuição de temperatura ou por cálculo de projeto do fabricante.
- Interruptor, localizado na parte externa, com lâmpada piloto indicadora de ligado/desligado.

As embalagens dos alimentos armazenados devem estar limpas, íntegras, sem deformações, livres de sinais de umidade e emboloramento.[2]

Os alimentos resfriados devem ser armazenados conforme os prazos de validade e nas temperaturas indicadas pelos fabricantes na rotulagem. Na ausência dessas informações devem ser utilizados os parâmetros apresentados a seguir, conforme portaria n. 2.619/2011 e CVS n. 5/2013. Leite e derivados: no máximo a 10ºC por 5 dias, ou conforme especificação do fabricante.

Os alimentos que não observarem os parâmetros de temperatura e tempo devem ser descartados.[2]

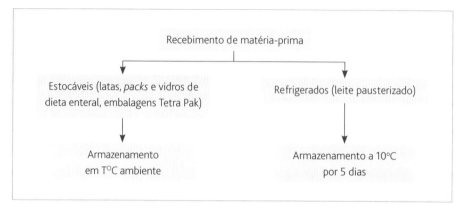

Figura 2 Fluxograma de armazenamento.
Fonte: adaptada de CVS n. 5/2013.[1]

Após a higienização, os equipamentos de refrigeração devem ter sua temperatura interna reduzida e estabilizada antes do armazenamento de alimentos.[2]

Não é permitido forrar ou cobrir as prateleiras dos equipamentos das cadeias frias e quentes com tecidos, plásticos, papelão ou qualquer outro material que impeça ou dificulte a circulação do ar entre os produtos armazenados.[2]

É vedada a utilização de sacolas para transporte de compras e sacos coletores de resíduos para armazenamento de alimentos nos equipamentos de refrigeração e de aquecimento de refeições.[2]

ANEXO 1

CHECK LIST RECEBIMENTO	
DATA:	TURNO:
RAZÃO SOCIAL:	
CGC/CNPJ:	
ENDEREÇO:	Nº:
BAIRRO:	CEP:
TELEFONE (DDD):	
CIDADE:	UF:
RESPONSÁVEL TÉCNICO:	Conselho Regional nº:

Nº	ITEM	C	NC
1	Fabricante		
2	Veículo		
3	Entregador		
4	Embalagem/recipientes		
5	Rotulação		
6	Cor e aparência		
7	Temperatura		
8	Peso		

Responsável pelo recebimento

Obs.: C = Conforme; NC = Não conforme.
Fonte: CVS n. 5/2013,[1] RDC n. 63/2000,[3] CVS n. 15/199[14] e Portaria n. 2.619/2011.[2]

REFERÊNCIAS BIBLIOGRÁFICAS

1. Brasil. Secretaria de Saúde do Estado de São Paulo. Centro de Vigilância Sanitária. Portaria CVS n. 5, de 9 de abril de 2013. Regulamento técnico, que estabelece os parâmetros e critérios para o controle higiênico-sanitário em estabelecimentos de alimentos. Disponível em: http://www.cvs.saude.sp.gov.br/up/PORTARIA%20CVS-5_090413.pdf; acesso em 1 abr. 2019.
2. Brasil. Secretaria Municipal da Saúde de São Paulo. Portaria n. 2.619, de 6 de dezembro de 2011. Regulamento de boas práticas e de controle de condições sanitárias e técnicas das atividades relacionadas à importação, exportação, extração, produção, manipulação, beneficiamento, acondicionamento, transporte, armazenamento, distribuição, embalagem, reembalagem, fracionamento, comercialização e uso de alimentos, águas minerais e de fontes, bebidas, aditivos e embalagens para alimentos. Disponível em: https://www.prefeitura.sp.gov.br/cidade/secretarias/upload/chamadas/portaria_2619_1323696514.pdf; acesso em 1 abr. 2019.
3. Brasil. Ministério da Saúde. Agência Nacional de Vigilância Sanitária (Anvisa). Resolução RDC n. 63, de 6 de julho de 2000. Regulamento técnico para terapia de nutrição enteral. Disponível em: https://www20.anvisa.gov.br/segurancadopaciente/index.php/legislacao/item/resolucao-da-diretoria-colegiada-rcd-n-63-de-6-de-julho-de-2000; acesso em 1 abr. 2019.
4. Brasil. Secretaria do Estado da Saúde. Centro de Vigilância Sanitária. Portaria CVS n. 15, de 7 de novembro de 1991. Normatização do transporte por veículos de alimentos para consumo humano. Disponível em: http://www.mds.gov.br/acesso-a-informacao/legislacao/segurancaalimentar/portarias/1991; acesso em 1 abr. 2019.
5. Ministério da Agricultura do Abastecimento e da Reforma Agrária. Gabinete do Ministério. Portaria n. 146, de 7 de março de 1996. Aprovar os regulamentos técnicos de identidade e qualidade dos produtos lácteos. Disponível em: https://www.defesa.agricultura.sp.gov.br/legislacoes/portaria-mapa-146-de-07-03-1996,669.html; acesso em 1 abr. 2019.

Capítulo 7

Qualidade da água para preparo de fórmulas infantis e nutrição enteral

Cristina de Souza Marques
Luciane Cristina R. Sundfeld Giordano
Luzia Patrícia Gil

INTRODUÇÃO: QUALIDADE DA ÁGUA E RISCO DE DOENÇAS TRANSMITIDAS PELOS ALIMENTOS

A preocupação com a segurança dos alimentos vem aumentando não apenas para as autoridades sanitárias, que estão mais próximas dos dados de ocorrências das doenças transmitidas por alimentos (DTAs), como também para os produtores de alimentos, cujo programa de marketing inclui o termo "alimento seguro", e mais recentemente para os consumidores, que estão adquirindo um pouco mais de informação sobre as DTAs por intermédio de meios educativos e de comunicação. Uma porcentagem pequena, porém não menos importante, dessas DTAs é de origem hospitalar. As doenças transmitidas por alimentos servidos nos hospitais são tratadas como infecção hospitalar, apresentando um grau de severidade mais elevado quando adquiridas por pacientes cujo estado de saúde já se apresenta debilitado, principalmente crianças menores de 5 anos. A fórmula infantil é uma medida terapêutica básica para a recuperação da saúde dessas crianças.[1]

O lactário é a unidade de alimentação que atende recém-nascidos e demais pacientes hospitalizados que necessitem receber fórmula infantil em mamadeira. Os lactentes apresentam maior vulnerabilidade às complicações causadas pelas doenças de origem alimentar em virtude da situação de enfermidade e hospitalização em que se encontram e pela imaturidade do aparelho digestório e imunológico. Por isso, esse local deve receber atenção especial quanto às atividades desenvolvidas, com destaque aos procedimentos higiênico-sanitários adotados como rotina na elaboração das fórmulas infantis. As etapas de transformação, nas quais o alimento é submetido para torná-lo apto ao consumo humano, podem contaminá-lo com agentes causais de enfermidades, tornando-o veículo de transmissão de doenças.[2]

A imaturidade imunológica e a antibioticoterapia a que são submetidas tornam as crianças hospitalizadas um importante grupo de risco para aquisição de infecção hospitalar.[3]

As fórmulas infantis são os produtos em forma líquida ou pó destinados à alimentação de lactente, sob prescrição, em substituição total ou parcial do leite humano, satisfazendo às necessidades nutricionais desse grupo etário.

No Brasil, as fórmulas infantis são comercializadas em forma de pó e acondicionadas em latas. A presença de microrganismos na fórmula infantil pode originar-se a partir de matéria-prima contaminada, durante a armazenagem ou transporte, ou pela contaminação durante a preparação.[3]

Esses produtos são preparados acrescentando-se medidas do produto à água previamente fervida e resfriada. Por isso, é fundamental manter a inocuidade da água e do alimento que serão utilizados.[2]

A fórmula infantil em pó contaminada com bactérias nocivas tem sido fonte de doenças em bebês. Nos últimos anos, as espécies *Cronobacter* emergiram como causa de doença que pode levar ao desenvolvimento de *Enterocolite necrosante* em recém-nascidos de alto risco e lactentes com menos de 6 meses de idade.

A existência da bactéria *Cronobacter* spp. na fórmula infantil em pó preparada ou em leite em pó modificado pode ocorrer de duas maneiras:[4]

- Intrínseca: resultante da introdução da bactéria na fórmula durante o processo de manufatura do produto. Entretanto, hoje os fabricantes possuem certificações que garantem a integridade do produto na fabricação.
- Extrínseca: resultante da introdução da bactéria na fórmula durante o processo de manipulação do produto. Sendo assim, a garantia de boas práticas de manipulação e o controle dos pontos críticos de cada etapa produtiva é fundamental.

Recomenda-se que o preparo da fórmula infantil não exceda o tempo máximo de 30 minutos em temperatura ambiente não climatizada, e 1 hora e 30 minutos em áreas condicionalmente climatizadas, com temperatura de 20 a 24°C e umidade do ar relativa de 50 a 60%.

Em 2007, a Organização Mundial da Saúde (OMS) emitiu diretrizes sobre preparação, armazenamento e manuseio seguros de fórmulas em pó para bebês.[5] Essas diretrizes foram informadas por duas avaliações de risco sobre o assunto, hospedadas em conjunto pela Food and Agriculture Organization (FAO) e a OMS.[5,6]

O modelo de avaliação de risco da FAO/OMS demonstrou que o uso de água quente acima de 70°C forneceu o maior grau de proteção contra a doença invasiva de *Cronobacter* em lactentes. Água acima de 70°C matará *Cronobacter* spp. e quaisquer outras bactérias como *Salmonella* que possam estar na PIF.[5]

No entanto, algumas fórmulas infantis especializadas não podem ser reconstituídas com água quente por razões de composição ou reconstituição. O método proposto de reconstituição é feito com água abaixo de 70°C e, segundo a avaliação de risco da FAO/OMS, demonstrou um aumento significativo no risco se as crianças não forem alimentadas imediatamente. Isso ocorre porque as bactérias nocivas não são mortas e podem crescer durante o armazenamento.[5]

Em locais com problemas na qualidade da água a fervura por 15 minutos, a esterilização em autoclaves a 121°C por 20 minutos e a filtração são meios importantes de tornar a água segura. Para orientação ambulatorial, recomenda-se esperar 30 minutos após a ebulição, com o recipiente tampado e o fogo desligado, como um meio prático da água alcançar temperatura entre 75 e 70°C, sem a necessidade de um termômetro.[5,6]

No lactário também se produzem dietas enterais em sistema aberto, e o seu preparo é regido pela resolução RDC n. 63/2000. É de suma importância o controle microbiológico das dietas e da água utilizada no preparo, a fim de que essa terapia nutricional represente, efetivamente, um benefício e não um risco aos pacientes internados. A resolução da diretoria colegiada RDC n. 63/2000 cita em seu conteúdo que:[7]

- As instalações de água potável devem ser construídas de materiais impermeáveis, para evitar infiltração e facilitar a limpeza e inspeções periódicas.
- Os reservatórios de água potável devem ser devidamente protegidos para evitar contaminações por microrganismos, insetos ou aves.
- A água deve seguir os padrões de potabilidade, de acordo com a legislação específica vigente. O controle microbiológico do processo de preparação cita que a água utilizada no preparo da NE deve ser avaliada quanto às características microbiológicas, pelo menos uma vez por mês, ou por outro período, desde que estabelecida de comum acordo com a CCIH, mantendo-se os respectivos registros. A água utilizada no preparo de NE deve, comprovadamente, atender aos requisitos de água potável conforme legislação vigente e ser filtrada.

Existe resolução sobre as metodologias analíticas para determinação dos parâmetros físicos, químicos, microbiológicos e de radioatividade, que devem atender às especificações das normas nacionais. As recomendações devem ser preestabelecidas com base em resolução vigente na região.[8]

Para todas as fontes geradoras de água potável que atendam aos padrões de potabilidade, o risco com desvios advindos das manutenções nos sistemas de captação e distribuição, ou até pela falta dessa atividade, são potenciais interferentes na qualidade da água captada. As análises para o controle e a vigilância da qualidade da água podem ser realizadas em laboratório idôneo, com programa de controle de qualidade interno ou externo, ou ainda ser acreditado ou certificado por órgãos competentes para esse fim.[8]

A Portaria n. 518 do Ministério da Saúde estabelece as responsabilidades por parte de quem produz a água, a quem cabe o exercício do controle de qualidade da água; e das autoridades sanitárias, a quem cabe a missão de "vigilância da qualidade da água" para consumo humano. Estabelece que a água produzida e distribuída para consumo humano deve ser controlada, estabelece a quantidade mínima e a frequência que as amostras de água devem ser coletadas, bem como os parâmetros e limites permitidos. "Toda a água destinada ao consumo humano deve obedecer ao padrão de potabilidade e está sujeita à vigilância da qualidade da água".[9]

Para a diluição, a qualidade da água deve seguir os padrões de potabilidade de água para consumo humano, segundo a Portaria n. 5/2017, quando se tratar de água filtrada, e a RDC n. 275/2005, quando se tratar de água mineral, sendo indicada para pacientes com trato digestório íntegro e imunologicamente saudável. Porém, para pacientes com afecções agudas e com alterações no trato digestório, recomenda-se água estéril.[4,10,11]

A seguir é apresentado o demonstrativo das legislações e responsabilidades do controle de qualidade da água para preparo de dieta enteral e fórmula infantil.

MANUAL DE CONSULTA DE LEGISLAÇÕES/NORMAS TÉCNICAS E RECOMENDAÇÕES PARA LACTÁRIO

Água filtrada, fervida ou estéril
- Brasil.[10]

Laudo da água pela Portaria n. 5/2017 – área de produção
- Resultados indicadores higiênicos:
  - Coliformes totais (35ºC) = tolerância indicativa – ausente em 100 mL.
  - Contagem padrão em placas (heterotróficos) = até 500 UFC/mL.

- Resultados indicadores sanitários:
  - *Escherichia coli* – ausente em 100 mL.

Água mineral
- Brasil.[11]

Para preparo de fórmula infantil
- FAO/OMS.[12]
- Brasil.[13]

Laudo da água pela Resolução RDC n. 12/2001 – lactário, mamadeira e dieta enteral[13]
Contagem padrão em placas (mesófilos)
- Resultados indicadores higiênicos:
  - Coliformes totais (35°C) = tolerância indicativa – ausente.
  - Contagem padrão em placas = tolerância indicativa até 100 UFC/mL – 5×10^2.
- Resultados indicadores sanitários:
  - Coliformes fecais (45°C) = (não há tolerância indicativa).
  - *Pseudômonas aeruginosa* = tolerância indicativa – ausente em 100 mL.
- Brasil.[14]

Para preparo de nutrição enteral
- Robin.[15]

REFERÊNCIAS BIBLIOGRÁFICAS

1. Rossi P. Avaliação de perigos microbiológicos no preparo de fórmulas infantis em lactário hospitalar. Campinas; 2007. Dissertação (Mestrado em Tecnologia de Alimentos) – Universidade Estadual de Campinas. 86p.
2. Paiva ES, Avelar KES, Filho Seixas JT, Mello SCRP, Cardoso FT. Qualidade microbiológica da água utilizada na reconstituição de alimentos infantis utilizados em unidades hospitalares pediátricas da rede privada na cidade do Rio de Janeiro. Revista Semioses. 2016;10(1):79-83.
3. Nienov AT, Macedo MB, Félix C, Ramos D, Moreira N, Silva PEA. Qualidade higiênico-sanitária das fórmulas infantis administradas a neonatos. Nutrire: Rev. Soc. Bras. Alim. Nutr. = J. Brazilian Soc. Food Nutr., São Paulo, 2009;34(2):27-138.
4. Galego DS, Fujiwara MEY, Freitas PV, Barrios WD. Manual de lactário: lactário nos estabelecimentos assistenciais de saúde e creches. São Paulo: ILSI Brasil-International Life Sciences Institute do Brasil; 2017.

5. Food and Agriculture Organization of the United Nations (FAO) and the World Health Organization (WHO). How to prepare powdered infant formula in care settings. Ireland; 2007.
6. Food Safety Authority of Ireland Guidance Note No. 22. Information relevant to the development of guidance material for the safe feeding of reconstituted powdered infant formula (Revision 2); 2012.
7. Brasil. Ministério da Saúde. Secretaria de Vigilância em Saúde. Resolução RDC n. 63, de 6 de julho de 2000. Regulamento técnico para terapia de nutrição enteral. Disponível em: http://bvsms.saude.gov.br/bvs/publicacoes/portaria_518_2004.pdf; acesso em 1 abr. 2019.
8. Projeto Diretrizes. Associação Médica Brasileira e Conselho Federal de Medicina. Recomendações para preparo de nutrição enteral – Diretrizes AMB; 2011.
9. Brasil. Ministério da Saúde. Secretaria de Vigilância em Saúde. Portaria MS n. 518, de 25 de março de 2004. Estabelece os procedimentos e responsabilidades relativos ao controle e vigilância sanitária da qualidade da água para consumo humano e seu padrão de potabilidade, e dá outras providencias. Disponível em: http://bvsms.saude.gov.br/bvs/publicacoes/portaria_518_2004.pdf; acesso em 1 abr. 2019.
10. Brasil. Ministério da Saúde. Portaria de consolidação n. 5, de 28 setembro de 2017. Consolidação de normas sobre ações e os serviços de saúde do Sistema Único de Saúde. Dispõe sobre água de consumo humano. Capitulo V, seção 2, artigo 129, Anexo XX. Disponível em: http://bvsms.saude.gov.br/bvs/saudelegis/gm/2017/prc0005_03_10_2017.html; acesso em 1 abr. 2019.
11. Brasil. Ministério da Saúde. Secretaria de Vigilância em Saúde. RDC 275, de 22 de setembro de 2005. Regulamento técnico de características microbiológicas para água mineral natural e água natural. Disponível em: http://www.saude.rj.gov.br/comum/code/MostrarArquivo.php?C=MTk3Ng%2C%2C; acesso em 1 abr. 2019.
12. Food and Agriculture Organization of the United Nations (FAO) and the World Health Organization (WHO). Guidelines for the safe preparation, storage and handling of powdered infant formula. Genebra; 2007. p. 9-10. Disponível em: http://www.who.int/foodsafety/publications/micro/pif2007/en; acesso em 1 abr. 2019.
13. Brasil. Ministério da Saúde. Agência de Vigilância Sanitária (Anvisa). Resolução RDC n. 12, de 2 de janeiro de 2001. Regulamento técnico sobre padrões microbiológicos para alimentos. Disponível em: http://portal.anvisa.gov.br/documents/33880/2568070/RDC_12_2001.pdf/15ffddf6-3767-4527-bfac-740a0400829b; acesso em 2 abr. 2019.
14. Brasil. Ministério da Saúde. Agência Nacional de Vigilância Sanitária (Anvisa). Pediatria: prevenção e controle de infecção hospitalar. Brasília: Ministério da Saúde. Anvisa; 2006. 116p. Disponível em: http://www.anvisa.gov.br/servicosaude/manuais/manual_pediatria.pdf; acesso em 1 abr. 2019.
15. Robin B et al. A.S.P.E.N. Enteral nutrition practice recommendations. Special Report. Journal of Parenteral and Enteral Nutrition mar./abr. 2009;33(2):122-67. Disponível em: https://www.researchgate.net/publication/23950831_ASPEN_Enteral_Nutrition_Practice_Recommendations; acesso em 2 abr. 2019.

Capítulo 8

Manipulação de fórmulas infantis e outros (não autoclavados): do preparo ao armazenamento

Cristina de Souza Marques
Kelly Cecília Morales Balthazar
Luciane Cristina R. Sundfeld Giordano
Luzia Patrícia Gil

INTRODUÇÃO

A descoberta em 1838, na Alemanha, de que o leite de vaca (LV) apresentava grande concentração de proteínas representou um impulso para o desenvolvimento de leite artificial. Várias estratégias de evaporação e condensação de LV foram desenvolvidas, tendo como resultado um alimento estéril e de fácil conservação, quando métodos de refrigeração ainda não haviam sido desenvolvidos.[1]

Desde então, os principais produtores de alimentos lácteos e a comunidade científica têm realizado modificações no LV, com o objetivo de torná-lo mais semelhante, qualitativamente, ao leite materno (LM). Inicia-se o período das fórmulas lácteas que utilizam o LV como base e realizam inúmeras modificações na sua composição para que se assemelhe ao LM, como, por exemplo: modificação de proteínas, sais minerais, adição de ferro e oligoelementos.[2]

Assim foi criada a fórmula infantil, regulada por um código de composição rigoroso, o chamado *Codex Alimentarius*, FAO/OMS.[3]

Fórmulas infantis são produtos na forma em pó ou líquida, destinadas ao lactente (criança de 0 a 12 meses incompletos, que ainda mamam), quando não recebem aleitamento materno, com o objetivo de suprir as necessidades nutricionais dessa faixa etária e promover o crescimento esperado. Ele é composto por uma mistura de nutrientes essenciais para a alimentação, como água, proteínas, carboidratos, lipídios, minerais e vitaminas, que juntos fornecem elementos importantes à manutenção da saúde.[3,4]

Em uma unidade hospitalar, as fórmulas infantis lácteas e não lácteas devem ser manipuladas na área do lactário, que é uma unidade restrita destinada ao preparo, esterilização, higienização, armazenamento e distribuição das mamadeiras de leite e seus substitutos para alimentação de recém-nascidos e pacientes pediátricos.[5,6]

De acordo com a RDC n. 50/2002, o Ministério da Saúde descreve o lactário nos estabelecimentos de saúde (EAS) como uma unidade com área restrita, destinada à limpeza, esterilização, preparo e armazenamento de mamadeiras, basicamente, de fórmulas lácteas.[7]

Esse processo de manipulação na área do lactário deve ser estruturado com base nas boas práticas de manipulação de alimentos associadas à análise de perigo e pontos críticos de controle (APPCC), que é um sistema preventivo de qualidade utilizado mundialmente na área de alimentos para gerenciar os riscos e rastrear os processos da cadeia produtiva com característica de evento sentinela.

Partindo-se da premissa de que os alimentos podem ser veículos de transmissão de microrganismos, metabólitos microbianos e doenças transmitidas por alimentos (DTAs), as unidades hospitalares responsáveis pela produção de alimentos merecem especial atenção. Já o LV requer atenção redobrada, pois constitui um excelente meio de cultivo para a maioria dos microrganismos encontrados na natureza, além de sofrer alterações com grande facilidade em curto espaço de tempo. Somando-se aos aspectos de riscos inerentes à natureza desse produto, associam-se riscos adicionais como higiene no processamento das preparações das fórmulas infantis, tempo transcorrido entre preparo e distribuição das fórmulas, bem como as condições de armazenamento.[8]

Para garantir a integridade da fórmula infantil após a manipulação e o envase, muitos lactários utilizam-se da técnica de autoclavagem terminal.

A autoclavagem é um tratamento térmico bastante utilizado no ambiente hospitalar e que consiste em manter o material a uma temperatura elevada, por meio do contato com vapor de água, durante um período de tempo suficiente para destruir todos os agentes patogênicos.

As fórmulas "não autoclavadas" não podem sofrer aquecimento terminal por conter alguns nutrientes que não suportam altas temperaturas, além da alteração em suas características em termos de sabor, cor e paladar.[8]

O tratamento térmico pode ter impacto positivo (destruição de patógenos e inativação de enzimas indesejáveis) ou negativo (perdas de nutrientes). As condições de processamento podem causar perdas de vitaminas, que variam de acordo com o método de cozimento e o tipo de alimento. A degradação de vitaminas depende de condições específicas durante o processamento, tais como temperatura, presença de oxigênio, luz, pH, umidade e duração do tratamento térmico. Apesar de estudos correlacionarem o processamento industrial e seus efeitos na qualidade nutricional, o conhecimento acerca desse assunto ainda é disperso e insuficiente. Os estudos encontrados demonstram que alguns métodos de processamento industrial retêm as vitaminas enquanto outros promovem uma maior perda. Verificou-se que as perdas de vitaminas foram variáveis de acordo com os produtos analisados, sendo que o processo que mais contribuiu para a ocorrência de tais perdas foi a esterilização. Entre os trabalhos analisados, pôde-se observar maior referência à vitamina C (ácido ascórbico) e ao betacaroteno. Entretanto, as vitaminas mais sensíveis ao processamento industrial são a vitamina C (ácido ascórbico) e a tiamina, as quais são frequentemente utilizadas como indicadores da severidade do processamento dos alimentos, assumindo-se que se esses nutrientes estão bem retidos nos alimentos, a porcentagem de retenção de todos os outros nutrientes é tão ou mais alta.[9-11]

A seguir estão descritos os principais nutrientes contidos nas fórmulas infantis, a fim de que ao se estruturar a área do lactário verifique-se sua interação com o método de preparação empregado e facilite sua seleção no momento da compra do equipamento para autoclavagem.

PROTEÍNAS ALIMENTARES

O calor é o agente desnaturante mais utilizado no processamento e na preservação de alimentos e, dessa forma, pode afetar suas propriedades funcionais, sendo relevantes os fatores que afetam a desnaturação proteica. Com a ação do calor há perda de solubilidade e de algumas propriedades funcionais das proteínas, pois proteínas biologicamente ativas perdem sua atividade após a desnaturação.

Esse processo não ocasiona grande influência na utilidade nutricional dos alimentos, mas surte efeito em outras propriedades, como alteração de suas características físicas (sabor, cor, estabilidade e solubilidade). Entretanto, a desnaturação das proteínas pelo fornecimento de calor é útil, pois facilita a digestão dos alimentos.[12,13]

PROBIÓTICOS

Os probióticos são microrganismos vivos que administrados em quantidades adequadas exercem efeitos benéficos no hospedeiro e são utilizados na prevenção e no tratamento de doenças, atuando como agentes promotores de crescimento e imunoestimulantes. São considerados termossensíveis e por esse motivo não devem ser submetidos ao calor. Apresentam pouco tempo de sobrevida, portanto a indicação é que sejam mantidos sob refrigeração.[14]

VITAMINAS

O tratamento térmico nos alimentos pode ocasionar perdas de vitaminas, que variam de acordo com o método de cocção e o tipo de alimento. A degradação de vitaminas depende de condições específicas durante o processamento, tais como temperatura, presença de oxigênio, luz, pH, umidade e duração do tratamento térmico.[15]

Diante do exposto foram relacionadas algumas fórmulas que não devem sofrer ação térmica por calor.

FÓRMULAS INFANTIS QUE NÃO DEVEM SER AUTOCLAVADAS

- Fórmula com amido pré-gelatinizado (antirregurgitação): é eficaz na redução dos episódios de regurgitação. Por ser espessada com amido, não interfere na absorção de nutrientes e é menos suscetível à fermentação e à diarreia. Essas fórmulas possuem tecnologia exclusiva no uso de amido pré-gelatinizado, dispensando o espessamento excessivo e a consequente ingestão elevada de ar.
Os amidos de milho, trigo e arroz alcançam o máximo de espessamento entre a temperatura de 90 e 95ºC e como o processo de gelatinização é finalizado em temperatura abaixo de 100ºC, é desnecessário que essas fórmulas sofram cocção prolongada.[16]
- Fórmula sem lactose (intolerância à lactose): apresenta a maltodextrina como fonte de carboidrato, favorecendo o processo absortivo por lactentes que sofrem de diarreia. Possuem baixa osmolalidade, contribuindo para a melhora da diarreia osmótica. Contém nucleotídeos, contribuindo para a rápida recuperação das vilosidades e da mucosa intestinal.
- Fórmulas semielementares e elementares (alergia à proteína do leite de vaca): fórmula à base de proteína do soro de leite extensamente hidrolisada (80% peptídeos e 20% aminoácidos), apresentando melhor valor nutricional. Com adição de nucleotídeos que proporcionam rápida recuperação das vilosidades e da mucosa intestinal. Contém LC-PUFAS (DHA e GLA) que contribuem para a modulação da resposta inflamatória.
- Fórmulas líquidas para nutrição enteral via sonda: as dietas enterais devem atender às recomendações de acordo com a faixa etária e as condições clínicas

dos pacientes, sendo compostas, de forma balanceada, por proteínas, carboidratos, lipídios, fibras, eletrólitos, minerais, vitaminas e água.

PROCESSO DE SEGURANÇA HIGIÊNICO-SANITÁRIA NA PRODUÇÃO DE FÓRMULAS INFANTIS NÃO AUTOCLAVADAS PELO LACTÁRIO

Segundo a legislação vigente, entende-se por procedimento padronizado os procedimentos escritos de forma objetiva que estabelecem instruções sequenciais para a realização de operações rotineiras e específicas na manipulação de alimentos.[17]

A seguir, estão descritos os procedimentos operacionais de manipulação de fórmulas infantis que não devem sofrer processo térmico de esterilização em autoclave e os padrões microbiológicos para fórmulas infantis não autoclavadas segundo portaria RDC n. 12/2001.[17]

Os processos de higiene ambiental, equipamentos e utensílios serão abordados em outro capítulo.

TÉCNICAS DE PRODUÇÃO E DISTRIBUIÇÃO DE FÓRMULAS INFANTIS NÃO AUTOCLAVADAS

Preparo e envase das fórmulas infantis não autoclavadas
Recursos humanos/paramentação
- Os funcionários devem paramentar-se em local específico. Devem utilizar avental descartável e descartar ao final de cada expediente. A cada sessão de manipulação, devem utilizar um novo avental ou roupa cirúrgica.
- Máscara cirúrgica descartável: a cada sessão de manipulação descartar, ou se estiver úmida ou rasgada.
- Touca cirúrgica descartável: descartar ao final do expediente.
- Luvas de procedimento.
- Calçado branco fechado.
- Não devem utilizar adornos, maquiagem.
- Devem higienizar as mãos e utilizar escova de unhas descartável com clorexidine.

Matéria-prima
- No recebimento da matéria-prima, verificar a validade e integridade da embalagem.
- Realizar higienização das embalagens na área de higienização, seguida pela sanitização com álcool a 70%, antes de entrar na área de preparo.
- Higienizar as bancadas com álcool 70%.

- Abrir os pacotes/latas com materiais limpos estéreis (tesouras, facas). Utilizar utensílios e equipamentos distintos (peneiras, utensílios, jarras, panelas etc.) para cada lote ou gênero alimentício. Identificar as latas/pacotes com data de abertura, validade e nome do funcionário que abriu.
- Utilizar mamadeiras estéreis.[10]

Preparo
- Higienizar as bancadas com álcool 70%.
- Dispor as latas, frascos de mamadeiras e acessórios já higienizados nas bancadas.
- Pesar os insumos conforme receituário padrão, evitando-se contaminação cruzada.[10]
- Pesar em balança digital a quantidade de pó a ser utilizada no preparo da fórmula.
- Medir o volume de água, com o recipiente volumétrico pré-sanitizado e validado.
- Adicionar água a 70ºC na quantidade necessária para o preparo do volume total da fórmula láctea a ser preparada. Depois acrescentar o pó.
- Recomenda-se usar utensílios e equipamentos distintos para cada lote ou gênero de alimentos, evitando-se contaminação cruzada.[10]
- Adicionar o pó com uma colher esterilizada.
- Homogeneizar até a total diluição.
- Acondicionar a mistura em jarras plásticas com tampa, as quais são identificadas por tipo de fórmula e/ou adição.
- Não é recomendada a utilização de liquidificador para os preparos dessas fórmulas. Se necessário utilizar *mixer* pré-sanitizado.
- Peneirar a fórmula láctea pronta, com peneira esterilizada, para evitar o envase de grumos.

Envase
- Envasar a fórmula infantil com o auxílio da jarra e utilizando a graduação da mamadeira, copinho ou seringa (utilizar mamadeiras estéreis).[10]
- Aderir o rótulo com a identificação do paciente, o qual deve conter no mínimo as seguintes informações: unidade de internação, leito, registro do paciente, nome do paciente, data de nascimento, nome da fórmula infantil, horário de distribuição, volume prescrito em mL, número de doses ao dia, data de fabricação e validade.[7]
- Coletar amostra da fórmula infantil e identificar com nome da preparação, horário de manipulação ou envase, nome do manipulador, dados de lote e ras-

treabilidade do processo produtivo (número de produção de lote), sendo acondicionadas em caixas plásticas, por um período de 72 horas ou 96 horas, mediante a legislação municipal vigente.[10]
- Realizar o resfriamento das mamadeiras. O processo de resfriamento deve ser realizado de forma a minimizar o risco de contaminação cruzada e a permanência desses objetos em temperaturas que favoreçam a multiplicação microbiana. A temperatura do alimento preparado deve ser reduzida de 60 a 10°C em até 2 horas.[17]
- Monitorar o tempo de preparo e envase das fórmulas, pois não deve exceder 30 minutos em temperatura ambiente não climatizada, e 1 hora e 30 minutos em áreas condicionalmente climatizadas, com temperatura de 20 a 24°C e umidade do ar relativa de 50 a 60%.[10]

Armazenamento sob refrigeração na área do lactário
- Armazenar sob refrigeração à temperatura de até 4°C.
- Observar a manutenção da porta sempre fechada após o uso.
- Monitorar a temperatura do equipamento no mínimo 2 vezes por dia.

TRANSPORTE

Deslocamento interno
Em instituições nas quais o trajeto entre a área do lactário e o local de entrega para o paciente é extenso, faz-se necessária a utilização de transporte fechado, caixa isotérmica ou carro prateleira, coberta com campo estéril se a unidade de internação for próxima ao lactário.

Dependendo do número de frascos de mamadeiras a serem distribuídos por horário, o transporte pode ser realizado em galheteiros para garantir a posição adequada, evitando o tombamento com extravasamento do conteúdo, todos exclusivos para esse fim. Deve haver controle de tempo de distribuição, e conter uma mamadeira-piloto para controle de temperatura e tempo de transporte, controlando-se desde o início até o final da distribuição.

Deslocamento externo
Se as unidades de internação ou área da creche estão localizadas distantes do lactário, recomenda-se o uso de um veículo próprio para transporte de alimentos, que fará o transporte das fórmulas infantis.

Deve-se controlar o tempo de distribuição e conter uma mamadeira-piloto para controle de temperatura e tempo de transporte, controlando-se desde o início até o final da distribuição; registrar em planilha de controle.

O veículo deve possuir uma cabine fechada, isotérmica, com controle rigoroso da temperatura; estar em bom estado de conservação, constituído de material interno liso, resistente, impermeável, atóxico, limpo, organizado e livre de animais sinantrópicos (p. ex., rato, barata, aranha, entre outros), produtos tóxicos, substâncias e objetos estranhos à atividade; além de garantir a integridade e a qualidade dos produtos.[18]

Se o veículo não possuir cabine isotérmica, os frascos devem ser acondicionados em caixas isotérmicas, com termômetro para controle da temperatura, e não oferecer risco de contaminação. O tempo para o transporte não deve ultrapassar 2 horas.[1] O uso do veículo deverá ser exclusivo para o transporte de alimentos. O veículo deve possuir compartimentos separados, área limpa e área suja; o compartimento limpo deve ter refrigeração de 4°C,[7] com utilização de *pallets* para que as fórmulas não fiquem diretamente no piso do veículo. Os galheteiros com as mamadeiras devem ser protegidos durante o transporte (as fórmulas devem ser embaladas em filme plástico para alimentos, ou "campo" do tipo cirúrgico, esterilizado). O veículo deve ser limpo diariamente com registro das higienizações para controle de qualidade e/ou sempre que necessário.[7]

DISTRIBUIÇÃO E ARMAZENAMENTO DE MAMADEIRAS

A distribuição pode ser do tipo "centralizada", ou seja, os produtos são armazenados na área do lactário e distribuídos de acordo com o horário solicitado diretamente no leito da paciente, após conferência pela equipe de enfermagem; ou "descentralizada", na qual os produtos são armazenados nas copas das unidades de internação, seguindo as mesmas recomendações de armazenamento, aquecimento e distribuição adotadas para o lactário.

O armazenamento deve ser feito em refrigeradores com temperatura de até 4°C, exclusivos para se evitar contaminação cruzada, porém, caso isso não seja possível, recomenda-se o armazenamento destas em prateleiras separadas dos demais alimentos.[10]

Quando há distinção de embalagens de envase como mamadeiras ou seringas ou frascos de nutrição enteral, recomenda-se a separação destes em prateleiras devidamente identificadas nos refrigeradores.[10] Deve-se monitorar a temperatura do refrigerador, com registro diário em formulário próprio com no mínimo três mensurações diárias. Esse registro deve ser arquivado por um período mínimo de um ano, para futuras análises de funcionamento dos equipamentos. A validade da fórmula pronta é de 12 horas sob refrigeração, à temperatura de até 4°C.

AQUECIMENTO DE FÓRMULAS INFANTIS E ALIMENTOS INFANTIS

O aquecimento das fórmulas infantis pode ser realizado de duas formas: em equipamento do tipo banho-maria ou em micro-ondas. O banho-maria deve estar com a água à temperatura mínima de 56°C por 15 minutos. As mamadeiras devem ser acondicionadas com metade de seu corpo em imersão.[7]

Para o micro-ondas é sugerido este protocolo: utilizar o número de mamadeiras (temperatura ambiente e gelada) x volume (mL) x tempo (seg/min) x temperatura (°C), na potência 100.[19] Após retirar as mamadeiras do micro-ondas, agitar antes de distribuí-las.

A temperatura de administração da fórmula infantil ao paciente deve estar próxima da temperatura corporal, ou seja, em torno de 37°C. Portanto, se a fórmula for distribuída imediatamente após o preparo, é importante que atinja essa temperatura no menor tempo possível, preferencialmente após o aquecimento. Deve-se validar a relação tempo e temperatura de aquecimento.[10]

DISPENSAÇÃO À BEIRA DO LEITO

Quando a distribuição é feita à equipe de enfermagem, recomenda-se a aplicação de um protocolo de recebimento assinado por essa equipe, no qual devem constar além dos dados do paciente, o horário de distribuição, determinado pelo serviço de nutrição, e a assinatura do responsável pelo recebimento. O rótulo do produto deve conter orientações sobre tempo de validade, que é o consumo imediato à entrega, ou não ultrapassar 1 hora de exposição em temperatura ambiente.

ADMINISTRAÇÃO

A administração da fórmula infantil por via oral pode ser feita pela equipe de enfermagem ou pelo cuidador da criança, desde que bem orientado, devendo ocorrer de forma imediata à entrega e observando a temperatura adequada antes da administração, bem como o prazo máximo de validade identificado nos rótulos das mamadeiras, determinado pelo protocolo da instituição.

Já para a fórmula infantil prescrita via enteral, a equipe de enfermagem é a responsável pela administração, conforme prescrição, utilizando-se das boas práticas para que se evite contaminação, e não ultrapassando o tempo de, no máximo, 2 horas em temperatura ambiente.[14]

Na creche, essa função é de responsabilidade das cuidadoras das crianças e recomenda-se seguir as mesmas recomendações de tempo de exposição em temperatura ambiente que se pratica em hospital ou validar o prazo de exposição no ambiente de distribuição.

Caso a criança recuse a mamadeira ofertada pela instituição e o acompanhante/familiar queira trazer mamadeira de casa, a instituição deverá padronizar procedimentos que assegurem a higienização e esterilização das mamadeiras bem como as quantidades suficientes para a produção, a fim de não interferir na qualidade do serviço e na assistência nutricional ao paciente, que dependem da fórmula infantil prescrita.[19]

Em caso de alta hospitalar, todas as mamadeiras serão devolvidas ao paciente.

INFORMAÇÕES ÚTEIS

- O capuz da mamadeira, parte protetora do bico, deve ser mantido em todas as etapas de esterilização, resfriamento, refrigeração, aquecimento, distribuição, sendo retirado somente no momento da administração na boca da criança.
- A ocorrência de alargamento do bico da mamadeira é frequente nas enfermarias pediátricas. A equipe multidisciplinar deve estar atenta aos acompanhantes/responsáveis que realizam essa prática, desencorajando-os, explicando principalmente sobre o risco de aspiração para vias aéreas do conteúdo.
- A manipulação da mamadeira fora do ambiente de lactário ou copa, em especial a troca de bico, não é uma prática adequada, pois coloca em risco todas as etapas até aqui discutidas. Por isso, se houver a necessidade de troca de bico da mamadeira, a área de lactário deve ser acionada e uma nova mamadeira deve ser encaminhada do lactário com a fórmula infantil e o bico adequado, não se devendo realizar a troca de bicos na unidade de internação, leito da criança ou ambiente externo.
- Toda fórmula infantil não consumida dentro do prazo de validade estabelecido deve ser desprezada.
- Todas as etapas de aquecimento, transporte, distribuição e administração pertinentes ao serviço de nutrição devem estar descritas no manual do lactário, conforme a RDC n. 275/2011.[7,10]

PROCESSO DE FLUXOGRAMA DA LIMPEZA

- Desprezar imediatamente as sobras de leite das mamadeiras nas pias das copas das unidades de internação.
- Enxaguar individualmente em água corrente e entregar na área do lactário.
- Após receber os frascos e seus acessórios (bicos, protetores e arruelas), eles devem ser imersos em água limpa com detergente por cerca de 30 minutos. Proceder a limpeza com a escova de cerdas macias e detergente neutro nas partes internas e externas, removendo todo o resíduo da fórmula. Virar os bicos pelo avesso a fim de retirar qualquer resíduo aparente usando a escova para limpeza. Enxaguar por diversas vezes em água corrente para retirada de todo o resíduo de detergente e resíduo de alimentos.

Na Tabela 1 constam os padrões microbiológicos estabelecidos para área de lactário sobre os alimentos, fórmulas infantis e produtos não autoclavados.

Tabela 1 Produtos não autoclavados – padrões microbiológicos para área de lactário

Amostra representativa						
Alimentos infantis	Microrganismo	Tolerância para amostra indicativa	n	c	m	M
a) Produtos prontos ou instantâneos que serão consumidos após adição de líquidos, por crianças acima de 1 ano de idade, incluindo os alimentos de transição e de seguimento, com exceção dos produtos comercialmente estéreis	Coliformes a 35°C/g (mL)	20	5	2	3	20
	Coliformes a 45°C/g (mL)	1	5	1	<1	1
	Estafilococus coagulase positiva/g (mL)	5x10	5	2	10	5x10
	B. cereus/g (mL)	5x10^2	5	2	10^2	5x10^2
	Salmonella sp./25 g (mL)	Aus	10	0	Aus	–

(continua)

Tabela 1 Produtos não autoclavados – padrões microbiológicos para área de lactário (continuação)

Amostra representativa						
Alimentos infantis	Microrganismo	Tolerância para amostra indicativa	n	c	m	M
b) Produtos prontos ou instantâneos que serão consumidos com ou sem adição de líquidos, por bebês de até 1 ano de idade, com exceção dos prematuros, incluindo as fórmulas infantis, exceto os que receberam tratamento térmico em embalagens herméticas	Coliformes a 35°C/g (mL)	10	5	2	Aus	10
	Coliformes a 45°C/g	Aus	5	0	Aus	–
	Estafilococus coagulase positiva/g (mL)	Aus	5	0	10	–
	B. cereus/g (mL)	10^2	5	1	Aus	10^2
	Salmonella sp./25 g (mL)	Aus	10	0	–	–
c) Fórmulas infantis para prematuros, exceto os que receberam tratamento térmico em embalagens herméticas	Coliformes a 35°C/g (mL)	10	5	1	Aus	10
	Coliformes a 45°C/g	Aus	5	0	Aus	–
	Estafilococus coagulase positiva/g (mL)	Aus	5	0	10	–
	B. cereus/g (mL)	5x10	5	1	Aus	5x10
	Salmonella sp./25 g (mL)	Aus	10	0	–	–
d) Leite materno de bancos de leite. Revogado pela RDC n. 171/2006	Aeróbios mesófilos viáveis/mL	10^2	5	1	10	10^2
	Coliformes a 35°C/mL	Aus	5	0	Aus	–
	Estafilococus coagulase positiva/mL	Aus	5	0	Aus	–
	Salmonella sp./25 mL	Aus	5	0	Aus	–
e) Água envasada para o preparo de mamadeiras e similares	Aeróbias mesófilas viáveis/100 mL	$5x10^2$	5	1	10^2	$5x10^2$
	Coliformes a 35°C /100 mL	Aus	5	0	Aus	–
	P. aeruginosa/100 mL	Aus	5	0	Aus	–

m: é o limite que, em um plano de três classes, separa o lote aceitável do produto ou lote com qualidade intermediária aceitável; M: é o limite que, em plano de duas classes, separa o produto aceitável do inaceitável. Em um plano de três classes, M separa o lote com qualidade intermediária aceitável do lote inaceitável. Valores acima de M são inaceitáveis; n: é o número de unidades a serem colhidas aleatoriamente de um mesmo lote e analisadas individualmente. Nos casos nos quais o padrão estabelecido é ausência em 25 g, como para *Salmonella* sp. e *Listeria monocytogenes* e outros patógenos, é possível a mistura das alíquotas retiradas de cada unidade amostral, respeitando-se a proporção p/v (uma parte em peso da amostra, para 10 partes em volume do meio de cultura em caldo); c: é o número máximo aceitável de unidades de amostras com contagens entre os limites de m e M (plano de três classes). Nos casos em que o padrão microbiológico seja expresso por "ausência", c é igual a zero, aplica-se o plano de duas classes; Aus: significa "ausência".
Fonte: Anvisa.[18]

REFERÊNCIAS BIBLIOGRÁFICAS

1. Rea, MF. Substitutos do leite materno: Passado e presente. Rev Saúde Pública. 1990;24(3):241-9.
2. Lopez FA, Juzwiak CR. Temas de nutrição em pediatria: o uso de fórmulas infantis após o desmame. Nestlé Nutrição. 2003;(74).
3. Codex Alimentarius Commission. JOINT FAO/WHO Food Standards Programme. Codex Standard for Infant Formula – Codex STAN 72 – 1981 (amended 1983, 1985, 1987), vol. 4, 2. ed. Rome; 1994.
4. Lima JA, Catharino RR, Godoy HT. Ácido fólico em leite e bebida láctea enriquecidos. Estudo da vida-de-prateleira. Ciênc Tecnol Alim. jan.-mar. 2004;1(24):82-7.
5. Mezomo IF. Lactário. In: Mezomo IF. Serviço de nutrição e dietética. São Paulo: União Social Camiliana; 1987. p. 115-37.
6. Secretaria de Saúde do Estado de São Paulo. Centro de Vigilância Sanitária. São Paulo (SP). Portaria CVS n. 5, de 9 de abril de 2013. Regulamento técnico sobre boas práticas para estabelecimentos comerciais de alimentos e para serviços de alimentação. Disponível em: http://www.cvs.saude.sp.gov.br/up/portaria%20CVS-5_090413.pdf; acesso em 19 mar. 2019.
7. Ministério da Saúde. Agência Nacional de Vigilância Sanitária (Anvisa). Brasília (DF). Resolução RDC n. 50, de 21 de fevereiro de 2002. Regulamento técnico para planejamento, programação, elaboração e avaliação de projetos físicos de estabelecimentos assistenciais de saúde. Disponível em: http://bvsms.saude.gov.br/bvs/saudelegis/anvisa/2002/rdc0050_21_02_2002.html; acesso em 19 mar. 2019.
8. Salles RK. Diagnóstico das condições higiênico-sanitárias e microbiológicas de lactários hospitalares. Rev Saúde Pública. 1997;31(2):131-9.
9. Novak FR. Autoclavagem. Disponível em: http://www.fiocruz.br/biossegurancahospitalar/dados/material13.htm; acesso em 19 mar. 2019.
10. Manual de Boas Práticas e Organização do Lactário. Divisão de Nutrição do Instituto Central do Hospital das Clínicas. Faculdade de Medicina da USP. São Paulo; 2017.
11. Correia LFM, Faraoni AS, Pinheiro-Santana HM. Efeitos do processamento industrial de alimentos sobre a estabilidade de vitaminas. Alim Nutr. jan./mar. 2008;19(1):83-95.
12. Universidade Federal do Pampa. Engenharia de Alimentos. Disciplina de Química de Alimento. Disponível em: http://www.cursos.unipampa.edu.br/cursos/.../09/Apresentação-2-Proteínas.pptx; acesso em 5 dez. 2012.
13. Relatório 03 – desnaturação e precipitação de proteínas. Universidade Federal do ABC. Disponível em: www.ebah.com.br/.../relatorio-03-desnaturacao-precipitacao-proteina; acesso em 5 dez. 2012.
14. Santos ACAL. Uso de probióticos na recuperação da flora intestinal. Monografia – Universidade do Estado do Rio de Janeiro. Rio de Janeiro; 2010. Disponível em: http://www.nutricritical.com/core/files/figuras/file/TCC%20Carol.pdf; acesso em 5 dez. 2012.
15. Departamento de Tecnologia de Alimentos. Universidade Federal do Ceará, Ceará, Brasil. Perdas vitamínicas durante o tratamento térmico de alimentos. Disponível em: http://www.revista.unopar.br/biologicaesaude/revistaBiologicas/getArtigo; acesso em 5 dez. 2012.

16. Galego DS, Fujiwara MEY, Freitas PV, Barrios WD. Lactário nos estabelecimentos assistenciais de saúde e creches. São Paulo: ILSI Brasil-International Life Sciences Institute do Brasil; 2017.
17. Ministério da Saúde. Agência Nacional de Vigilância Sanitária (Anvisa). Brasília (DF). Resolução RDC n. 12, de 2 de janeiro de 2001. Regulamento técnico sobre padrões microbiológicos para alimentos. Disponível em: http://portal.anvisa.gov.br/documents/33880/2568070/RDC_12_2001.pdf/15ffddf6-3767-4527-bfac-740a0400829b; acesso em 19 mar. 2019.
18. Secretaria do Estado da Saúde. Centro de Vigilância Sanitária. São Paulo (SP). Portaria CVS n. 15, de 7 de novembro de 1991. Normatização do transporte por veículos de alimentos para consumo humano. Disponível em: http://www.mds.gov.br/acesso-a-informação/legislacao/segurancaalimentar/portarias/1991; acesso em 19 mar. 2019.
19. Kinchoku H. Manual dos Processos de Trabalho (Normas e Rotinas). Divisão de Nutrição e Dietética do Hospital de Clínicas da UNICAMP. Campinas, 2009:1-129.

Capítulo 9

Fórmulas infantis e preparações lácteas autoclavadas

Cristina de Souza Marques
Daniella dos Santos Galego
Soraia Covelo Goulart
Weruska Davi Barrios

INTRODUÇÃO

A primeira fórmula à base de leite de vaca foi criada em 1867 pelo químico alemão Von Liebig. Inicialmente era comercializada na forma líquida, e mais tarde em pó, constituída por farinha de trigo e de malte, leite de vaca e bicarbonato de potássio. Assim foi criada a fórmula infantil, regulada por um código de composição rigoroso, o chamado *Codex Alimentarius* da FAO/OMS.[1-3]

Em uma unidade hospitalar, geralmente as fórmulas infantis são manipuladas no lactário, que é uma unidade destinada ao preparo, higienização e distribuição das mamadeiras de leite e seus substitutos para alimentação de recém-nascidos e dos pacientes da pediatria.[4]

As doenças transmitidas por alimentos (DTAs) colocam em risco o bem-estar e a vida de muitas pessoas todos os dias, apresentando maior gravidade em pessoas com estado de saúde mais debilitado, como crianças hospitalizadas. Para essa população-alvo, uma das principais fontes de perigos é a alimentação preparada nos lactários dos hospitais, sendo evidente a importância de um sistema preventivo de controle de qualidade que garanta a segurança dos alimentos fornecidos para esses pacientes.

Partindo-se da premissa de que os alimentos podem ser veículos de transmissão de microrganismos e metabólitos microbianos, as unidades hospitalares responsáveis pela produção de alimentos merecem especial atenção. Já o leite requer uma atenção redobrada, pois constitui um excelente meio de cultivo para a maioria dos microrganismos encontrados na natureza, além de sofrer alterações com grande facilidade em curto espaço de tempo. Além dos aspectos de riscos inerentes à natureza desse produto, associam-se riscos adicionais como higiene no processamento das preparações lácteas, tempo transcorrido entre preparo e distribuição das fórmulas, bem como as condições de armazenamento.[5]

Para garantir a integridade da fórmula láctea após a manipulação e o envase, alguns lactários utilizam-se da técnica de autoclavagem. A autoclavagem é um tratamento térmico bastante utilizado no ambiente hospitalar e que consiste em manter o material a uma temperatura elevada, por meio do contato com vapor de água, durante um período de tempo suficiente para destruir alguns dos agentes patogênicos.[6,7]

Neste capítulo serão abordadas as vantagens e desvantagens do uso da autoclavagem de fórmulas infantis como processo de segurança higiênico-sanitária na produção de mamadeiras pelo lactário.

AQUECIMENTO TERMINAL OU AUTOCLAVAGEM DE FÓRMULA INFANTIL

O processo de preparo da fórmula infantil antes do aquecimento terminal ou autoclavagem segue as recomendações já descritas no Capítulo 8: Manipulação de fórmulas infantis e outros (não autoclavados): do preparo ao armazenamento.

O método de aquecimento terminal tem sido aplicado às fórmulas infantis no lactário por diminuir a possibilidade de falha humana, que pode resultar em contaminação microbiológica na produção em grande escala de volumes e números de mamadeiras; além de economizar tempo e trabalho, por garantir uma validade da fórmula após o preparo e sob refrigeração de até 24 horas.

O método de aquecimento terminal que pode ser usado em lactário é o sob pressão, ou seja, em autoclave. Esse método constitui-se da aplicação do binômio pressão-temperatura capaz de eliminar certas bactérias resistentes ao calor, num tempo de 10 minutos; porém não elimina esporos de bactérias e por isso não garante esterilidade, mas, sim, termodesinfecção do conteúdo líquido da mamadeira, como ilustrado no Quadro 1.

As relações de pressão-temperatura de vapor saturado e livre de ar são as seguintes:[9]

- Zero libra de pressão (atmosférica) proporciona uma temperatura teórica de 100ºC.
- Cinco libras de pressão (atmosférica) proporcionam uma temperatura teórica de 108ºC.

- Sete libras de pressão (atmosférica) proporcionam uma temperatura teórica de 110°C.
- Dez libras de pressão (atmosférica) proporcionam uma temperatura teórica de 115°C.
- Quinze libras de pressão (atmosférica) proporcionam uma temperatura teórica de 121°C.

A esterilização de uma fórmula infantil aconteceria sob condições de aplicação de aquecimento terminal numa temperatura teórica de 121°C por 15 minutos; porém a instabilidade dos ingredientes do leite limita a aplicação dessa temperatura e o

Quadro 1 Microrganismos segundo resistência ao calor e à temperatura

Microrganismo	Temperatura (°C)	Valor D (minutos)
Brucella sp.	65,5	0,1-0,2
Salmonella senftenberg	65,5	0,8-1,0
Salmonella sp.	65,5	0,02-0,25
Staphylococcus aureus	65,5	0,2-2,0
Leveduras, bolores e bactérias deteriorantes	65,5	0,5-3,0
Esporos de mesófilos aeróbios		
Bacillus cereus	100	5,0
Bacillus subtilis	100	11,0
Bacillus polymyxa	100	0,1-0,5
Esporos de mesófilos anaeróbios		
Clostridium butyricum	100	0,1-0,5
Clostridium perfringens	100	0,3-20,0
Clostridium botulinum - tipo A e B proteolíticos - tipo E, B e F não proteolíticos	100 80	50,0 1,0
Esporos de termófilos aeróbios		
Bacillus coagulans	120	0,1
Bacillus stearothermophilus	120	4,0-5,0
Esporos de termófilos anaeróbios		
Clostridium thermosaccharolyticum	120	3,0-4,0
Dessulfotomaculum nigrificans	120	2,0-3,0

Fonte: ICMSF (1980).[8]

tempo de exposição ao calor, pois carameliza a preparação, promove o escurecimento da formulação e interfere na sua aceitação.[10]

Sendo assim, o método mais aplicável é a temperatura de 110°C por 10 minutos, por ser eficiente na eliminação de bactérias resistentes ao calor (veja Quadro 1), porém não na eliminação de esporos de bactérias, sendo caracterizado como um método de termodesinfecção de fórmulas infantis. Esse método é comprovado por alguns pesquisadores como eficiente e indica segurança microbiológica sem nenhuma alteração física significante na preparação.

Alguns estudos da aplicação desse método de aquecimento terminal demonstraram que os nutrientes mais atingidos em um leite durante o aquecimento são o ácido ascórbico, a tiamina e a lisina, contudo,[10] sua aplicação também pode interferir nas quantidades de ácido fólico e vitamina B12.

Um estudo realizado por Yeng et al. (2006)[11] sobre a interferência do aquecimento terminal de fórmulas infantis em temperatura de 105°C (sob pressão de 5.600 kg/m²) por 15 minutos demonstrou que todas as fórmulas infantis sofreram escurecimento enzimático, adquirindo a coloração marrom; 19,5% das fórmulas tiveram uma redução significativa das quantidades de proteínas com redução de até 60% das quantidades de aminoácidos como valina, citrulina, glutamina e lisina, e 30% para metionina, isoleucina, cisteína, glicina, alanina e prolina. Por conseguinte, observou-se também um aumento significativo de teores de amônia nas fórmulas autoclavadas.

Dada a importância das fórmulas infantis como principais substitutas do leite materno em algumas situações clínicas, torna-se importante avaliar a necessidade de ofertar fórmulas autoclavadas com significativa redução de valor nutricional e com indícios de substâncias tóxicas, como a amônia, que podem interferir no cuidado nutricional das crianças.[11]

Alguns outros problemas relacionados ao aquecimento de fórmulas infantis podem acontecer quando em temperatura e tempo não controlados:[12]

- Diminuição da biodisponibilidade de cobre, ferro e zinco.
- Alteração das moléculas de ácidos graxos poli-insaturados de cadeia longa.
- Diminuição da oferta de aminoácidos: ácido glutâmico, glutamina e taurina – que estão relacionados com a proteção da mucosa intestinal, oferta de nitrogênio e produção de neurotransmissores locais.
- Aumento da amônia: absorvida TGI e pode ser tóxica para o SNC.
- Desnaturação das proteínas do soro ocorrem em temperaturas mais baixas, sendo de 78°C para a betalactoglobulina.

Como não há ensaios clínicos e estudos suficientes que embasem os benefícios do procedimento de preparo de fórmulas infantis com aplicação de aquecimento terminal – a não ser estudos que destacam a preocupação com *Cronobacter* spp. voltados para manipulação com água a 70°C – torna-se essencial avaliar a condição clínica da criança que irá receber a fórmula infantil, as condições de estrutura física e operacional do lactário e até mesmo os benefícios que uma fórmula infantil autoclavada ou não autoclavada irá trazer ao tratamento clínico.[12]

CUIDADOS COM O RESFRIAMENTO E O ARMAZENAMENTO DAS FÓRMULAS INFANTIS AUTOCLAVADAS

No aquecimento terminal (autoclavagem), as mamadeiras contendo as fórmulas infantis autoclavadas devem ser resfriadas o mais rapidamente possível e o método mais recomendado é o uso de um resfriador. Caso não haja um resfriador no lactário, outros métodos podem ser usados:

- Imersão em água fria circulante.
- Resfriamento ao ar ambiente num período não superior a 1 hora.

No resfriamento por imersão em água fria, as fórmulas devem ser resfriadas na água corrente fria, o que deve promover a redução da temperatura do alimento a 21°C em 2 horas e depois no refrigerador 4°C em até 4 horas.[13] Esse é o método mais seguro e utilizado em lactário que não possui resfriador.

O prazo de validade para as fórmulas infantis que sofreram aquecimento terminal é de 24 horas no máximo.[13]

REFERÊNCIAS BIBLIOGRÁFICAS

1. Rea MF. Substitutos do leite materno: passado e presente. Revista de Saúde Pública. São Paulo, 1990;24(3):241-9.
2. Lopez FA, Juzwiak CR. Temas de nutrição em pediatria: o uso de fórmulas infantis após o desmame. São Paulo: Nestlé Nutrição; 2003. n. 74.
3. Codex Alimentarius Commission. JOINT FAO/WHO Food Standards Programme. Codex Standard for Infant Formula – Codex STAN 72 – 1981 (amended 1983, 1985, 1987), v. 4, 2. ed., Rome, 1994.
4. Lima JA, Catharino, RR, Godoy HT. Ácido fólico em leite e bebida láctea enriquecidos – estudo da vida de prateleira. Ciênc. Tecnol. Alim, Campinas, jan./mar. 2004;1(24):82-7.
5. Mezomo IF. Lactário. In: Mezomo IF. Serviço de nutrição e dietética. São Paulo: União Social Camiliana; 1987. p. 115-37.

6. Salles RK. Diagnóstico das condições higiênico-sanitárias e microbiológicas de lactários hospitalares. Rev. Saúde Pública. 1997;31(2):131-9.
7. Novak FR. Autoclavagem (material de aula). Laboratório de Controle de Qualidade de Alimentos. Instituto Fernandes Figueira/FIOCRUZ. Disponível em: http://www.fiocruz.br/biossegurancahospitalar/dados/material13.htm; acesso em 26 jan. 2013.
8. International Commission on Microbiological Specifications for Foods (ICMSF). Micro-organisms in foods. v. 2. Toronto, Canada: University of Toronto Press; 1980.
9. Associação Americana de Hospitais. Funcionamento e planejamento do lactário. Faculdade de Saúde Pública da Universidade de São Paulo; 1971. p. 20-7.
10. Silva Júnior EA. Manual de controle higiênico-sanitário dos alimentos. São Paulo: Varela; 2016. p. 455.
11. Yeng CY. et al. Negative effect of heat sterilization on the free amino acid concentrations in infant formula. European Journal of Clinical Nutrition. 2006;60:136-41.
12. Suano F. Preparação de fórmulas infantis. São Paulo: Genelac; 2010.
13. Arruda GA. Manual de boas práticas. São Paulo: Ponto Crítico; 1998. v. 2.

Capítulo 10

Aditivos e complementos: manipulação e distribuição

Giselle Gattai Cândido Moura
Juracema Maria Leite Oliveira Mattei
Silvana Freda Demerov

INTRODUÇÃO

As gestantes e nutrizes devem ser informadas que o leite materno é o alimento ideal para o bebê, constituindo-se a melhor nutrição e proteção para o lactente.[1] A mãe deve ser orientada quanto à importância de uma dieta equilibrada nesse período e quanto à maneira de se preparar para o aleitamento materno exclusivo até o sexto mês, sendo complementado ao seio até os 2 anos de idade da criança ou mais.[1] São recomendações da Organização Mundial da Saúde (OMS)[2] e do Ministério da Saúde (MS).[3]

Estatísticas afirmam com dados de 2012 do MS, que o Brasil é o décimo país no *ranking* dos dez países com maior número de nascimentos prematuros/ano, em que 80% dos partos prematuros ocorreram entre a 32ª e 36ª semana de gestação; 7,4% deles antes da 28ª semana de gestação.[4]

Quanto menor o recém-nascido (RN), mais imaturos são seus sistemas orgânicos e maiores serão as complicações e as chances de déficit de crescimento.[4]

A nutrição adequada é um elemento essencial na promoção da saúde do prematuro, proporcionando crescimento e desenvolvimento adequados, evitando a subnutrição e o catabolismo proteico, favorecendo a proteção imunológica e redução da mortalidade.[4]

Ainda hoje, segundo a OMS (2005), a desnutrição é a principal causa de morte de lactentes e crianças abaixo de 2 anos, repercutindo sobre os sistemas imunológico e cognitivo, o crescimento físico e o amadurecimento dos órgãos.[2]

A Sociedade Europeia de Gastrenterologia, Hepatologia e Nutrição (ESPGHAN, na sigla em inglês) publicou em 2010 as recomendações para nutrição enteral de prematuros, as quais se aplicam a pré-termos estáveis em crescimento.[5] A recomendação tem como objetivo atingir na vida pós-natal as taxas de crescimento intrauterino de fetos de mesma idade gestacional.[5]

O leite materno é o primeiro, o mais importante e o melhor alimento para o bebê.[5] Sua composição contém misturas altamente complexas compostas por proteínas, carboidratos, minerais e vitaminas, com gordura em suspensão.[5] O leite varia de acordo com o estágio da lactação, sendo classificado como precoce, colostro, leite de transição e leite maduro.[6] A lactogênese inicia-se na gestação com a produção de um leite similar ao colostro, denominado precoce, o qual é nutricionalmente adequado ao crescimento e desenvolvimento do bebê.[7] Sabe-se que o leite humano (LH) de mães de neonatos a termo e pré-termo difere em sua composição, por esse motivo, há preferência pelo uso do leite da própria mãe para alimentar o prematuro.[7]

Estudos revelam que o leite produzido pela mãe do neonato pré-termo tem maior concentração em proteínas, sódio, cálcio, calorias, lipídios, minerais, eletrólitos e propriedades anti-infecciosas.[8] Ao final do primeiro mês de lactação, assemelha-se ao leite materno termo. Outros estudos revelam que em alguns casos, o leite de pré-termo apresenta insuficientes níveis de proteína, cálcio, fósforo e vitamina D, sendo necessário acrescentar suplementos a essas carências, o que ocorre somente após a identificação da real necessidade e havendo monitorização do prematuro.[8]

COMPLEMENTO DO LEITE HUMANO (ADITIVOS)

Os aditivos em LHO (LHO) são definidos como "toda e qualquer substância adicionada ao leite humano ordenhado, de modo intencional ou acidental".[9] Segundo a RDC n. 171/2006, a utilização do aditivo no LHO é vetada durante as fases de coleta, processamento, distribuição e porcionamento do LHO.[9] Deve ser administrado em ambiente hospitalar. A Portaria n. 1.439/2015 resolve que a utilização de aditivo no porcionamento do LHO limita-se ao caso de prescrição médica específica.[10]

Os complementos de LH foram desenvolvidos com o objetivo de, ao serem adicionados, proporcionarem a adequação nutricional de acordo com a necessidade do pré-termo.[10]

DOSAGEM E ORIENTAÇÃO PARA USO HOSPITALAR E EXCLUSIVAMENTE NO LEITE HUMANO

Alguns autores indicam a suplementação e uso de aditivos do LH para a compensação nutricional.[11] Thomaz et al.[12] defendem que o suplemento do LH com aditivo contendo proteína homóloga a do LH seja uma opção adequada ao aporte proteico. Siebel et al.[13] defendem que o prematuro deve ter como alimento o LH, pois este supre as necessidades nutricionais. Estudo mais recente de Grance et al.[14] defende o uso de aditivos do LH, sendo a proteína do leite de vaca a mais utilizada.[14]

Apesar da afirmação de que o LH não atende totalmente às necessidades nutricionais do prematuro, recomenda-se seu uso pela imaturidade digestiva, imunológica e metabólica desses bebês.[14]

A proteína do leite de vaca é a mais frequente nos aditivos do LH.[14] Com a finalidade de oferecer um aditivo no qual a qualidade de aminoácidos e ácidos graxos seja mais adequada à nutrição na infância, alguns estudos utilizando derivados do próprio LH estão sendo realizados.[14]

Esses trabalhos vêm demonstrando que é possível ofertar maiores concentrações de nutrientes do LH ao recém-nascido de muito baixo peso (RNMBP) com boa tolerância.[15]

Quanto à viabilidade da produção do aditivo, já que sua produção deve ser aplicada em bancos de leite humano, a técnica pode ser implantada para países em desenvolvimento, pois é necessário investimento em equipamentos para posterior economia na compra de aditivos comerciais.[8,14]

Pesquisas adicionais são necessárias para aprofundar os aspectos positivos e negativos ao uso de aditivo do leite humano na nutrição do recém-nascido pré-termo, considerando-se as necessidades de cada neonato.[15]

No Brasil, atualmente, existem dois tipos de aditivos do LH no mercado, cujas características e orientações de uso do fabricante são:[16,17]

- Aditivo 1: em sachê, recomendação máxima 5 g/100 mL de LH (1 g para cada 20 mL de leite). Composto basicamente por proteína do soro do leite extensamente hidrolisada e maltodextrina. Contém derivados de soja e leite. Recomenda-se que o acréscimo do aditivo seja gradual, iniciando-se com 1 g/100 mL e atingindo 5 g/100 mL em um período de 5-7 dias. Após o preparo, consumir dentro de 4 horas.
- Aditivo 2: em sachê, recomendação de 2 kcal/30 mL = 50 mL de LH – 1 sachê; ou 4 kcal/30 mL = 25 mL de LH – 1 sachê. Composto basicamente por TCM (79%), proteína do soro do leite parcialmente hidrolisada e polímeros de glicose.

Para a manipulação do aditivo do LH, observe a Figura 1.

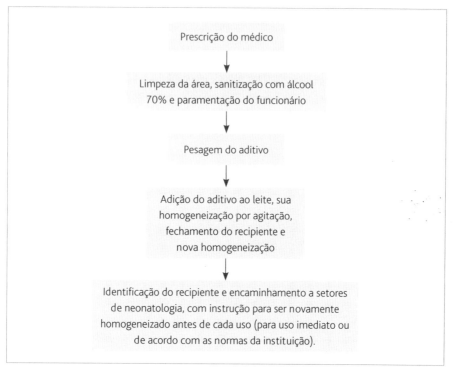

Figura 1 Fluxograma da manipulação de aditivos do LH.
Fonte: Genelac (2013).[18]

O processo de manipulação do LH com aditivo deve ocorrer em ambiente estéril, no banco de leite humano ou lactário do hospital,[18] seguindo o manual de boas práticas de manipulação da instituição e ocupando a última etapa de preparo, no caso do setor lactário.[18]

FÓRMULAS INFANTIS/INCOMPLETAS/MÓDULOS ADITIVOS

As fórmulas infantis (FI) têm evoluído nos últimos anos no que diz respeito à composição, qualidade dos nutrientes, relação entre seus componentes e adição de diferentes micronutrientes e vitaminas, entre outros.[18]

Essas fórmulas, atualmente no mercado brasileiro, destinam-se a lactentes que não recebem aleitamento materno. Todas preenchem os requerimentos do *Codex Alimentarius* para crianças no primeiro ano de vida. Dividem-se em fórmula 1 (para o primeiro semestre) e fórmula 2 (para o segundo semestre).[18]

As fórmulas infantis em sua essência tentam aproximar-se da composição do LH, o qual contém uma composição dinâmica de nutrientes, mas, em média, constitui-se de 40-45% das calorias na forma de hidratos de carbono, 8-12% de proteínas e aproximadamente 50% de gorduras.[18]

O LH fornece em torno de 67 kcal/100 mL. Faz-se necessário o conhecimento e desenvolvimento das FI, pois são as responsáveis pela nutrição e desenvolvimento de bebês, na impossibilidade do aleitamento materno.[18]

Em maio de 2016, no último congresso da ESPGHAN, realizado em Atenas, várias pesquisas foram apresentadas sobre diferentes componentes encontrados no leite materno e que poderão vir a serem utilizados nas FI, no futuro.[19]

As fórmulas infantis podem ser classificadas como completas (poliméricas ou intactas), oligoméricas ou semielementares e monoméricas ou elementares; já que o perfil proteico determina sua classificação.[20]

Depois de reconstituída, a FI deve conter não menos que 60 kcal/100 mL e não mais que 70 kcal/100 mL.[20] Deve conter as quantidades mínimas de nutrientes e não deve ultrapassar as quantidades máximas ou, quando necessário, os limites superiores de referência de nutrientes.[20]

De acordo com RDC n. 21/2015, publicada pela Anvisa, fórmulas incompletas são destinadas a atender às necessidades nutricionais especiais de pacientes, em decorrência de alterações fisiológicas; alterações metabólicas; doenças ou agravos à saúde.[21]

Segundo a mesma publicação, módulos para nutrição enteral ou oral, são "as fórmulas compostas por um dos principais grupos de nutrientes: carboidratos, proteínas, lipídios, fibras alimentares ou micronutrientes (vitaminas e minerais)".[21]

Para uma população saudável, as necessidades nutricionais, nas diversas faixas etárias, visam promover o crescimento adequado e o equilíbrio na oferta de nutrientes para a manutenção da saúde.[21]

As equações utilizadas para o cálculo das necessidades nutricionais em indivíduos doentes devem considerar a idade, o sexo, a doença de base (relacionando o consumo energético) e o fator de correção a ser aplicado.[21] Qualquer acréscimo deve manter o equilíbrio nutricional da dieta/fórmula em questão, no que diz respeito a macro e micronutrientes.[21]

A necessidade energética e proteica no paciente pediátrico deve ser estimada com fórmulas padrão e, posteriormente, adequada de acordo com a resposta clínica, com adequação quantitativa e qualitativa, de acordo com a faixa etária. Ao modular uma fórmula, deve-se respeitar o equilíbrio na oferta de nutrientes.[21]

A adição de outras substâncias não previstas ou probióticos deve ser avaliada quanto à segurança de uso pela Anvisa, previamente à comercialização do produto, conforme disposto em 2015 pelo regulamento técnico específico, que trata dos compostos de nutrientes e de outras substâncias para fórmulas destinadas à nutrição enteral.[21]

Manipulação das fórmulas infantis incompletas/módulos aditivos
A OMS (2007) dispõe que, em estabelecimentos de prestação de cuidados (hospitais) em que são realizadas a preparação, manipulação e conservação de fórmulas desidratadas, deve-se estabelecer procedimentos escritos para a preparação e manipulação dessas fórmulas, assim como um programa de vigilância da aplicação dos procedimentos.[22]

Esses procedimentos são realizados no setor de lactário hospitalar ou setor de dietas enterais, pertencentes ao setor de nutrição e dietética da instituição, sendo gerenciado por um profissional nutricionista atuando em sua organização, operação, administração e supervisão, bem como a elaboração de manual de boas práticas de manipulação, o qual deverá ser seguido. Cada instituição deverá possuir um profissional responsável por executar operacionalmente os procedimentos descritos no manual.[22]

Preparo e distribuição de fórmulas com aditivos/módulos[18,23]
- Higienizar a área de preparo, equipamentos e utensílios.
- Separar os ingredientes/materiais.
- Higienizar as mãos e realizar a paramentação do profissional responsável pelo preparo, conforme manual de procedimentos da instituição.
- Acrescentar aditivos, conforme orientação da nutricionista.
- Envasar em recipiente adequado previamente identificado.
- Distribuir imediatamente à unidade pediátrica, seguindo as técnicas padronizadas e validadas pelo setor.

MÓDULO DE CARBOIDRATOS[24]

São módulos à base de polímeros de glicose ou dextrinomaltose, substituindo a sacarose e com baixa osmolaridade.

A seguir, são citados alguns módulos de carboidrato existentes atualmente, nos quais a fonte predominante é a maltodextrina. As características e indicações descritas são de acordo com o fabricante:[25-27]

Fabricante 1
- Ingrediente: maltodextrina, isenta de sabor e glúten.
- Apresentação: lata 400 g/1.000 g.
- Características do produto: módulo de carboidratos.
- Indicação: necessidade elevada de calorias.
- Informação nutricional: 7 g = 26,6 kcal/6,65 g carboidrato/1,9 mg sódio.
- Modo de uso: pode ser acrescido em preparações variadas, homogeneizado com auxílio de um liquidificador ou *mixer*. Pode ser administrada no líquido uma medida (7 g).
- Prazo de validade: 12 meses devidamente fechado e 30 dias após aberto.

Fabricante 2
- Ingrediente: maltodextrina, isenta de sabor e glúten.
- Apresentação: lata 400 g.
- Características do produto: módulo de carboidrato à base de maltodextrina, isenta de sacarose, lactose e glúten.
- Indicação: para indivíduos com necessidades energéticas elevadas ou para aqueles que não conseguem atingir suas necessidades por meio da dieta comum. Pode ser utilizado em dietas via oral e enteral.
- Informação nutricional: 8 g = 32 kcal/8 g carboidrato.
- Modo de uso: pode ser adicionado a qualquer preparação quente ou fria na administração de uma medida (8 g) para 100 mL de preparação.
- Prazo de validade: 12 meses devidamente fechado e 30 dias após aberto.

Fabricante 3
- Ingredientes: maltodextrina, não contém glúten.
- Apresentação: lata de 400 g.
- Características do produto: módulo de carboidrato para nutrição enteral ou oral, apresentando alta solubilidade e excelente digestibilidade.
- Informação nutricional: 6 g = 22 kcal/5,6 g carboidrato.
- Modo de uso: diluir uma colher-medida (6 g) em 100 mL de água, podendo ser adicionado no preparo de dietas enteral ou oral.
- Prazo de validade: 12 meses devidamente fechado e 30 dias após aberto.

MÓDULO DE PROTEÍNAS

São módulos constituídos de proteína do soro do leite hidrolisada/caseinato. Não devem ser adicionados em fórmulas oligoméricas e elementares. Indicados para pacientes que necessitem de quantidades maiores de proteínas, como nos estados de: desnutrição; infecções graves; sepses; queimados e com câncer.[24]

A seguir, serão citados alguns módulos de proteína existentes atualmente, nos quais as fontes variam entre caseinato de cálcio, proteína do soro do leite e proteína hidrolisada do soro do leite. As características e indicações descritas são de acordo com o fabricante:[28-36]

Fabricante 1
- Ingredientes: fonte de proteína – caseinato de cálcio 100%. Não contém glúten.
- Apresentação: lata 250 g.
- Características de produto: módulo de proteína de alto valor biológico (PAVB), ótima digestibilidade e versatilidade.
- Indicação: módulo de proteína de alto valor biológico para nutrição oral/enteral de pacientes adultos e pediátricos com necessidades proteicas elevadas: desnutrição, pré e pós-operatório, estresse metabólico, pacientes queimados e caquexia no câncer.
- Informação nutricional (100 g de pó): 360 kcal, 2 g de gorduras totais, 10 mg de sódio, 20 mg de potássio, 1.450 mg de cálcio, 750 mg de fósforo, 150 mcg de cobre.
- Modo de uso: adicionar a sucos, vitaminas, purês, sopas e mamadeiras. Pode ser diluído em água e administrado por via enteral/oral. Contém uma colher-medida (3 g).
- Prazo de validade: 12 meses devidamente fechado e 30 dias após aberto.

Fabricante 2
- Ingredientes: 100% de proteína do soro do leite, emulsificante lecitina de soja, sem adição de carboidrato e gordura. Isento de sabor e de glúten.
- Apresentação: lata 300 g.
- Características do produto: módulo de proteína de alto valor biológico.
- Indicação: indicado para pacientes com necessidades proteicas elevadas – desnutrição proteica, idosos com fratura de fêmur, HIV/aids, câncer e cirurgia bariátrica.
- Informação nutricional: 3,6 kcal/g; 5 g do produto contém 4,4 g de proteína, 27,5 mg de sódio, 60 mg de potássio.

- Modo de uso: pode ser acrescentado em alimentos doces e salgados na temperatura morna ou fria. Contém uma colher-medida (5 g).
- Prazo de validade: 12 meses devidamente fechado e 60 dias após aberto.

Fabricante 3
- Ingredientes: módulo de proteína elaborado com caseinato de cálcio. Não contém glúten.
- Apresentação: lata 250 g.
- Características do produto: isento de sacarose, lactose e glúten.
- Indicação: aumento do aporte proteico na alimentação em casos de desnutrição, pré e pós-operatório, caquexia no câncer, estresse metabólico.
- Informação nutricional: 383 kcal/100 g; 7 g = 6,4 g de carboidrato.
- Modo de uso: uma medida (7 g) para 100 mL de preparação morna ou fria.
- Prazo de validade: 12 meses devidamente fechado e 30 dias após aberto.
- Conservação: conservar em local fresco e seco. Após o preparo, fazer uso imediato ou manter a mistura sob refrigeração (2-8°C) e consumir no máximo em 12 horas. Deve ser consumido em temperatura ambiente em até 4 horas.

Fabricante 4
- Ingredientes: fonte proteica 100% caseinato de cálcio. Não contém glúten.
- Apresentação: lata 150 g.
- Características do produto: concentrado de proteína de alto valor biológico e fácil solubilidade.
- Indicação: necessidades elevadas de proteínas.
- Informação nutricional (100 g de pó): 370 kcal; 90 g de proteína; 10 mg de sódio; 1.400 mg de cálcio; 700 mg de fósforo; 10 mg de potássio; 10 mg de cloreto.
- Modo de uso: pode ser acrescido em preparações variadas. Se necessário, homogeneizar com o auxílio de um *mixer* ou batedor. Contém uma colher-medida (4 g).
- Prazo de validade: 12 meses devidamente fechado e 30 dias após aberto.

Fabricante 5
- Ingredientes: proteína hidrolisada do soro do leite. Não contém glúten.
- Apresentação: lata de 250 g.
- Características do produto: módulo de proteínas para uso em nutrição enteral ou via oral, apresentando excelente digestibilidade.
- Indicação: aumento do aporte proteico na alimentação.

- Informação nutricional (100 g de pó): 386 kcal; 80 g de proteína; 6,6 g de carboidratos; 4,4 g de gorduras totais; 650 mg de sódio; 510 mg de cálcio.
- Modo de uso: adicionar ao alimento misturando até obter completa homogeneidade. Contém uma colher-medida (4,5 g).
- Prazo de validade: após aberto, o produto deve ser consumido em 30 dias.

Fabricante 6
- Ingredientes: caseinato de cálcio obtido do leite de vaca. Contém traços de soja. Não contém glúten. Alérgicos, contém derivados de leite.
- Apresentação: lata de 240 g.
- Características do produto: módulo de proteína para nutrição enteral/oral. Dispersível em água. Sem sabor.
- Indicação: aumentar o aporte proteico na alimentação, suplementação oral e dietas enterais.
- Informação nutricional (100 g de pó): 367 kcal; 89 g de proteína; 1,2 g de gorduras totais; 170 mg de sódio.
- Modo de uso: pode ser dissolvido em água e misturado a outros ingredientes como módulos de carboidrato e lipídios, ou em alimentos como sopas, sucos e caldos. A quantidade a ser administrada deve ser ajustada de acordo com a necessidade nutricional do paciente. Cada colher de sopa rasa proporciona aproximadamente 7 g do produto.
- Modo de uso: melhor consumir dentro de 30 dias após aberto. O produto preparado pode ser armazenado, tampado e sob refrigeração (4-5°C) por no máximo 24 horas.

Fabricante 7
- Ingredientes: proteína isolada do soro do leite. Não contém glúten.
- Apresentação: lata de 250 g. Caixa com 15 sachês de 15 g cada.
- Características do produto: alimento hiperproteico destinado à nutrição enteral/oral. Composto por proteínas de alto valor biológico extraídas do soro do leite, proporcionando alta digestibilidade e rápida absorção.
- Indicação: utilizado em pacientes adultos e pediátricos com necessidades proteicas elevadas; indicado para situações de desnutrição.
- Informação nutricional: 6 g fornece 22 kcal; 5,5 g de proteína e 12 mg de sódio.
- Modo de uso: diluir 6 g em 100 mL de água até completa homogeneidade. Se necessário utilizar batedor.
- Prazo de validade: após aberto, consumir em até 60 dias.

MÓDULO DE LIPÍDIOS

Módulos de lipídios caracterizam-se pelo elevado valor calórico e baixa osmolaridade.[24]

A seguir, serão citados alguns módulos de lipídios existentes atualmente, nos quais as fontes principais são triglicerídeos de cadeia média e/ou cadeia longa. As características e indicações descritas são de acordo com o fabricante:[37-47]

Fabricante 1
- Apresentação: frascos com 250 e 500 mL.
- Composição: módulo de triglicerídeos de cadeia média – TCM (ácido caprílico 55-65%, ácido cáprico 35-45%, ácido caproico 1%, ácido láurico 1%). Não contém glúten. Isento de sabor.
- Indicação: pode ser utilizado por pacientes com dificuldade absortiva e em tratamentos de distúrbios do fígado, estresse metabólico, infecções ou necessidade de aumento no consumo calórico, proveniente de gordura de rápida absorção.
- Fonte de lipídios: triglicerídeos de cadeia média (TCM) extraídos do óleo de coco refinado.
- Densidade calórica: 900 kcal/100 g.
- Informação nutricional (100 g): 900 kcal, 0 g de carboidratos, 100 g de lipídios, 0 g de proteínas, 0 g de fibras, 0 g de sódio.
- Perfil de lipídios (saturados): 97,78%.
- Conservação: após abertura do frasco, recomenda-se consumir em até 60 dias.

Fabricante 2
- Apresentação: frascos com 250 e 500 mL.
- Composição: triglicerídeos de cadeia média (ácido caproico, ácido cáprico, ácido caprílico, ácido láurico) e enriquecido com ácidos graxos essenciais. Não contém glúten. Isento de sabor.
- Indicação: para pacientes que necessitem de um aporte calórico maior proveniente de lipídios de fácil absorção, dificuldade absortiva ou digestiva, distúrbios no transporte linfático, doenças que induzem à desnutrição, estresse metabólico (como queimaduras, infecções e períodos pós-cirúrgicos).
- Densidade calórica: 900 kcal/100 g.
- Informação nutricional (100 g): 900 kcal, 0 g de carboidratos, 100 g de lipídios, 0 g de proteínas, 0 g de fibras, 0 g de sódio, 11 mg de vitamina E.

- Fonte de lipídios: éster de óleo fracionado de coco (70%). Óleo refinado de milho (30%).
- Perfil de lipídios: 71,11% saturados, 8,89% monoinsaturados, 0% poli-insaturados.
- Sugestão de uso: pode ser utilizado em nutrição oral ou enteral. Recomenda-se adicionar o produto em alimentos, como sucos, sopas, saladas, torradas e sobremesas.
- Conservação: após abertura do frasco, recomenda-se consumir em até 60 dias.

Fabricante 3
- Apresentação: frasco com 200 mL.
- Composição: emulsão de lipídios composta por triglicerídeos de cadeia longa (canola e girassol de alto teor oleico). Isento de vitaminas, minerais e proteínas. Não contém glúten. Isento de sabor.
- Indicação: suplemento hipercalórico para pacientes que apresentem baixa ingestão calórica ou déficit calórico, perda de peso de difícil recuperação e desnutrição ou caquexia. Comuns nas seguintes situações: idosos inapetentes, câncer, aids, DPOC, caquexia cardíaca, demência, Parkinson, Alzheimer, insuficiência renal. Fonte energética com elevada densidade calórica pronta para uso. Pode ser utilizado em pacientes sob TNE que apresentem déficit calórico. Pode ser consumido puro ou adicionado a preparações culinárias.
- Densidade calórica: 4,5 a 4,7 kcal/mL.
- Informação nutricional (100 mL): 467 kcal, 4,3 g de sacarose (4% do VCT) de carboidratos, 50 g de lipídios, 0 g de proteínas, 7 mg de sódio.
- W6:w 3 = 5:1.
- Fonte lipídica: 56 % de óleo de canola e 44% de óleo de girassol de alto teor oleico.
- Perfil lipídico: 10,7% do VCT de saturados, 60,7% do VCT de monoinsaturados, 28,6% do VCT de poli-insaturados.
- Osmolaridade (mOsm/L): 0.
- Osmolalidade (mOsm/Kg de água): 5.
- Sugestão de uso do fabricante: 30 mL = 135 kcal, três vezes ao dia (totalizando 90 mL) oferecem aproximadamente 405 kcal/dia.
- Conservação: após aberto, o produto deverá ser refrigerado e consumido em até 14 dias. Após esse período, descartar o produto.

Fabricante 4

- Apresentação: frasco com 250 mL.
- Composição: triglicerídeos de cadeia média para nutrição enteral ou oral. Não contém glúten. Isento de sabor.
- Indicação: adequar transporte e absorção intestinal, beneficiando pacientes com patologias que prejudiquem a absorção intestinal ou aumentem a necessidade de energia. Os TCM independem da carnitina para sua oxidação, garantindo o fornecimento rápido de energia. Uso em pacientes em estado catabólico grave, com síndrome do intestino curto e má absorção, afecções pancreáticas, fibrose cística, mucoviscidose, doença pulmonar obstrutiva crônica e aumento do aporte de energia em convalescentes.
- Densidade calórica: 8,4 kcal/mL.
- Informação nutricional (100 g): 837 kcal, 0 g de carboidratos, 90 g de lipídios, 0 g de proteínas, 0 g de fibras, 0 g de sódio.
- Fonte de lipídios: triglicerídeos de cadeia média.
- Perfil de lipídios (saturados): 90%.
- Modo de preparo e administração: adicionar a quantidade prescrita em dieta enteral ou oral.
- Conservação: após abertura consumir em até 30 dias.

Fabricante 5

- Apresentação: frasco com 250 mL.
- Ingredientes: triglicerídeos de cadeia média (TCM), óleo de milho e vitamina E. Não contém glúten. Isento de sabor.
- Indicações: aporte de energia na alimentação diária de convalescentes em geriatria, pacientes queimados, pós-traumas, sépticos, câncer e aids. Prevenção das carências de ácidos graxos essenciais. Melhor transporte e absorção intestinal, benefício para pacientes com síndrome do intestino curto e de má absorção.
- Densidade calórica: 8,5 kcal/mL.
- Informação nutricional (100 mL): 850 kcal, 0 g de carboidratos, 95 g de lipídios, 0 g de proteínas, 0 g de fibras, 0 g de sódio.
- Fonte de lipídios: triglicerídeos de cadeia média (70%) e óleo de milho (30%).
- Perfil de lipídios: 5,5% saturados, 9% monoinsaturados, 16% poli-insaturados.
- Modo de preparo e administração: adicionar a quantidade prescrita em dieta enteral ou oral.
- Conservação: após abertura, consumir em até 30 dias.

Fabricante 6

- Apresentação: frasco com 250 mL.
- Ingredientes: éster fracionado de coco (triglicerídeos de cadeia média – TCM).
- Indicações: aporte de energia na alimentação diária de convalescentes em geriatria, pacientes queimados, pós-traumas, sépticos, câncer e aids. Melhor transporte e absorção intestinal, benefício para pacientes com síndrome do intestino curto e de má absorção. Rapidamente absorvido e utilizado no organismo, aumenta o aporte calórico e auxilia no controle do colesterol. É utilizado também por atletas ou praticantes de atividade física em exercícios de longa duração. Pode ser utilizado no preparo de alimentos como sopas, purês, sucos, mamadeiras e saladas. Não contém glúten. Isento de sabor.
- Informação nutricional (100 g): 900 kcal, 0 g de carboidratos, 100 g de lipídios, 0 g de proteínas, 0 g de fibras, 0 g de sódio.
- Fonte de lipídios: triglicerídeos de cadeia média.
- Perfil de lipídios: 97,78% saturados, monoinsaturados e poli-insaturados não informados.
- Modo de preparo e administração: adicionar a quantidade prescrita em dieta enteral ou oral. Pode ser utilizado no preparo de alimentos como sopas, purês, sucos, mamadeiras e saladas.
- Porção: 1 colher de sopa (9 g).
- Conservação: validade de 24 meses devidamente fechado. Conservar o produto fechado em local fresco e seco, protegido da luz. Após aberto, consumir em até 30 dias.

Fabricante 7

- Apresentação: frasco com 250 mL.
- Ingredientes: éster fracionado de coco (triglicerídeos de cadeia média – TCM) e óleo de milho – fonte de ácidos graxos essenciais – AGE.
- Indicações: aporte de energia na alimentação diária de convalescentes em geriatria, pacientes queimados, pós-traumas, sépticos, câncer e aids. Melhor transporte e absorção intestinal, benefício para pacientes com síndrome do intestino curto e de má absorção. Rapidamente absorvido e utilizado no organismo, aumenta o aporte calórico e auxilia no controle do colesterol. A adição de AGE auxilia no tratamento de feridas. É utilizado também por atletas ou praticantes de atividade física em exercícios de longa duração. Pode ser utilizado no preparo de alimentos como sopas, purês, sucos, mamadeiras e saladas. Não contém glúten. Isento de sabor.

- Informação nutricional (100 g): 900 kcal, 0 g de carboidratos, 100 g de lipídios, 17 g de ácido linoleico, 300 mg de ácido alfalinolênico, 0 g de proteínas, 0 g de fibras, 0 g de sódio, 11 mg de vitamina E.
- Fonte de lipídios: triglicerídeos de cadeia média do óleo de coco e óleo de milho.
- Perfil de lipídios: 74 g de gorduras saturadas, 8,4 g de gorduras monoinsaturadas, 17 g de gorduras poli-insaturadas, 0 g de colesterol, 17 g de ácido linoleico.
- Modo de preparo e administração: adicionar a quantidade prescrita em dieta enteral ou oral. Pode ser utilizado no preparo de alimentos como sopas, purês, sucos, mamadeiras e saladas.
- Porção: 1 colher de sopa (9 g).
- Conservação: validade de 12 meses se devidamente fechado. Conservar o produto fechado em local fresco e seco, protegido da luz. Após aberto, consumir em até 30 dias.

MÓDULO DE FIBRAS

A definição de fibras, recentemente, passa por controvérsias científicas com o surgimento do conceito de prebiótico.[48]

A Associação Internacional de Análises (AOAC, na sigla em inglês) define "fibras alimentares como compostos de origem vegetal, correspondentes à parte comestível da planta e que não sofrem hidrólise, digestão e absorção no intestino delgado, mas sofrem fermentação completa ou parcial no intestino grosso dos humanos".[49]

Para a Anvisa a "fibra alimentar é qualquer material comestível que não seja hidrolisado pelas enzimas endógenas do trato digestivo humano", determinado segundo os métodos publicados pela AOAC em sua edição mais atual e fazendo parte do regulamento da Anvisa sobre rotulagem dos alimentos, de acordo com a RDC n. 40/2001.[50,51]

A Anvisa não tem definição para os prebióticos na legislação, porém afirma que são fibras alimentares consumidas no intestino pelos probióticos, favorecendo assim o seu crescimento e desenvolvimento.[48] Os frutos oligossacarídeos (FOS) e a inulina são os nutrientes prebióticos mais utilizados pela indústria alimentícia.[52]

As fibras dividem-se em solúveis e insolúveis.[48] As solúveis caracterizam-se como pectina, gomas e uma parcela de hemicelulose;[48] as insolúveis, como celulose, lignina e outra parcela de hemicelulose.[50] Atualmente, a indústria oferece módulos de fibras solúveis, módulos de fibras insolúveis e compostos com os dois tipos.[48]

As fibras solúveis dissolvem-se em água, adquirindo a forma de gel, sendo facilmente fermentadas pela microflora do intestino grosso. As fibras insolúveis não se dissolvem em água e sua fermentação é limitada.[48]

Fibras e seu uso em situações clínicas

Doenças cardiovasculares

Um estudo realizado por especialistas da Universidade de Leeds, na Inglaterra, o qual incluiu dados obtidos nos Estados Unidos, na Austrália, na Europa e no Japão, avaliou o impacto do consumo de fibras ao risco de doenças cardiovasculares.[48] A equipe identificou que com o acréscimo de 7 g de fibra na dieta diária, havia uma redução significativa do risco das doenças cardíacas avaliadas no estudo.[48] Foram consideradas as quantidades de fibras solúveis, insolúveis, cereais, frutas e verduras.[48]

Obesidade

A ingestão de fibras e vegetais causa um efeito protetor contra o excesso de peso, pois aumenta a mastigação, o que limita a ingestão por meio do aumento da saciedade e reduz a eficiência da absorção de outros alimentos no intestino delgado.[53] Estudos clínicos utilizaram fibras em tabletes na forma insolúvel com doses médias de 2,5 g, três vezes ao dia, resultando na redução do peso corporal.[53]

Neoplasia intestinal

O estudo *European prospective investigation on cancer* envolveu 510.978 indivíduos, com idade entre 25 e 70 anos e apontou em torno de 40% de redução do risco de neoplasia colorretal, com uma ingestão de 35 g de fibras diárias.[53] O efeito protetor foi atingido para todo tipo de fibra ingerida, sugerindo que todas são benéficas.[53]

Constipação

É comum o aumento na ingestão de fibra alimentar, como cereais integrais e suplementos de fibras e aumento de líquidos, no controle da constipação.[53] É comprovado que a ingestão de fibras com menor viscosidade, pois tem baixa fermentação no trânsito intestinal, confere melhor efeito laxativo.[53]

Diabetes mellitus

O consumo de fibras solúveis parece reduzir a resposta glicêmica pós-prandial em dietas ricas em carboidratos, por sua viscosidade característica, provocando o retardo do esvaziamento gástrico e a absorção de macronutrientes a partir do intestino delgado.[53]

Recomendações

Em terapia de nutrição enteral (TNE), as recomendações de fibras e prebióticos ainda não são claras.[53] As fibras solúveis parecem ser benéficas ao paciente estável com TNE, já as fibras insolúveis devem ser evitadas nos pacientes com dismotilidade intestinal.[53]

A recomendação de fibras para indivíduos saudáveis é de 15-30 g/dia, sendo 75% das fibras insolúveis e 25% das fibras solúveis.[53]

Não existem recomendações claras quanto à ingestão diária de prebiótico, porém a ingesta de 5-10 g/dia pode ser benéfica para manutenção da flora normal; e de 12,5-20,0 g/dia para recuperação das bifidobactérias.[53]

Segundo o Ministério da Saúde e a Sociedade Brasileira de Pediatria, no Brasil a recomendação de fibras diárias após o segundo ano de vida segue a fórmula:[54]

$$\text{Fibras (gramas)} = \text{Idade (em anos)} + 5 \text{ [equação]}$$

A proporção de fibras solúveis para insolúveis é de 1:1.

Espessantes

Define-se disfagia como a dificuldade no ato de se alimentar, o que traz no percurso do alimento, o seu desvio, podendo causar obstrução parcial ou total das vias respiratórias.[55] Dentre as causas da disfagia, podem ser citadas as alterações neurológicas e genéticas ou situações em que existem distúrbios da deglutição.[55] A abordagem clínica é fundamental, pois define qual é a causa; a escolha do tratamento e a viscosidade da dieta a ser ofertada.[55]

O espessante alimentar, também designado por goma hidrossolúvel ou hidrocoloide, é uma macromolécula que se dissolve ou dispersa facilmente na água, provocando aumento da viscosidade.[55] A origem de um espessante pode ser vegetal ou animal.[55]

Havendo a necessidade de se espessar a fórmula oral, atualmente existem alguns espessantes que serão descritos a seguir, conforme características principais fornecidas pelos fabricantes.[56-70]

Fabricante 1
- Ingredientes: maltodextrina, espessante goma xantana e gelificante cloreto de potássio.
- Apresentação: lata com 125 g ou caixa com 24 sachês de 1,2 g cada.
- Característica do produto: espessante e gelificante instantâneo que não altera o sabor, odor e cor do alimento e não forma grumos. Modifica as características

de consistência dos alimentos líquidos e semissólidos, quentes ou frios. Não contém glúten ou sacarose. Contém traços de leite.
- Indicação: espessante gelificante para espessar alimentos, suplementos e líquidos para casos de disfagia, engasgos, dificuldade de deglutição.
- Informação nutricional (100 g de pó): 277,78 kcal, 66,67 g de carboidratos (100%), 0 g de lipídios, 0 g de proteínas, 25 g de fibras, 1.083,34 mg de sódio.
- Modo de usar: adicionar aos produtos a quantidade indicada a seguir, para obter textura de néctar, mel ou pudim. Mexer vigorosamente até a completa dissolução do produto no alimento.
- Dosagem para 100 mL de líquido:
Consistência néctar: 1 colher-medida (ou 1 sachê).
Consistência mel: 2 colheres-medida (ou 2 sachês).
Consistência pudim: 3 colheres-medida (ou 3 sachês).
- Conservação: depois de aberto o frasco, consumir em até 2 meses.

Fabricante 2

- Ingredientes: amido de milho modificado instantâneo adicionado de *mix* de gomas alimentícias (gomas tara, xantana e guar).
- Apresentação: lata com 300 g.
- Característica do produto: espessante para preparações e alimentos líquidos ou purês quentes ou frios. O *mix* de gomas alimentícias possui propriedades espessantes e é resistente à ação da amilase, presente na saliva. Confere aos alimentos a consistência desejada: xarope, semilíquida ou semissólida. Não contém glúten.
- Indicação: indicado para pacientes com disfagia e dificuldade de deglutição e maiores de 3 anos de idade (não indicado para crianças menores de 36 meses).
- Informação nutricional (100 g de pó): 333,34 kcal, 83,34 g de carboidratos, 0 g de lipídios, 0 g de proteínas, 10 g de fibras, 153,34 mg de sódio.
- Porção: colher-medida = 3-4 g.
- Modo de usar: despeje metade da bebida em um copo. Adicione a quantidade recomendada de espessante. Agite até que o pó esteja umedecido e se obtenha uma consistência suave. Adicione o restante da bebida ao copo. Bata a bebida por aproximadamente 1-2 minutos, até que se obtenha uma solução espessa e suave. Deixe descansar por alguns minutos até que a bebida adquira a espessura desejada.
- Dosagem:
Para 200 mL (bebidas):

Consistência xarope: 2-3 colheres-medida.
Consistência cremosa: 3-4 colheres-medida.
Consistência pudim: 4-5 colheres-medida.
Para suplementos nutricionais:
Consistência xarope: 2-4 colheres-medida.
Consistência cremosa: 4-5 colheres-medida.
Consistência pudim: 5-7 colheres-medida.
Para 100 g de alimento triturado:
Consistência xarope: não informado.
Consistência cremosa: 1 colher-medida.
Consistência pudim: 1,5 colher-medida.
- Conservação: após aberto, consumir em até 2 meses.

Fabricante 3
- Ingredientes: amido de milho modificado.
- Apresentação: embalagens com 1 kg e 400 g.
- Característica do produto: produto feito a partir do amido de milho, que passa por um processo tecnológico, adquirindo propriedades de um espessante natural, instantâneo. Pode ser utilizado em dietas enterais, preparações quentes ou frias, líquidas ou semilíquidas, para aumentar a consistência de alimentos como: água, chás, sopas, sucos, purês para facilitar o processo de deglutição. Não altera o sabor dos alimentos. Isento de glúten e lactose.
- Indicação: utilizado, unicamente, como espessante de alimentos para facilitar o processo de deglutição. Não altera o sabor dos alimentos.
- Informação nutricional (100 g de pó): 350 kcal, 87,5 g de carboidratos, 0 g de lipídios, 0 g de proteínas, 0 g de fibras, 0 g de sódio.
- Porção: colher-medida: 5 g/18 kcal.
- Modo de usar: diluição instantânea. Adicione e misture o alimento simultaneamente até atingir a consistência desejada. Após o preparo, é preciso aguardar 2 minutos para se obter a ação desejada do produto.
- Dosagem para preparo de 200 mL de água:
Consistência xarope: 1 medida dosadora.
Consistência mel: 2-3 medidas dosadoras.
Consistência pudim: 4-5 medidas dosadoras.
- Conservação: após aberto, consumir em no máximo 30 dias.

Fabricante 4

- Ingredientes: amido de milho modificado e maltodextrina.
- Apresentação: lata com 225 g e sachê com 9 g.
- Característica do produto: espessante alimentar instantâneo indicado para espessar alimentos, suplementos e líquidos. Isento de glúten e lactose.
- Indicações: pacientes com disfagia. Uso adulto e pediátrico.
- Informação nutricional (100 g de pó): 373 kcal, 93 g de carboidratos, 0 g de lipídios, 0 g de proteínas, 0 g de fibras, 174 g de sódio.
- Medida: 1 colher de sopa = 4,5 g de pó espessante.
- Instruções para o preparo: definir a consistência desejada ao alimento ou líquido a ser espessado, adicione a quantidade correspondente de espessante e mexa vigorosamente com um garfo ou com uma batedeira até dissolver. Após misturar espere de 30 segundos a 1 minuto para completar o espessamento.
- Dosagem para 100 mL de líquido:
Consistência final de xarope: 1 colher de sopa.
Consistência final de mel: 1 e ½ colher de sopa.
Consistência final de pudim: 2 colheres de sopa.
- Conservação: possui vida de prateleira de 5 anos a partir da data de fabricação. Uma vez aberta, a lata deve ser fechada novamente com sua tampa de plástico e mantida em local seco e fresco (temperatura ambiente) e em ambiente relativamente sem odor. Após aberta, sua vida útil é de 2 anos se armazenada em condições apropriadas.

Fabricante 5

- Ingredientes: amido de milho modificado.
- Apresentação: embalagem com 400 g.
- Característica do produto: produto feito a partir do amido de milho, com propriedades de um espessante natural, instantâneo, isento de glúten e lactose, que não altera o sabor dos alimentos. Deve ser adicionado em preparações quentes ou frias, líquidas ou semilíquidas, para aumentar a consistência de alimentos como água, chás, sopas, purês etc. Esse espessante não deve ser utilizado como fonte de alimentação, mas unicamente como espessante de alimentos para facilitar o processo de deglutição. É isento de glúten e lactose.
- Indicação: indicado para preparar alimentos líquidos e semilíquidos das pessoas com dificuldade de deglutição/disfagia.
- Informação nutricional (100 g de pó): 360 kcal, 80 g de carboidratos, 0 g de lipídios, 0 g de proteínas, 0 g de fibras, 0 g de sódio.

- Modo de uso: para uma diluição instantânea, adicione o espessante e misture o alimento simultaneamente, até atingir a consistência desejada. Após o preparo, é preciso aguardar 1 minuto para se obter a ação desejada do produto.
- Medida padrão: 5 g.
- Dosagem referente ao preparo de 200 mL de água:
  Consistência de xarope: 1-2 medidas dosadoras.
  Consistência de mel: 2-3 medidas dosadoras.
  Consistência de pudim: 4-5 medidas dosadoras.
- Conservação: depois de aberto, consumir em até 30 dias.

Fabricante 6
- Ingredientes: maltodextrina, espessante goma xantana, gelificante cloreto de potássio.
- Apresentação: embalagem com 150 g de pó e caixa com 24 sachês de 1,2 g cada.
- Característica do produto: translúcido, indicado para ser adicionado em preparações quentes ou frias, líquidas ou semilíquidas, para aumentar a consistência de alimentos como água, chás, sopas, sucos, purês etc. Deve ser utilizado exclusivamente como espessante de alimentos para facilitar o processo de deglutição e não altera o sabor dos alimentos.
- Indicação: preparo de alimentos líquidos e semilíquidos para pessoas com dificuldade de deglutição/disfagia.
- Modo de uso: coloque em um recipiente vazio a quantidade de pó indicada na tabela de acordo com a consistência desejada. Adicione o alimento quente ou frio. Mexa vigorosamente durante 30 segundos para obter a alteração da consistência. Consuma imediatamente após obter a consistência desejada.
- Informação nutricional (100 g de pó): 350 kcal, 83,34 g de carboidratos, 0 g de lipídios, 0 g de proteínas, 25 g de fibras, 916,67 mg de sódio.
- Colher-medida: 1,2 g de pó.
- Dosagem referente ao preparo de 100 mL de água:
  Consistência de xarope: 1 medida dosadora.
  Consistência de mel: 2 medidas dosadoras.
  Consistência de pudim: 3-4 medidas dosadoras.
- Conservação: depois de aberto consumir em até 30 dias.

Fabricante 7
- Ingredientes: amido de milho modificado. Isento de lactose e glúten.
- Apresentação: lata com 225 g.

- Característica do produto: módulo de carboidratos para nutrição enteral ou oral para espessamento instantâneo de alimentos. Sabor natural.
- Indicações: espessar alimentos para pessoas com disfagia associada ao estresse, à ansiedade, depressão ou doenças neurológicas.
- Porção: colher-medida de 4 g.
- Informação nutricional (100 g de pó): 370 kcal, 90 g de carboidratos, 0 g de lipídios, 0 g de proteínas, 0 g de fibras, 0 g de sódio.
- Modo de usar: espessar alimentos quentes ou frios, acrescentando 2 colheres de sopa para cada 100 mL de líquido, misturando no liquidificador ou processador de alimentos para atingir uma consistência parecida com o mel. Espere de 30 segundos a 1 minuto para completar o espessamento. Caso deseje uma consistência mais espessa, acrescente mais ½ colher de sopa até chegar à consistência de pudim.
- Dosagem para 100 mL de líquido:
Consistência xarope: 1 colher-medida.
Consistência mel: 2 colheres-medida.
Consistência pudim: 3 colheres-medida.
- Conservação: após aberto, consumir em 30 dias.

Fabricante 8
- Ingredientes: amido de milho modificado e maltodextrina.
- Apresentação: lata com 250 g.
- Característica do produto: espessante em pó que pode ser adicionado a bebidas e alimentos quentes ou frios como água, chás, sucos, sopas e purês, além de suplementos nutricionais, a fim de conferir-lhes consistência mais espessa. É isento de sacarose, lactose e glúten. Melhora a textura e a consistência dos alimentos sem alterar sabor e cheiro.
- Indicação: permite as consistências de xarope, mel ou pudim de acordo com a necessidade do paciente e dosagem indicada.
- Informação nutricional (100 g de pó): 400 kcal, 95 g de carboidratos, 0 g de lipídios, 0 g de proteínas, 0 g de fibras, 0 g de sódio.
- Modo de usar: adicione no alimento desejado e misture de 30 segundos a 1 minuto até a total dissolução do produto. Se desejar uma consistência ainda mais espessa, acrescente mais espessante no alimento desejado e misture novamente.
- Dosagem para 100 mL de líquido: adicionar de 1-2 colheres para cada 100 mL do líquido a ser espessado, misture de 30 segundos a 1 minuto até a total dissolução do produto.

- Conservação: manter o produto bem fechado, em local seco e fresco ao abrigo da luz solar. Após aberto, consumir preferencialmente em até 30 dias.

Fabricante 9
- Ingredientes: amido de milho modificado instantâneo.
- Apresentação: lata com 225 g de pó.
- Característica do produto: amido de milho modificado instantâneo. Isento de glúten e lactose.
- Indicação: indicado para disfagia. Crianças, gestantes, nutrizes e portadores de qualquer enfermidade devem consultar médico ou nutricionista.
- Informação nutricional (100 g de pó): 333,34 kcal, 83,34 g de carboidratos, 0 g de lipídios, 0 g de proteínas, 0 g de fibras, 0 g de sódio.
- Modo de usar: para espessar líquidos, acrescente 2 colheres de sopa (ou 4 colheres-medida) para cada 100 mL de líquido. Se desejar uma consistência mais espessa para pacientes acamados, acrescente mais ½ colher de sopa ou 1 colher-medida, misturando para atingir consistência de pudim.
- Dosagem para 100 mL de líquido: de 2-3 colheres de sopa, de acordo com a consistência desejada.
- Conservação: 30 dias após aberto.

Fabricante 10
- Ingredientes: amido de milho modificado instantâneo e maltodextrina.
- Apresentação: lata com 225 g de pó.
- Característica do produto: amido de milho modificado instantâneo e maltodextrina. Não altera a cor e sabor dos alimentos espessados. Altera instantaneamente a consistência de alimentos líquidos ou semissólidos. Confere consistência de xarope, mel ou pudim. Pode ser utilizado em alimentos frios ou quentes. Isento de glúten e lactose.
- Indicação: pacientes com disfagia. Crianças, gestantes, nutrizes e portadores de qualquer enfermidade devem consultar médico ou nutricionista.
- Informação nutricional (100 g de pó): 368 kcal, 92 g de carboidratos, 0 g de lipídios, 0 g de proteínas, 0 g de fibras, 174 mg de sódio.
- Modo de usar: medir a quantidade de espessante indicada na tabela para obter a consistência desejada. Misture bem com um garfo ou misturador e aguarde de 30 segundos a 1 minuto antes de utilizar. Se desejar uma consistência ainda mais espessa, acrescente mais espessante ao alimento. Se desejar consistência menos espessa, acrescente uma pequena quantidade de líquido e misture novamente.

- Dosagem para 100 mL de líquido:

Consistência	Xarope	Mel	Pudim
Líquidos finos	1 medida	1 e ½ medida	2 medidas
Líquidos espessos	–	1 medida	2 medidas
Purê de frutas	–	–	½ a 1 medida
Purê de vegetais	–	–	1 medida
Purê de carne	–	–	1 medida

- Porção: colher-medida de 4 g.
- Conservação: armazenar em local fresco, seco e isento de odores. Após aberto, consumir em 30 dias.
- Recomendações ao uso de espessantes: espessantes artificiais são contraindicados para crianças antes dos 3 anos de idade. São indicados os espessantes naturais, a serem acrescidos às fórmulas infantis (p. ex., amido).[71]

PROBIÓTICOS

A utilização de probióticos é cada vez mais promovida entre profissionais de saúde e há necessidade de seguir consensos internacionais que direcionem a metodologia de sua indicação.[72] Em 2001, especialistas da OMS, incluindo representantes de dez países, reuniram-se em Córdoba, na Argentina, para uma reunião visando avaliar evidências científicas disponíveis sobre: propriedades, funcionalidades, benefícios, segurança e características nutricionais de alimentos probióticos.[52]

De acordo com a RDC n. 243/2018, publicada pela Anvisa,[73] define-se como probiótico os microrganismos vivos que produzem efeitos benéficos à saúde do indivíduo por serem capazes de melhorar o equilíbrio microbiano intestinal. Já a definição da FAO/WHO chama atenção para a necessidade do consumo em quantidades adequadas, conferindo, dessa forma, benefícios para a saúde ao hospedeiro.[74] É importante destacar que a utilização desse termo se restringe a produtos que produzem microrganismos vivos em contagem viável adequada de cepas bem definidas, com expectativa razoável de oferecer benefícios ao bem-estar do hospedeiro.[52,72]

No organismo humano, especificamente no trato gastrintestinal (TGI) é possível encontrar diversas células bacterianas.[52] No estômago estão presentes cerca de 103 unidades formadoras de colônias (UFC) por mL de suco gástrico, enquanto no intestino, na parte final do cólon, são encontradas aproximadamente 1.012 bactérias/g.[52]

Essas bactérias compõem a microbiota intestinal residente e demonstram-se necessárias para o bem-estar do hospedeiro, além disso, geralmente não têm efeitos adversos agudos.[52] Nos anos de 1971 e 1994 foi citado o "efeito de barreira" dessas bactérias, protegendo o organismo e impedindo que microrganismos patogênicos colonizem o ambiente, dessa forma a manipulação dietética da microbiota intestinal serviria para aumentar o número das bactérias benéficas.[52]

Os probióticos são bactérias Gram positivas e os principais gêneros utilizados são os *Lactabacillus* (*L. acidophilus, L. casei, L. helveticus, L. paracasei, L. fermentum, L. plantarum, L. bulgaricus, L. salivarius*) e *Bifidobacterium* (*B. bifidum, B. longum, B. lactis, B. infantis, B.animalis, B. adolescentis, B. breve* e *B. thermophilum*), porém não são os únicos e cresce cada vez mais o número de probióticos disponíveis ao consumidor.[52,75,76] Eles devem estar em apresentações que lhes permitam sobreviver durante a passagem de todo o TGI, sendo, portanto, resistentes aos sucos gástricos e capazes de crescer na presença de bile e nas condições encontradas no intestino, chegando em quantidades suficientes e metabolicamente ativas na região-alvo.[52,75,76]

É importante que cada produto apresente a indicação de uso – dosagem e tempo – e é recomendado que os fabricantes indiquem o valor mínimo diário necessário para garantir os efeitos benéficos à saúde, além de informar na embalagem a concentração viável de cada probiótico presente no produto, ao final de sua vida útil.[52,75,76] Nos indivíduos saudáveis sua aplicação possui caráter preventivo, enquanto em indivíduos doentes sua ação é curativa.[52,75,76]

Administração

Os gêneros probióticos são comumente associados a produtos alimentícios convencionais (fórmulas infantis, leite, iogurte, queijo, cereais e biscoitos, por exemplo), além disso também são comercializados na forma de suplementos e medicamentos alimentares.[76]

Na administração oral, os probióticos são submetidos a diversas variações físico-químicas, enzimáticas e microbianas, dependendo do tipo de alimentos a que estão associados ou que são consumidos com o probiótico administrado, dessa forma pode haver uma exposição ainda maior ao conteúdo ácido do estômago e/ou aos sais biliares no duodeno.[76] Todas essas condições precisam ser consideradas no momento da seleção da cepa e em sua forma de apresentação.[76]

Ainda não está clara e definida na literatura a via de administração do probiótico, bem como especificações em relação à sua forma de ação e aplicações em diferentes subpopulações (crianças, idosos, adultos, saudáveis, imunocomprometidos, entre outros).[76]

Indicações

Dentre todos os benefícios dos probióticos estudados, dois já estão bem estabelecidos em evidências científicas, são eles: contribuir para um trato digestivo e um sistema imunológico saudáveis.[72]

A seguir estão descritas algumas indicações para uso dos probióticos.

Diarreia

A utilização de probióticos no tratamento da diarreia, por exemplo a diarreia dos viajantes, requer um número mínimo de UFC para que haja uma redução significativa dos sintomas, nesse caso a concentração recomendada é de 10^9 UFC/g e estudos apontam que não há eficácia da terapia probiótica no tratamento desse tipo de diarreia. Além disso, alguns estudos indicam que certos probióticos parecem demonstrar mais efeitos na melhora de sintomas de diarreias virais, comparadas às bacterianas, quando utilizados em quantidades suficientes no início da infecção.[75,76]

Lactobacillus rhamnosus GG e *Bifidobacterium lactis BB-12* foram utilizados para prevenção e tratamento de diarreia aguda, causada principalmente por rotavírus em crianças.[52] Estudos *in vitro* demonstraram o efeito de algumas cepas probióticas na inibição do crescimento e adesão de diversos enteropatógenos, apontando efeitos benéficos contra *Salmonella*, por exemplo.[52]

A ingestão de leite fermentado contendo *L. acidophilus* está associada ao tratamento de alterações intestinis. Além disso, esse probiótico pode oferecer benefícios a indivíduos intolerantes à lactose, uma vez que auxilia no processo de digestão da lactose por meio da produção da enzima lactase.[75]

Em relação à população pediátrica, geralmente o tratamento da gastroenterite aguda é espontâneo e, apesar de existirem alguns estudos positivos com diversas cepas probióticas, a relação custo/benefício é determinante na indicação ou não dessa terapia.[76]

O tratamento da diarreia aguda deve incluir reidratação associada a terapias probióticas.[77] É importante ressaltar que a reidratação oral é a primeira escolha no tratamento de sintomas de diarreia e não deve ser substituída por nenhuma outra terapia nutricional.[77]

Antibioticoterapia

Estima-se em 25% a incidência de diarreia associada a antibioticoterapia, o que pode levar os pacientes a interromperem o tratamento com o antibiótico.[77] Nesse contexto, a utilização profilática de probióticos, especificamente do gênero *L. rhamnosus GG*, pode restaurar a microbiota antes do início da terapia antibiótica. Por outro lado, eles também podem ser usados para aliviar sinais e sintomas quando a diarreia induzida por antibiótico já se fez presente.[77] As evidências científicas ainda não estão disponíveis em relação aos efeitos benéficos da utilização de outras cepas.[52]

O tratamento antibiótico pode ainda provocar um aumento do número de *Clostridium difficile*, organismo comum na microbiota saudável mas que, durante a antibioticoterapia, tem sua população aumentada e está associado à produção de toxina e consequentemente ocorrência de diarreia.[52] O aumento de *C. difficile* também pode estar associado a outros fatores como idade superior a 65 anos e sistema imune comprometido.[77] Os estudos disponíveis ainda são contraditórios e as comprovações não sustentam a administração adulta ou pediátrica de terapia probiótica na prevenção de recidiva ou no tratamento da diarreia já instalada por *C. difficile*.[76]

Infecção por *Helicobacter pylori*

Algumas cepas de *Lactobacillus* e *Bifidobacterium* foram estudadas *in vitro* e se demonstraram protetoras, pois liberaram bacteriocinas ou produziram ácidos orgânicos e/ou inibiram a aderência do *H. pylori* às células epiteliais.[76]

Especificamente a bactéria do ácido láctico *L. johnsonii La1* pode induzir um efeito inibidor do crescimento do patógeno *Helicobacter pylori*, diminuindo assim a atividade da enzima urease – necessária para sobrevivência dele no ambiente ácido do estômago.[52] Ainda são necessários estudos controlados para comprovar os benefícios probióticos em humanos na prevenção e tratamento anti-*Helicobacter pylori*.[52]

Dessa forma, os ensaios clínicos têm relacionado a terapia probiótica com a redução da densidade de colonização, mantendo níveis reduzidos do patógeno no estômago e reduzindo os efeitos colaterais do tratamento.[76,77]

Doenças intestinais

A alteração da microbiota intestinal pode provocar ou agravar a doença de Crohn, síndrome do intestino irritável (SII) e outras doenças inflamatórias intestinais.[52] Modular a microbiota intestinal pode favorecer o controle dessas doenças e são necessários estudos que avaliem os benefícios de terapias probióticas a longo prazo nessas situações.[52]

Os estudos pediátricos nessa área são limitados e ainda não existem dados sobre prevenção ou tratamento da SII com probióticos, o que se sabe é que eles são mais eficazes que placebos no tratamento da dor abdominal causada por doenças gastrintestinais funcionais.[76]

Câncer

A comprovação da associação de terapia probiótica na prevenção de alguns tipos de câncer exige ainda estudos extensos.[52] Dentre os estudos disponíveis atualmente verificou-se chance de reduzir recorrência de câncer em locais, como a bexiga, por exemplo, por meio da instilação intestinal de probióticos, incluindo *L. casei shirota*, e diminuição na disponibilidade de aflatoxina cancerígena no lúmem após utilização de *L. rhamnosus GG* e bifidobactérias, especificamente *L. rhamnosus GG, LC-705* e *Propionibacterium* sp.[52]

Associar *Bifidobacterium lactis BB-12* e *Lactobacillus delbreuckii rhamnosus GG* com prebióticos tem se mostrado benéfico em paciente com câncer colorretal. Dessa forma, o consumo habitual de grandes quantidades de lácteos contendo essas espécies de probióticos pode estar associado à redução dos casos de câncer de cólon; já o consumo regular de leite fermentado com o gênero *L. casei* foi associado à redução na recorrência de câncer superficial de bexiga.[74]

Constipação

Na população pediátrica, na qual a constipação é bastante frequente, os estudos com probióticos apresentam resultados contraditórios e ainda não há comprovação suficiente para que seu uso seja recomendado.[76] Estudos controlados são indicados, a eficácia dos probióticos ainda é discutível e pode ser uma característica de cepas específicas.[52]

Sistema imune

O consumo de *B. lactis HN019* e *L. rhamnosus HN001* aprimorou, mensuravelmente, parâmetros imunes em idosos, o que pode indicar que os probióticos podem aumentar a atividade de células *natural-killer* nos idosos e modular as defesas inespecíficas do hospedeiro.[52] Esse campo de estudo é promissor e pode apresentar os mecanismos de ação responsáveis pelos possíveis efeitos da modulação do sistema imune.[52] Esses benefícios podem estar ligados à ativação de macrófagos locais, bem como à modulação na produção de IgA local e sistêmica, alterando assim perfis de citocinas pró e anti-inflamatórias ou modulando a resposta aos antígenos alimentares.[76]

A ação imunomoduladora dos probióticos pode ser benéfica para doenças com elevada atividade pró-inflamatória intestinal, como a doença intestinal inflamatória e a enterocolite necrosante.[78]

Alergia

Estudos realizados com *L. rhamnosus GG* e *B. lactis BB-12* administrados em gestantes (*L. rhamnosus GG*) durante 4 semanas antes do parto ou ingeridos por bebês, alérgicos à proteína do leite de vaca com dermatite atópica, reduziram significativamente a doença.[52] Acredita-se que esse efeito está associado à capacidade dos lactobacilos de reverter a permeabilidade aumentada do intestino, promovendo a função de barreira intestinal e modulando respostas do sistema imune.[52]

Os estudos apontam que a eficácia da administração preventiva se dá quando feita somente durante a gestação, no entanto um outro momento oportuno para administração de probióticos na prevenção de sintomas alérgicos poderia ser durante o desmame.[76,77] As pesquisas ainda são bem contraditórias no que diz respeito ao tipo de cepa e ao momento mais adequado para sua administração.[76,77]

Doença cardiovascular

São necessários mais estudos em humanos a fim de identificar os benefícios dos probióticos na saúde cardiovascular.[52,76] Alguns estudos preliminares identificaram possíveis benefícios como prevenção e terapia de síndromes cardíacas isquêmicas e redução do colesterol sérico.[52,77]

Trato urogenital e urinário

Grande parte das infecções da vagina e da bexiga são causadas por microrganismos originários do intestino, pacientes com infecções urogenitais frequentemente apresentam ausentes os lactobacilos da vagina, favorecendo, assim, a instalação de infecções.[52] Antibióticos de amplo espectro e outras substâncias tais como espermicidas e hormônios causam a interrupção da microbiota normal da vagina, a administração alimentar de probióticos pode favorecer efeitos benéficos na prevenção de distúrbios genitourinários.[52]

Em relação à vaginose bacteriana, algumas evidências indicam que o uso oral ou vaginal de lactobacilos pode auxiliar no tratamento de sintomáticos e assintomáticos.[52] O consumo de *Lactobacillus acidophilus* e iogurte tem sido preventivo da vaginite candidal.[52] Quanto à vaginite por levedura, alguns estudos sugerem que o uso oral ou vaginal de lactobacilos pode reduzir a recorrência, no entanto ainda não existem evidências sólidas da terapia probiótica nesse tratamento.[52]

A infecção do trato urinário (ITU) afeta milhões de mulheres no mundo todo, 85% dos casos está associada à *Escherichia coli* uropatogênica encontrada no intestino humano.[52] Já existem evidências na literatura que sustentam a utilização semanal das cepas GR-1 e B-54 de *Lactobacillus* na forma de cápsulas vaginais preparadas com leite desnatado ou o consumo diário de cápsulas orais das cepas GR-1 e RC-14 de *Lactobacillus*, favorecendo a redução da recorrência de ITU.[52]

Recém-nascidos (RNs)

A microbiota infantil é composta por aproximadamente 85-99% de probióticos do gênero *Bifidum*, concentração que diminui com o aumento da idade. A composição da microbiota dos recém-nascidos é modulada principalmente pelo leite materno.[78]

Quando se fala de recém-nascidos amamentados exclusivamente com leite materno, a composição da microbiota chega a concentrações superiores a 90% desse gênero probiótico, associado aos *Lactobacillus*, ainda nos primeiros dias de vida, já nos bebês alimentados com fórmulas artificiais essa concentração varia entre 40-60%, e também estão presentes os gêneros *Clostridium*, *Staphylococcus* e bacteroides.[75]

Durante muito tempo acreditava-se que a mucosa dos recém-nascidos era colonizada somente após o nascimento, no entanto alguns estudos mostraram presença de bactérias dos gêneros *Enterococcus, Streptococcus, Bifidobacterium* e *Lactobacillus* em amostras de placenta, líquido amniótico e mecônio, o que indica a translocação de bactérias da microbiota materna, para o feto, por meio da corrente sanguínea.[75]

Além disso, a colonização decorrente do parto possui grande importância para garantir uma microbiota saudável ao bebê, o parto normal proporciona um microbioma mais diversificado quando comparado ao parto cesárea, que favorece o contato com bactérias da pele, deixando assim os RNs mais expostos a interferências hospitalares.[79]

Os principais probióticos utilizados em pediatria são: *Lactobacillus acidophilus, Lactobacillus planatarum 299 V, L. reuteri, L. rhamnosus* (LGG), *Bifidobacteria* sp., Bifidum longa lactis, Infantis, *Streptococcus termophilus, Enterococcu sfaecium* SF 86, *Saccharomyces* boulardii.[78]

A terapia probiótica pode estar associada à redução da gravidade e da mortalidade em bebês prematuros de baixo peso no nascimento, no entanto a modulação da microbiota intestinal de bebês saudáveis é mais complexa.[75] A utilização de probióticos no nascimento talvez possa ser indicada para criar uma microbiota que melhore a saúde ao longo da vida, uma vez que os RNs não possuem microbiota intestinal estabelecida, variando sua composição até 18-24 meses de idade, quando ela tende a se estabilizar para toda a vida.[76] Considerando essa transição e o desenvolvimento da microbiota na população infantil, o uso deve ser criterioso.[76]

A indicação de probióticos na primeira infância pode estar associada ao tratamento de afecções no sistema digestório (cólica, constipação intestinal, regurgitação), controle da diarreia infantil causada por rotavírus ou por antibioticoterapia, por exemplo.[78]

A administração de um bilhão de UFC composta por *L. casei*, *L. rhamnosus*, *Str. thermophilus*, *B. breve*, *L. acidophilus*, *B. infantis*, *L. delbrueckii* subsp. *bulgaricus* e fruto-oligossacarídeos, na forma de um sachê simbiótico, mostrou eficácia na redução de cólicas em bebês amamentados quando comparados à administração de placebo.[76]

Ainda não está bem estabelecido o uso rotineiro de probióticos em RNs prematuros para prevenção de enterocolite necrosante, além de não estar descrito o tipo de probiótico mais indicado, há uma tendência para maior incidência de sepse em lactentes com terapia probiótica, principalmente os nascidos com menos de 750 g.[77]

Alguns estudos sugerem que a administração oral em prematuros pode reduzir o risco de desenvolvimento de enterocolite necrosante, já a administração enteral previne a enterocolite grave e as causas de mortalidade em recém-nascidos prematuros, no entanto não existe comprovação suficiente que suporte a recomendação rotineira para redução da enterocolite necrosante.[76]

Apesar de os estudos mostrarem resultados contraditórios, a indicação de uso de probiótico durante a gestação e na primeira infância é considerada segura. Infecções invasivas em neonatos e crianças são extremamente raras e foram notadas principalmente em pacientes adultos imunocomprometidos.[76] É importante destacar que a segurança dos probióticos deve ser considerada de acordo com cada cepa.[76]

Mais estudos são necessários para definir quais os probióticos adequados, estabelecer a dose mais indicada e sua segurança a curto e longo prazo para doenças ou populações neonatais específicas.[77]

REFERÊNCIAS BIBLIOGRÁFICAS

1. American Academy of Pediatrics (AAP). Breastfeeding and the use of human milk. 1997. Disponível em: http://pediatrics.aappublications.org/content/pediatrics/100/6/1035.full.pdf; acesso em 18 jul. 2019.
2. Organização Mundial da Saúde (OMS). Fundo das Nações Unidas para a Infância. Estratégia global para a alimentação de lactentes e crianças de primeira infância. São Paulo: IBFAN Brasil; 2005.
3. Brasil. Ministério da Saúde (MS). Saúde da criança: nutrição infantil: aleitamento materno e alimentação complementar. Brasília: Ministério da Saúde, 2009b. (Cadernos de Atenção Básica, n. 23).

4. Brasil. Ministério da Saúde. Saúde da criança: crescimento e desenvolvimento. Brasília: Ministério da Saúde, 2012. (Cadernos de Atenção Básica, n. 33).
5. ESPGHAN. Enteral Nutrient Supply for Preterm Infants. Disponível em: http://www.espghan.org/fileadmin/user_upload/guidelines_pdf/Guidelines_2404/Enteral_Nutrient_Supply_for_Preterm_Infants_.21.pdf; acesso em 2 ago. 2019.
6. Accioly et al. Nutrição em Obstetrícia e Pediatria. Rio de Janeiro: Cultura Médica; 2005.
7. Carvalho G. Amamentação: bases científicas para a prática profissional. Rio de Janeiro: Guanabara Koogan; 2002.
8. Coata e Silva et al. O ganho de peso em prematuros relacionado ao tipo de leite, 2014. Disponível em: https://www.fen.ufg.br/fen_revista/v16/n3/pdf/v16n3a06.pdf; acesso em 18 jul. 2019.
9. Brasil. Agência Nacional de Vigilância Sanitária (Anvisa). RDC n. 171, de 4 de setembro de 2006. Dispõe sobre o Regulamento Técnico para o funcionamento de Bancos de Leite Humano. Disponível em: http://portal.anvisa.gov.br/documents/33880/2568070/res0171_04_09_2006.pdf/086680c6-2a27-4629-ba6f-f4f41cef14c3; acesso em 18 jul. 2019.
10. Brasil. Ministério da Saúde (MS). Portaria n. 1.439, de 18 de setembro de 2015. Proposta de Projeto de Resolução "Requisitos de boas práticas para organização e funcionamento dos bancos de leite humano e postos de coleta de leite humano", 2015. Disponível em: http://www.lex.com.br/legis_27023625_Portaria_n_1439_de_18_de_setembro_de_2015.aspx; acesso em 18 jul. 2019.
11. Damasceno et al. Nutrição em recém-nascidos prematuros e de baixo peso: uma revisão integrativa, 2014. Disponível em: https://sobep.org.br/revista/images/stories/pdf-revista/vol14-n1/v14_n1_artigo_revisao_2.pdf; acesso em 2 ago. 2019.
12. Thomaz et al. Fenilalanina plasmática em recém-nascidos pré-termos alimentados com diferentes dietas de leite humano. J Pediatric. Disponível em: http://www.scielo.br/scielo.php?script=sci_arttext&pid=S0021-75572014000500518&lng=en&nrm=iso&tlng=pt; acesso em 18 jul. 2019.
13. Siebel et al. Vivência das mães na amamentação do recém-nascido do pré-termo. Revista Espaço para a Saúde, Londrina, 2014;15(3)53-64.
14. Grace et al. Aditivo homólogo para a alimentação do recém-nascido pré-termo de muito baixo peso. Rev Paul Pediatr. 2015. Disponível em: http://www.scielo.br/pdf/rpp/v33n1/pt_0103-0582-rpp-33-01-00028.pdf; acesso em 18 jul. 2019.
15. Temas em Saúde. Composição do leite humano e sua relação com a nutrição adequada à recém-nascidos pré-termo. 2017;17(1):118-46.
16. Meadjonhson, 2017. Disponível em: http://meadjohnson.com.br/; acesso em 18 jul. 2019.
17. Nestlé, 2017. Disponível em: http://www.nutrimedrj.com.br; acesso em 2 ago. 2019.
18. Grupo de Estudos em Nutrição Enteral e Lactário (Genelac). Manual de boas práticas em lactário, 2013.
19. ESPGHAN. Committee on Nutrition Position Paper. Intravenous lipid emulsions of hepatoxicityin infants and children: A systematic review and meta-analusis. J Pediatr Gastroenterol Nutr. 2016;5(65):776-92.
20. Weffort. Avanços Nutricionais em fórmulas infantis. Disponível em: http://www.moreirajr.com.br/revistas.asp?fase=r003&id_materia=4978; acesso em 26 jan. 2018.

21. Brasil. Ministério da Saúde (MS). Agência Nacional de Vigilância Sanitária (Anvisa). RDC n. 21, de 13 de maio de 2015. Disponível em: http://portal.anvisa.gov.br/documents/33880/2568070/RDC_21_2015.pdf/df60e69d-974d-4204-9fe7-74e8943a135a; acesso em 18 jul. 2019.
22. World Health Organization (WHO). Microbiological risk assessment series. 2007. Disponível em: https://www.who.int/foodsafety/publications/micro/MRA_14_JEMRA.pdf; acesso em 2 ago. 2019.
23. Mahan et al. Alimentos, nutrição e dietoterapia. 11.ed. São Paulo: Roca; 2005.
24. Brasil. Agência Nacional de Vigilância Sanitária (Anvisa). Macrotema de alimentos fórmulas para nutrição entera. Disponível em: http://portal.anvisa.gov.br/documents/33916/2810640/F%C3%B3rmulas+para+nutri%C3%A7%C3%A3o+enteral/a26b-2476-189a-4e65-b2b1-4b94a94a248c; acesso em 2 ago. 2019.
25. Vitaflor, 2017. Disponível em: http://vitafor.com.br/pt/; acesso em 18 jul. 2019.
26. Nutrimed, 2017. Disponível em: http://nutrimedrj.com.br; acesso em 18 jul. 2019.
27. Prodiet, 2017. Disponível em: http://prodiet.com.br/produtos/carbo-ch/; acesso em 18 jul. 2019.
28. Nestle, 2017. Disponível em: https://www.nestlehealthscience.com.br/marcas/resource/resource-protein; acesso em 18 jul. 2019.
29. Nutrimed, 2017. Disponível em: http://danonenutricao.com.br/produtos/nutri-protein-hwp; acesso em 18 jul. 2019.
30. Danone, 2017. Disponível em: http://danonenutricao.com.br/produtos/fortifit-pro; acesso em 18 jul. 2019.
31. Fresenius-kabi, 2017. Disponível em: https://www.fresenius-kabi.com/br/produtos/fresubin-protein-powder; acesso em 18 jul. 2019.
32. Prodiet, 2017. Disponível em: http://prodiet.com.br/produtos/proteinpt-240g/; acesso em 18 jul. 2019.
33. Vitaflor, 2017. Disponível em: https://www.vitafor.com.br/pt/produto/isofort; acesso em 18 jul. 2019.
34. Equaliv, 2017. Disponível em: http://www.equaliv.com.br/bodyprotein/; acesso em 18 jul. 2019.
35. Nutrify, 2017. Disppnível em: https://www.nutrify.com.br/wheyprotein; acesso em 18 jul. 2019.
36. Support, 2017. Disponível em: https://www.vitaesaude.com.br/modulo-de-proteina--danone-caseical-250g; acesso em 18 jul. 2019.
37. Nuteral, 2017. Disponível em: http://www.nutranon.com/produtos/alta-hospitalar/reabilit-tcm; acesso em 18 jul. 2019.
38. Nuteral, 2017. Disponível em: http://www.provida.eng.br, acesso em 2 ago. 2019.
39. Nuteral, 2017. Disponível em: http://www.nuteral.com/nutricao/P_1_2.asp; acesso em 2 ago. 2019.
40. Danone, 2017. Disponível em: http://www.elonutricao.com.br; acesso em 2 ago. 2019.
41. Nutranon, 2017. Disponível em: http://www.nutranon.com; acesso em 2 ago. 2019.
42. Nuteral, 2017. Disponível em: https://www.nuteral.com; acesso em 2 ago. 2019.
43. Nutricium, 2017. Disponível em: www.anutricional.com; acesso em 2 ago. 2019.

44. Nutricium, 2017. Disponível em: https://www.saudenutri.com.br/ficha-tecnica-bem-vital-tcm-com-age/; acesso em 18 jul. 2019.
45. Nutricium, 2017. Disponível em: https://www.saudenutri.com.br/produto/nutricium/bemvita-tcm-com-age-250ml; acesso em 18 jul. 2019.
46. Nutricium, 2017. Disponível em: https://www.saudenutri.com.br/ficha-tecnica-bem-vital-tcm/; acesso em 18 jul. 2019..
47. Vitafor, 2017. Disponível em: www.elonutricao.com.br; acesso em 2 ago. 2019.
48. Aprender Nutrir. Fibras na alimentação Infantil. Disponível em: https://www.aprendernutrir.com.br/materiais/fibras-na-alimentacao-infantil/; acesso em 18 jul. 2019.
49. AOAC International. Official methods of analysis of the AOAC International. 18.ed. Gaithersburg, MD; 2010.
50. Brasil. Ministério da Saúde (MS). Agência Nacional de Vigilância Sanitária (Anvisa). Resolução RDC n. 40, de 22 março de 2001. Regulamento técnico para rotulagem nutricional obrigatória de alimentos e bebidas embalados. Diário Oficial da União. mar. 2001;22(57-E);Seção1.
51. Sociedade Brasileira de Nutrição Parenteral e Enteral; Sociedade Brasileira de Clínica Médica Associação Brasileira de Nutrologia. Recomendações nutricionais para adultos em terapia nutricional enteral e parenteral. Disponível em: https://diretrizes.amb.org.br/; acesso em 2 ago. 2019.
52. Food and Agriculture Organization of the United Nations, World Health Organization (FAO/WHO). Evaluation of health and nutritional properties of probiotics in food including powder milk with live lactic acid bacteria. Córdoba, 2001. 34p. Disponível em: http://www.fao.org/3/a-a0512e.pdf; acesso em 2 ago. 2019.
53. Bernaud R. Fibra Alimentar – Ingestão adequada e efeitos sobre a saúde do metabolismo. Arq Bras Endocrinol Metab. 2013.
54. Sociedade Brasileira de Pediatria. Manual de Orientação Alimentação: do lactente ao adolescente. Alimentação na escola. Alimentação saudável e vínculo mãe-filho. Alimentação saudável e prevenção de doenças. Segurança alimentar. Departamento de Nutrologia, 2012. Disponível em: https://www.sbp.com.br/fileadmin/user_upload/pdfs/14617a-PDManualNutrologia-Alimentacao.pdf; acesso em 2 ago. 2019.
55. Estudo sobre a modificação da viscosidade do leite humano e da fórmula para lactentes com disfagia. Rev Cefac, São Paulo, 2017;19(5).
56. Biosen, 2017. Disponível em: https://www.n4natural.com.br/sem-lactose/biosen-espessante-400g-nutrisenior.html; acesso em 18 jul. 2019.
57. Biosen, 2017. Disponível em: https://www.nutrisenior.com.br/wp-content/uploads/2016/04/ft_biosen_espessante_400g.pdf; acesso em 18 jul. 2019.
58. Danone, 2017. Disponível em: http://danonenutricao.com.br/produtos/nutilis; acesso em 2 ago. 2019.
59. Danone, 2017. Disponível em: https://www.nutilis.com.br/home.html
60. Fresenius Kabi, 2017. Disponível em: https://www.fresenius-kabi.com/br/produtos/thick-easy; acesso em 18 jul. 2019.
61. Fresenius Kabi, 2017. Disponível em:https://www.fresenius-kabi.com/br; acesso em 2 ago. 2019.

62. Mais Care Nutrition, 2017. Disponível em: https://www.vitaesaude.com.br/espessante; acesso em 18 jul. 2019.
63. Mais Care Nutrition, 2017. Disponível em: https://www.ultrafitness.com.br/espessa--mais-espessante-400g-mais-care-p7157.html; acesso em 18 jul. 2019.
64. Nestle, 2017. Disponível em: https://www.nestlehealthscience.com.br; acesso em 2 ago. 2019.
65. Nutricium, 2017. Disponível em: nutricium.ind.br/produto_pagina/bemvital-espessare; acesso em 2 ago. 2019.
66. Nutricium, 2017. Disponível em: https://www.gostopelavida.com.br/001214-bemvital-espessare-225g-nutricium.html; acesso em 18 jul. 2019.
67. Prolev, 2017. Disponível em: http://www.probene.com.br/produtos; acesso em 2 ago. 2019.
68. Prolev, 2017. Disponível em: https://www.cirurgicacrystal.com.br/dieta-espessante--sust-up-225g-prolev.html; acesso em 18 jul. 2019.
69. Vitafor, 2017. Disponível em: https://www.vitafor.com.br/pt/produto/espefor; acesso em 2 ago. 2019.
70. Vitafor, 2017. Disponível em: https://www.foccusnutricao.com.br/espessante-em-po--espefor-vitafor-250grs-p4067/; acesso em 18 jul. 2019.
71. I Consenso Brasileiro de Nutrição e Disfagia em Idosos Hospitalizados. 2011. Disponível em: https://sbgg.org.br/wp-content/uploads/2014/10/Consenso_Brasileiro_de_Nutricao1.pdf; acesso em 2 ago. 2019.
72. Hill C et al. The International Scientific Association for probiotics and prebiotics consensus statement on the scape and appropriate use of the term probiotic. Nat Ver Gastroenterol Hepatol. 2014;1506-514.
73. Brasil. Ministério da Saúde (MS). Agência Nacional de Vigilância Sanitária (Anvisa). Resolução RDC n. 243, de 26 de julho de 2018. Disponível em: http://portal.anvisa.gov.br/documents/10181/3898888/RDC_243_2018_.pdf/0e39ed31-1da2-4456-8f4a--afb7a6340c15; acesso em 2 ago. 2019.
74. Food and Agricultural Organization of the United Nations and World Health Organization (FAO/WHO). Working group report on drafting guidelines for the evaluation of probiotics in food. April 30 to May 1. London, Ontario, Canada, 2002.
75. Sturmed ES et al. A importância dos probióticos na microbiota intestinal humana. Rev Bras Nutr Clin, 2012;27(4):264-72.
76. Vandenplas Y, Huys G, Daube G. Probiotics: an update. J Pediatr. Rio de Janeiro. 2015;91:6-21.
77. Nino Binns. Probióticos, prebióticos e a microbiota intestinal. ILSI Europe Monograph Series, 2014.
78. Koletzko B, Poindexter B, Uauy R (eds.). Nutritional care of preterm infants: scientific basis and practical guidelines. World Rev Nutr Diet. Basel, Karger. 2014;110:1-3.
79. Taddei CR. Microbiota intestinal no início da vida. São Paulo: ILSI Brasil – International Life Sciences Institute do Brasil; 2017.

Capítulo 11

Compostos lácteos, leites, módulos nutricionais, cereais, sucos, chás, hidratantes, papas e sopas: manipulação e distribuição

Daniella dos Santos Galego
Patrícia Vilar Freitas

INTRODUÇÃO – COMPOSTOS LÁCTEOS

O composto lácteo é o produto em pó resultante da mistura do leite e produtos lácteos ou não lácteos adicionados, permitida pela regulamentação conforme registro no Ministério da Agricultura, Instrução Normativa n. 28/2007,[1] adequada para alimentação humana, mediante processo tecnológico.

Os compostos lácteos podem ser divididos em dois grupos:

- Composto lácteo sem adição: é o produto que possui 100% de produtos lácteos. O produto final deve apresentar 100% de massa de ingredientes lácteos.
- Composto lácteo com adição: é o produto em cuja elaboração sejam empregados produtos ou substâncias alimentícias não lácteas. O produto final deve apresentar no mínimo 51% de massa de ingredientes lácteos.

O composto lácteo pronto para consumo, após reconstituição, deve ter no mínimo 1,9 g/100 mL de proteínas lácteas.

RECONSTITUIÇÃO, ENVASE, ARMAZENAMENTO E DISTRIBUIÇÃO

Após aberta, a lata do composto lácteo deve ser conservada em local seco e arejado, em temperatura adequada ou climatizada de 20-24°C e umidade de ar relativa de 50-60% segundo a ABNT/NBR n. 7.256/2005,[2] e de acordo com as informações dos fabricantes, no geral por 30 dias.

O envase deve ser feito em recipiente limpo e seco onde será ofertado (copo ou mamadeira). O composto lácteo pode ser armazenado em geladeira por no máximo 24 horas com temperatura até 4°C.

Se for necessário o aquecimento do composto lácteo, pode ser feito em banho-maria ou micro-ondas. É necessário definir a relação tempo e temperatura de aquecimento e o processo de resfriamento rápido para alcançar a recomendação de 37°C para a administração ao paciente. A validação deve ser realizada para cada aparelho utilizado, em virtude da própria variação entre marcas, potência, volume e tipo de fórmula, além das especificações de preparo – como fórmulas engrossadas, espessadas.[3]

O consumo deve ser imediato e não deve exceder 2 horas de exposição em temperatura ambiente.

LEITES UHT

O leite UHT (*ultra high temperature*) é um leite que passou pelo processo de esterilização que tem como objetivo obter um grau de esterilidade que mantenha as características nutricionais e sensoriais do leite fresco.

O leite UHT é prático, com grande disponibilidade de mercado e está presente em 87% das moradias brasileiras, representando 76% do leite fluido de consumo e mais de 47% do total do leite consumido no Brasil.[4]

O leite UHT deve atender aos padrões de identidade e qualidade estabelecidos pela Portaria n. 146/1996, do Ministério da Agricultura, do Abastecimento e da Reforma Agrária.[5]

O leite de vaca integral, fluido ou em pó, não é recomendado para crianças menores de um ano,[6] tendo em vista a evidência científica da inadequação nutricional de sua composição, em relação às necessidades do crescimento e desenvolvimento do lactente.[7]

Male et al.[8] demonstraram que o mais importante fator dietético de risco para a anemia foi a introdução precoce do leite de vaca e que a duração da alimentação com esse leite teve a mais forte e mais consistente influência negativa sobre a hemoglobina e os indicadores do estado nutricional de ferro. Para cada mês de alimentação com leite de vaca, houve uma redução de 2 g/L na hemoglobina das crianças com 12 meses de idade.

Em alguns casos, nos quais não se tenha a disponibilidade de fórmulas infantis adequadas para idade, o leite de vaca deve ser diluído, visando à redução do excesso de proteínas e eletrólitos.

A diluição tradicionalmente mais usada nos três primeiros meses de vida corresponde a leite de vaca de ½ até ⅔, ou seja, 1 parte de leite e 1 parte de água e evoluindo até chegar a 2 partes de leite e 1 parte de água. Para atingir as necessidades nutricionais do recém-nascido pode ocorrer a adição de carboidratos até 8%, diminuindo ao final do terceiro mês para 6%.[9]

As proteínas do leite de vaca, betalactoglobulina (ausente no leite materno), caseína e alfalactalbumina podem desencadear alergia alimentar, principalmente em lactente no primeiro ano de vida.[10]

A utilização do leite de vaca UHT quando indicado deve ocorrer com produto aberto e conservado em geladeira por no máximo 24 horas à temperatura de até 7°C. Se for necessário o aquecimento do leite de vaca UHT, pode ocorrer em banho-maria ou micro-ondas.

Vale lembrar que durante muitos anos o leite de vaca fluido recebeu o tratamento térmico de "desinfeção térmica" ou "aquecimento terminal" para assegurar sua qualidade microbiológica e reduzir riscos à saúde de crianças hospitalizadas. O "aquecimento terminal" da fórmula infantil é um método realizado em autoclaves sob pressão (7 libras) com temperatura de 110°C por 10 minutos.[11]

É capaz de eliminar certas bactérias resistentes ao calor; porém não elimina esporos de bactérias e por isso não garante esterilidade, e sim termo desinfecção do conteúdo líquido da mamadeira, sendo considerado um método eficiente e indicador de segurança microbiológica, ainda é muito usado por hospitais por diminuir a possibilidade de falha humana que possa resultar em contaminação.

Dessa forma, muitos lactários hospitalares ainda mantém esse processo para garantir a segurança microbiológica do produto a ser oferecido.

É necessário definir a relação tempo e temperatura de aquecimento e o processo de resfriamento rápido para alcançar a recomendação de 37°C para a administração ao paciente. A validação deve ser realizada para cada aparelho utilizado, em virtude da própria variação entre marcas, potência, volume e tipo de fórmula, além das especificações de preparo, como fórmulas engrossadas, espessadas.[3]

O consumo deve ser orientado de forma imediata e não deve exceder 2 horas de exposição em temperatura ambiente.

CARBOIDRATOS

Antes dos 3 meses evita-se introdução de amido em virtude da deficiência de amilase pancreática, contudo, módulos à base de polímeros de glicose e dextrose são mais bem tolerados pela presença de glicoamilase ativa na mucosa intestinal.[4]

Geralmente recomenda-se a utilização de carboidratos industrializados para o preparo de formulações moduladas, que são conhecidos em mercado por módulos nutricionais. Dentre os mais usados:

Polímeros de glicose ou dextrinomaltose: 4 kcal/g
- Não alteram o sabor.
- Não aumentam significativamente a osmolaridade.

Módulo nutricional à base de oligossacarídeos
- Baixa osmolaridade.
- Rápida absorção intestinal.

Indicação: estados hipercatabólicos – queimaduras, neoplasias, diarreia, sepses etc.

Mistura de dextrinomaltose, oligossacarídeos e sacarose
- Maior osmolaridade.
    - Indicação: casos de diarreia.
    - Evoluiu: maltodextrina (96%).
- Menor risco de fermentação.
- Não induz o lactente à preferência para doces.
- Menor efeito sobre a osmolaridade.

Módulo de maltodextrina a 95%
- Não altera o sabor.
- Não aumenta significativamente a osmolaridade (entre 70 mOsm/kg de água e 90 mOsm/kg de água).
- Pode conter traços de leite e soja.

Indicação de diluição: adicionar 1 colher-medida (6,5 g) a cada 100 mL.

Módulo de oligossacarídeos – 1,3% glicose, 6,7% maltose, 87% polissacarídeos
- Não altera o sabor.
- Osmolaridade a 10%: 101 mOsm/kg de água.
- Isento de lactose, sacarose e glúten.

Indicação de diluição: adicionar 1 colher-medida (7 g) a cada 100 mL.

Para todos os módulos mencionados a recomendação de diluição é:

- Adicionar 2-5 g a cada 100 mL.
- Para lactentes: não ultrapassar as 5 g/100 mL.

CEREAIS, AMIDO DE MILHO, AVEIA

Os cereais, amido de milho e a aveia só devem ser introduzidos na alimentação após 6 meses de vida. Após os 6 meses, dar alimentos complementares (cereais, tubérculos, carnes, leguminosas, frutas e legumes) três vezes ao dia se a criança receber leite materno e cinco vezes ao dia se estiver desmamada.[12] Não se recomenda a utilização de cereais açucarados para crianças menores de 12 meses. Preparações com leite elevam o valor calórico total da dieta e o risco de sobrepeso e obesidade.[13]

Apesar de não existir recomendação na utilização de cereais açucarados para crianças menores de 12 meses, nota-se que ainda existem hábitos culturais enraizados, com grande apelo por parte dos familiares.

Na prática hospitalar, observa-se o consumo de leite ou fórmulas infantis acrescidas de cereais ou amido de milho ou aveia. O engrossante escolhido é acrescido à fórmula ou ao leite na quantidade de uma diluição de 5-10% do volume final da mamadeira, dependendo da consistência desejada.

Ao se acrescentar o engrossante no leite ou na fórmula infantil, este deverá ser feito preferencialmente com o leite quente, a fim de que a mistura fique homogênea, sem grumos. Dessa forma, recomenda-se o preparo em fogão ou forno de micro-ondas até atingir a consistência desejada.

Conforme as recomendações da CVS n. 5/2013,[14] a refrigeração dessas formulações engrossadas deve ocorrer com o produto pronto em no máximo 4°C por até 12 horas.

MÓDULOS NUTRICIONAIS DE LIPÍDIOS

Em algumas situações clínicas de desnutrição ou baixo peso ao nascer são recomendados módulos nutricionais à base de lipídios para elevar a densidade calórica de preparações lácteas ou fórmulas infantis. Os módulos lipídicos têm:

- Elevado valor calórico: TCL = 9 kcal/g e TCM = 8,3 kcal/g.
- Baixa osmolaridade.

Módulo à base de TCM (triglicerídeos de cadeia média)
- Não altera o sabor.
- Não aumenta significativamente a osmolaridade.
- Pode conter a versão 100% TCM ou TCM com AGE (30% TCL e 70% TCM).

Indicação de diluição: adicionar 1 colher de chá (2,5 mL) a cada 100 mL de preparação.

Módulo à base de TCL (triglicerídeos de cadeia longa)
- Tem versão com e sem sabor.
- Sem sabor não aumenta a osmolaridade (mOsm/L).

Indicação de porção:

- Até 5% do volume de formulações lácteas para crianças maiores de 3 anos.
- Até 3% do volume de formulações lácteas para crianças menores de 3 anos.

Para todos os módulos citados a recomendação de diluição é:

- Adicionar 2 g a cada 100 mL.
- Não ultrapassar 5-6 g/100 mL.

MÓDULOS NUTRICIONAIS PROTEICOS

Atualmente os módulos proteicos são utilizados em preparações lácteas para se atingir as recomendações proteicas em situações de hipercatabolismo proteico e perda de peso que comprometam o estado nutricional das crianças hospitalizadas.

Módulo proteico à base de caseinato de cálcio
- Não altera o sabor.
- Não aumenta significativamente a osmolaridade.
- Contém 90% de conteúdo proteico/100 g – densidade calórica de 3,6-3,7 kcal/g.

Existem módulos no mercado que podem ser acrescidos de 1-3% de lipídios. Indicação de diluição:

- Até 10% do volume total da preparação.
- Ou no máximo até 7 g para cada 100 mL de preparação.

Módulo proteico à base de proteína hidrolisada do soro do leite
- Não altera o sabor.
- Aumenta significativamente a osmolaridade.
- Proteína de rápida absorção.
- Contém 80-87% de conteúdo proteico/100 g.
- Pode conter CHO e lipídios em sua composição.
- Contém leite.

Indicação de diluição:

- Até 10% do volume total da preparação, podendo chegar a até 15% dependendo das necessidades proteicas da criança; ou
- No máximo até 6,5 g para cada 100 mL de preparação.

Quadro 1 Recomendações de diluições para módulos nutricionais e outros

Ingredientes	Diluição por 100 mL
Amido	Mín. a 3% ou consistência rala 5% padrão Máx. a 7% ou consistência grossa
Mucilagem	Mín. a 3% ou consistência rala Máx. a 7% ou consistência grossa
Óleo vegetal	Mín. a 1,5% ou menos viscoso 2% padrão Máx. a 3% ou mais viscoso
TCM	Mín. a 1,5% ou menos viscoso 2% padrão Máx. a 3% ou mais viscoso
Polímeros de glicose	Mín. a 2% ou menos doce 3% padrão Máx. a 5% ou mais doce

Fonte: adaptado de Lopez et al. (2002).[15]

SUCOS

Os sucos devem ser preparados com frutas naturais já higienizadas. O preparo deve ocorrer conforme a natureza e características da fruta, com auxílio de um espremedor ou liquidificador, e itens de utilização específica para preparo de sucos e papas de fruta.

Os sucos ofertados devem ser coados com auxílio de uma peneira exclusiva para o preparo de sucos.

Buscando a garantia de sabor e qualidade, o ideal é o preparo e a distribuição imediata, sem armazenamento.

CHÁS

A oferta de chá para crianças deve ocorrer somente após 6 meses de idade. Não existe indicação da oferta de chá antes dos 6 meses. Deve-se optar por chás de ervas claras, por exemplo: camomila, erva-doce e erva-cidreira.

A infusão deve ser feita com água filtrada ou água mineral fervida. Após ferver a água, adicionar o chá escolhido e aguardar a infusão por aproximadamente 5 minutos. Aguardar esfriar, o chá deve ser servido em temperatura máxima de 37°C.

Recomenda-se o consumo imediato, mas caso seja necessário, quando refrigerado, consumir em até 24 horas.

PAPAS E SOPAS

Ao longo dos últimos dez anos de grandes discussões e estudos realizados sobre boas práticas e segurança alimentar em lactários, o Grupo de Estudos em Nutrição Enteral e Lactário (Genelac)[11] recomenda que o ideal para os alimentos sólidos de transição é que o preparo de papas e sopas seja realizado fora da estrutura física do lactário e em cozinhas dietéticas hospitalares, para evitar contaminação cruzada com outros gêneros.

REFERÊNCIAS BIBLIOGRÁFICAS

1. Brasil. Ministério da Agricultura, Pecuária e Abastecimento. Instrução Normativa n. 28, de 12 de junho de 2007/MAPA (DOU 14/06/2007). Regulamento técnico para fixação de identidade e qualidade de composto lácteo. Disponível em: http://www.lex.com.br/doc_1129056_INSTRUCAO_NORMATIVA_N_28_DE_12_DE_JUNHO_DE_2007.aspx; acesso em 2 ago. 2019.

2. Associação Brasileira de Normas Técnicas (ABNT). Tratamento de ar em estabelecimentos assistenciais de saúde (EAS) – Requisitos para objetos e execução das instalações. ABNT NBR n. 7.256. 2.ed. 29/04/2005. Disponível em: http://www.ductbusters.com.br/normas/NBR_7256.pdf; acesso em 2 ago. 2019.
3. Brasil. Ministério da Saúde. Agência Nacional de Vigilância Sanitária (Anvisa). RDC n. 17, de 16 de abril de 2010. Boas práticas de fabricação de medicamentos – Título V – Validação. Disponível em: http://bvsms.saude.gov.br/bvs/saudelegis/anvisa/2010/res0017_16_04_2010.html; acesso em 18 jul. 2019.
4. Associação Brasileira da Indústria do Leite Longa Vida (ABLV). Leite longa vida está presente em 87% dos lares brasileiros, 2009. Disponível em: http://www.ufrgs.br/sbc-tars-eventos/gerenciador/painel/trabalhosversaofinal/SSO49.pdf; acesso em 2 ago. 2019
5. Brasil. Ministério da Agricultura, do Abastecimento e da Reforma Agrária. Portaria n. 146, de 7 de março de 1996. Regulamentos técnicos de identidade e qualidade dos produtos lácteos. Disponível em: https://wp.ufpel.edu.br/inspleite/files/2016/03/Portaria-n%C2%B0-146-de-7-de-mar%C3%A7o-de-1996.pdf; acesso em 18 jul. 2019.
6. Palma D, Dishchekenian V. Alimentação complementar. In: Palma D, Escrivão MAM, Oliveira FLC. Guia de nutrição clínica na infância e na adolescência. Barueri, SP: Manole; 2009.
7. Oliveira FLC. Fórmulas infantis e leite de vaca integral: avanços e limitações. Highlights em nutrição infantil. In: 630 Curso Nestlé de atualização em pediatria. Brasília, 2006.
8. Male C, Persson LA, Freeman V, Guerra A, Vant Hof MA, Haschke F. Prevalence of iron deficiency in 12-mo-old infants from 11 European areas and influence of dietary factors on iron status (Euro-Growth study). Acta Paediatr. 2001;90:492-8.
9. Euclydes MP. Nutrição do lactente: Base científica para uma alimentação adequada. 2.ed. Viçosa, MG: UFV; 2000.
10. Speridião PGL, Morais MB. Alergia à proteína do leite de vaca. In: Palma D, Escrivão MAM, Oliveira FLC. Guia de nutrição clínica na infância e na adolescência. Barueri, SP: Manole; 2009.
11. Grupo de Estudos em Nutrição Enteral e Lactário (Genelac). Manual de boas práticas em lactário, 2013.
12. Sociedade Brasileira de Pediatria (Departamento de Nutrologia). Manual de orientação para alimentação do lactente, do pré-escolar, do escolar, do adolescente e na escola. 3.ed. Rio de Janeiro, RJ: SBP; 2012.
13. Simon VGN, Souza JMP, Souza SB. Aleitamento materno, alimentação complementar, sobrepeso e obesidade em pré-escolares. São Paulo. Tese [Pós-Doutorado em Saúde Pública]. Faculdade de Saúde Pública da Universidade de São Paulo; 2008.
14. Brasil. Ministério da Saúde. Portaria CVS n. 5, de 9 de abril de 2013. Regulamento técnico sobre boas práticas para serviços de alimentação, e o roteiro de inspeção. Diário Oficial da União, Brasília, DF, 19 de abril de 2013. Disponível em: http://www.cvs.saude.sp.gov.br/up/PORTARIA%20CVS-5_090413.pdf; acesso em 18 jul. 2019.
15. Lopez FA, Sigulem DM, Taddei JA. Fundamentos de terapia nutricional em pediatria. São Paulo: Sarvier; 2002.

Capítulo 12

Manipulação de dietas enterais: da escolha à distribuição

Angélica Moitinho Rodrigues de Souza
Carmen Mitiko Matsumura Okamoto
Clara Rodrigues
Soraia Covelo Goulart
Vanessa A. C. Ramis Figueira

INTRODUÇÃO

Neste capítulo serão abordadas as características básicas das fórmulas enterais disponíveis no mercado para auxiliar na categorização, padronização e indicação destas, e assim definir a gestão nos procedimentos operacionais em terapia nutricional enteral. Para esse fim, conceituaremos o que são processos e procedimento operacional padronizado (POP).

Pode ser considerado processo qualquer atividade sobre algo, com princípio, meio e fim, de aplicação rotineira, sem prazo fixo para terminar e que consome determinada quantidade de recursos.[1]

Em relação ao POP, este caracteriza-se em um procedimento escrito de forma objetiva que estabelece instruções sequenciais para a realização de operações rotineiras e específicas na produção, armazenamento e transporte de alimentos. Esse procedimento pode apresentar outras nomenclaturas desde que obedeça ao conteúdo estabelecido na Resolução n. 275/2002, da Anvisa.[2]

Em unidades hospitalares, alguns procedimentos e critérios são estabelecidos no intuito de recuperar a saúde do paciente, como, por exemplo, o cuidado com a dieta, que é parte do seu tratamento. Assim, de maneira geral, os colaboradores envolvidos nesse processo, principalmente aqueles que trabalham na unidade de alimentação e nutrição (UAN) hospitalar, têm uma responsabilidade particular, uma vez que estão alimentando pacientes, que podem estar ou não com o sistema imunológico debilitado. O alimento deve ser fonte de saúde ao ser humano e, de tal forma, deve ser processado seguindo as boas práticas que incluem critérios para todas as etapas da produção, desde a seleção da matéria-prima até o momento de consumo.[3]

A empresa ou instituição responsável pelas preparações de nutrição enteral (NE) deve oferecer educação permanente quanto a higiene e cuidados pessoais (unhas aparadas e limpas, ausência de adornos, cabelos protegidos por gorro, uso de máscara).[4,5]

Os cuidados relacionados às embalagens de insumos, recipientes e transporte de materiais para a sala de manipulação devem seguir orientações específicas, a fim de evitar proliferação de germes.[4,5]

DIETAS ENTERAIS: DEFINIÇÃO, TIPOS E SIMILARIDADES

Em uma instituição, a padronização e/ou categorização das dietas enterais permite uniformizar e alinhar o atendimento nutricional pela equipe, garantindo o uso correto da terapia, controle dos custos e melhor comunicação entre os membros da assistência e área de planejamento e compras.[6]

A Resolução RDC n. 63/2000, define a NE como alimento para fins especiais, com ingestão controlada de nutrientes, na forma isolada ou combinada, de composição definida ou estimada, especialmente formulada e elaborada para uso por sondas ou via oral, industrializada ou não, utilizada exclusiva ou parcialmente para substituir ou complementar a alimentação oral em pacientes desnutridos ou não, conforme suas necessidades nutricionais, em regime hospitalar, ambulatorial ou domiciliar, visando à síntese ou manutenção dos tecidos, órgãos ou sistema.[4]

Em maio de 2015 foi publicada a Resolução RDC n. 21/2015, que dispõe sobre o regulamento técnico de fórmulas para nutrição enteral. Esse regulamento tem o objetivo de estabelecer a classificação, a designação e os requisitos de composição, qualidade, segurança e rotulagem das fórmulas para nutrição enteral. A resolução adota as seguintes definições:[7]

I. Fórmula para nutrição enteral: alimento industrializado para fins especiais, apto para uso por tubo e, opcionalmente, por via oral, consumido somente sob orientação médica ou de nutricionista, especialmente processado ou elaborado para ser utilizado de forma exclusiva ou complementar na alimentação de pacientes com capacidade limitada de ingerir, digerir, absorver ou metabolizar alimentos convencionais ou de pacientes que possuem necessidades nutricionais específicas determinadas por sua condição clínica.[7]

II. Fórmula padrão para nutrição enteral: fórmula para nutrição enteral que atende aos requisitos de composição para macro e micronutrientes estabelecidos com base nas recomendações para população saudável.[7]

III. A fórmula padrão para nutrição enteral deve conter obrigatoriamente proteínas, lipídios, carboidratos, vitaminas e minerais.[7] A quantidade de proteínas na formulação deve ser maior ou igual a 10% e menor que 20% do valor energético total (VET) do produto.[7] A quantidade total de lipídios na formulação deve ser maior ou igual a 15% e menor ou igual a 35% do VET do produto, de acordo com os seguintes critérios do VET do produto: ácidos graxos trans menor ou igual a 1%; ácidos graxos monoinsaturados menor ou igual a 20%; ácidos graxos poli-insaturados n-6 maior ou igual a 2% e menor ou igual a 9%; ácidos graxos poli-insaturados n-3 maior ou igual a 0,5% e menor ou igual a 2%.[7] A quantidade de carboidratos na formulação deve ser maior ou igual a 45% e menor ou igual a 75% do VET do produto. Os ingredientes utilizados podem fornecer carboidratos na forma intacta ou hidrolisada.[7] A fórmula deve possuir todas as vitaminas e minerais.

IV. Fórmula modificada para nutrição enteral: fórmula para nutrição enteral que sofreu alteração em relação aos requisitos de composição estabelecidos para fórmula padrão destinada à nutrição enteral, que implique ausência, redução ou aumento dos nutrientes, adição de substâncias não previstas na Resolução n. 21/2015 da Anvisa ou de proteínas hidrolisadas.[7]

O conteúdo de nutrientes da fórmula modificada para nutrição enteral deve ser baseado nos requisitos de composição específicos para as fórmulas padrão para nutrição enteral, contendo as modificações destinadas a atender às necessidades especiais de pacientes em decorrência de alterações fisiológicas, alterações metabólicas, doenças ou agravos à saúde.[7]

As modificações incluem aquelas destinadas a atender às necessidades nutricionais específicas das faixas etárias para as quais o produto é indicado, incluindo aquelas necessárias para a elaboração das fórmulas pediátricas para nutrição enteral.[7]

A fórmula modificada para nutrição enteral pode ser adicionada de substâncias ou probióticos não permitidos ou previstos para fórmulas padrão destinadas à nutrição enteral, desde que sua segurança de uso seja avaliada pela Anvisa, previamente à comercialização do produto.[7]

Uma das muitas decisões quando o paciente irá iniciar NE, é identificar adequadamente qual fórmula irá atender melhor às necessidades estimadas do paciente e fazer uma análise cuidadosa da composição dessas dietas, permitindo ao profissional e à equipe de terapia nutricional a seleção da fórmula mais apropriada para cada situação clínica, conforme a avaliação e acompanhamento do paciente.[6,8,9]

O mercado brasileiro dispõe de mais de 100 fórmulas enterais, em sistema aberto e fechado, além dos suplementos orais e módulos. De maneira geral, as dietas têm diferentes apresentações (pó para reconstituição, líquida em *tetra pack* ou *pack* prontas para envasar ou administrar), mas relativa similaridade na distribuição de macronutrientes. Por essa razão, algumas variáveis têm sido comumente consideradas na prática clínica, visando facilitar a escolha da formulação.[9-11]

QUALIFICAÇÃO DAS EMPRESAS FORNECEDORAS

Objetivo: garantir a qualidade das dietas enterais fornecidas pela unidade.

Nutricionista responsável

Este profissional estabelece as especificações para a aquisição de insumos e dietas enterais e qualifica as empresas para assegurar a qualidade.[4]

As dietas enterais devem ser adquiridas de empresas que atendam aos critérios de qualidade, possuam registro pelo Ministério da Saúde e atendam às especificações estabelecidas pela unidade. Além disso, devem apresentar certificado dos lotes fornecidos e possuir um histórico de fornecimento satisfatório.

As empresas fornecedoras das dietas devem oferecer visitas técnicas para que suas condições operacionais possam ser avaliadas, como subsídio para qualificação e triagem.

Recomenda-se que a qualificação dos fornecedores seja documentada e registrada.

RECEBIMENTO

Objetivo: garantir a qualidade das dietas enterais oferecidas pela unidade.
Segundo a RDC n. 63/2000[4] e a Portaria CVS n. 5/2013:[12]

- A área de recebimento deve ser limpa, protegida de chuva, sol, poeira e livre de materiais ou equipamentos inservíveis.
- Durante o recebimento, os insumos deverão ser examinados.
- As embalagens deverão estar limpas e íntegras, e não estar em contato direto com o piso do caminhão, devendo estar posicionadas sobre paletes ou carrinhos.
- Os entregadores devem estar com o uniforme limpo e adequado, e sapato fechado.

- Deve haver o certificado de vistoria do veículo de transporte em relação à sua higiene.
- Devem ser conferidos rotulagem, nome e composição do produto, lote, data de validade e fabricação, número de registro ou isenção de registro no Ministério da Saúde, Cadastro Geral de Contribuintes (CGC), endereço do fabricante e fornecedor, condições de armazenamento e peso.
- Havendo mais de um lote em uma mesma remessa, cada lote deve ser avaliado separadamente para liberação.
- Certificados dos lotes das dietas devem ser fornecidos.
- Divergências ou qualquer problema que possa afetar a qualidade da dieta enteral devem ser analisados pelo nutricionista responsável para orientar a devida ação.
- O controle microbiológico e físico-químico deve ser realizado quando necessário, por laboratório próprio ou terceirizado.
- As dietas devem permanecer na área de recebimento somente o tempo necessário para as avaliações descritas, devendo ser encaminhadas à área de recebimento.

RECOMENDAÇÕES PARA ARMAZENAMENTO DAS DIETAS ENTERAIS

Área de armazenamento

Objetivo: manter organizado o estoque e garantir a qualidade das dietas, conforme a RDC n. 63/2000[4] e Portaria CVS n. 5/2013.[12]

Área destinada ao estoque de dietas enterais em temperatura ambiente

- Deve ter capacidade para armazenar de maneira organizada os insumos, as matérias de envase e as dietas enterais.
- Deve garantir ao funcionário o conforto ambiental, que compreende: conforto térmico, iluminação, nível de ruído, ventilação e a minimização da poluição do ar no local de trabalho.
- Ventilação adequada, renovação de ar, ambiente livre de gases, fumaças, fungos, condensação de vapores, gordura e conforto térmico.
- Iluminação uniforme, sem sombras e campos escuros. Luminárias e lâmpadas em bom estado de conservação, limpas e protegidas de quedas e explosões acidentais.
- A fiação elétrica deve estar embutida em tubulações internas ou externas às paredes; quando externas, presas e distantes das paredes e teto, para permitir a higienização e a manutenção do ambiente.

- Piso resistente ao uso de produtos de limpeza e desinfecção, liso, impermeável, antiderrapante, de cor clara, de fácil higienização.
- Paredes em bom estado de conservação, impermeáveis, de acabamento liso, lavável, isento de fungos, cores claras, ter ângulos arredondados no contato com o piso e o teto. Caso azulejada deve respeitar altura mínima de 2 metros.
- Teto e forro em bom estado de conservação, impermeável, material não inflamável, cores claras, lavável, isento de goteiras, vazamentos, trincas, umidades, fungos. Se necessárias aberturas para ventilação, devem possuir tela com espaçamento de 2 milímetros e removíveis para limpeza. Pé direito mínimo de 3 metros no andar térreo e 2,7 metros em andares superiores.
- Portas de superfície lisa, cor clara, ajustadas ao batente, material não absorvente, com fechamento automático e protetor de rodapé e de fácil limpeza.
- Janelas sem falhas de revestimento e ajustadas ao batente, devem estar protegidas para não permitir a incidência de raios solares diretamente sobre as dietas enterais e equipamentos sensíveis ao calor. As telas milimétricas devem ter malha de 2 milímetros de fácil limpeza, em bom estado de conservação e limpas.
- Espaço separado para estocar materiais reprovados, devolvidos ou recolhidos identificados por fornecedor.
- A área destinada ao armazenamento de resíduos deve ter dimensões compatíveis com os resíduos gerados e frequência de coleta, revestimento com material sanitário, ponto de água e ralo ligado à rede de esgoto, protegido do sol e da chuva e do acesso de animais e pessoas estranhas à atividade.
- Proibido equipamentos que propiciem condições que interfiram na qualidade das dietas.
- Materiais de limpeza, tóxicos e de higiene pessoal devem ser estocados em ambiente separado.
- Proibida a entrada de caixas de madeira.

A higiene do local deve ser realizada de maneira que no mínimo ocorra a limpeza:

- Diária: piso, rodapé, maçanetas, monobloco, recipientes de lixo, sendo o lixo recolhido quantas vezes necessário, em recipientes apropriados, ensacados e tampados.
- Semanal: portas, paredes, janelas, telas, prateleiras, armários, interruptores e tomadas.
- Quinzenal: estoque, estrados.
- Mensal: luminárias, teto e forro ou conforme necessidade.

ETAPAS OBRIGATÓRIAS NO PROCESSO DE HIGIENIZAÇÃO AMBIENTAL

- Lavar com água e sabão ou detergente, enxaguar, desinfecção química, deixar o desinfetante em contato por no mínimo 15 minutos e enxaguar.
- Os produtos utilizados na limpeza e sanitização não devem contaminar as instalações e equipamentos com substâncias tóxicas, corrosivas, químicas ou voláteis.
- Os saneantes e detergentes devem atender às normas do fabricante e serem avaliados sistematicamente quanto à contaminação microbiológica.
- O controle de pragas deve seguir um programa, a aplicação de produtos desinfetantes deve ser realizada quando as medidas de prevenção adotadas não forem eficazes. Deve ser efetuada de modo a evitar a contaminação das dietas enterais, equipamentos e utensílios, e garantir a segurança dos operadores e do meio ambiente. Deve ser executada por empresa prestadora de serviço de controle de vetores e pragas urbanas, licenciada no órgão de vigilância sanitária competente e os produtos utilizados devem estar regularizados na Anvisa.

RECOMENDAÇÕES PARA PREPARO DA NUTRIÇÃO ENTERAL

A preparação da NE envolve processos desde a avaliação da prescrição dietética à seleção dos materiais e insumos, manipulação, controle de qualidade e conservação da NE.

Avaliação da prescrição

- Todas as prescrições dietéticas devem passar pela avaliação da nutricionista quanto à viabilidade e compatibilidade dos seus componentes e suas concentrações máximas antes da manipulação.[4]
- O nutricionista deve realizar os cálculos necessários para a manipulação da fórmula (componentes, peso, diluição, horários de administração, velocidade de infusão etc.) e registrar em ficha de requisição/receita de NE.[4,13]

Materiais e insumos

- Os materiais e insumos devem passar por inspeção visual para análise de integridade de embalagem, lote, data de validade, alteração de cor, presença de corpo estranho e precipitação.[4]

- A água para o preparo da NE deve ser potável e filtrada, e atender aos requisitos físico-químicos e microbiológicos da legislação vigente.[4] Portaria n. 2.914/2011[14] para água filtrada e RDC n. 275/2005[15] para água mineral.
- A água potável e filtrada pode ser utilizada em pacientes com trato digestório íntegro e imunologicamente saudáveis.
- A recomendação para pacientes com afecções agudas e alterações de trato digestório é de utilização de água estéril.[16]

Rastreabilidade

- Toda NE manipulada e/ou dispensada do sistema fechado, aberto ou artesanal deve ter registrados em sistema eletrônico de gestão ou manual (fichas de controle), o número do seu lote e validade (fórmula completa ou componentes utilizados na manipulação), o fabricante, a data e o horário da manipulação e/ou dispensação, o nome e o registro hospitalar do paciente, para que se possa realizar a rastreabilidade da NE em caso de necessidade.[4,13]

Quadro 1 Modelo de ficha para controle de lote e rastreabilidade

Controle de lote de NE/rastreabilidade						
Data	Horário manipulação e dispensação	Nome paciente	Registro paciente	Nome dieta/ módulo e fabricante	Número lote e validade	Manipulador

Fonte: adaptado de RDC n. 63/2000.[4]

Rotulagem

- De acordo com a RDC n. 63/2000, toda NE dispensada deve apresentar no rótulo nome do paciente, número do leito, registro hospitalar, denominação da dieta e/ou composição qualitativa e quantitativa de todos os componentes, volume total, velocidade de administração, via de acesso, data e hora da manipulação, prazo de validade, nome e número do conselho profissional do respectivo responsável técnico do processo.[4]
- No caso da NE artesanal, as informações referentes à composição qualitativa e quantitativa de seus componentes pode ser substituída pela denominação padronizada pela UAN da unidade hospitalar (UH), desde que mantida por escrito a composição qualitativa e quantitativa de todas as denominações padronizadas para consulta.[4,7,17]

Quadro 2 Modelo de rótulo de identificação para NE

Unidade de alimentação e nutrição ALIMENTO PARA USO EXCLUSIVO POR VIA ENTERAL Agite antes de usar	
Paciente:	
Reg. SAME:	Quarto/leito:
Via de acesso:	
Dieta:	
Volume (mL):	Densidade calórica (kcal/mL):
Início às (horas):	Gotejamento (mL/h):
Data:	
Manipulado em:	N. controle:
Validade sob refrigeração: Validade em temperatura ambiente:	
Responsável técnico:	**CRN:**

A dieta deve ser conservada e armazenada sob refrigeração em geladeira exclusiva para dieta enteral à temperatura de 2-8°C respeitando o prazo de validade.
Retirar da geladeira 30-40 minutos antes do horário de administração para que a dieta volte à temperatura ambiente (não aquecer a dieta).
É proibido o acréscimo de componentes fora da área de preparo.
Fonte: adaptado de RDC n. 63/2000.[4]

Conservação

- A NE manipulada deve ser acondicionada em recipiente atóxico compatível com a sua composição[4] e conservada sob refrigeração em temperatura entre 2-8°C, se o seu consumo não for imediato, em geladeira exclusiva para NE.[4]
- O prazo de validade das fórmulas deve ser validado pela UH com base em avaliação de estabilidade da composição e sua qualidade microbiológica.[4]
- Sempre que houver alteração significativa de procedimento de preparo, nova validação deverá ser realizada para garantia do processo.[4]
- Mesmo havendo recomendações do fabricante em relação ao prazo de validade, após manipulação, a validação deve ser realizada.[4]

Controle microbiológico

- A RDC n. 63/2000 recomenda que a água utilizada no preparo da NE deve ser avaliada quanto às características microbiológicas pelo menos uma vez por mês,

ou por outro período, desde que estabelecido em comum acordo com o CCIH, mantendo-se os registros.[4]
- O processo de manipulação deve ser avaliado e validado quanto à sua adequação por meio de avaliação microbiológica em amostra representativa das preparações realizada em uma sessão de manipulação. As amostras devem atender aos limites microbiológicos da legislação vigente.[4] Todos os registros e documentos que garantam a qualidade da NE devem ser arquivados por 5 anos.[4]
- Deve ser emitido pelo fabricante o certificado de análise de cada insumo e a NE industrializada recebida para avaliação e controle.
- De acordo com a RDC n. 63/2000, devem ser reservadas amostras para contraprova de cada sessão de manipulação de NE;[4] a quantidade mínima recomendada é de 100 mL e deve ser mantida sob refrigeração de 2-8°C por 72 horas.[4]
- No município de São Paulo, a recomendação da Portaria n. 2.619/2011[18] para as fórmulas infantis é de que devem ser reservadas amostras de 100 mL para contraprova de cada sessão de manipulação e mantidas sob refrigeração até 4°C por 96 horas.[18]

Quadro 3 Modelo de cronograma de análise microbiológica do processo de preparo de NE

Cronograma anual de análise microbiológica de NE											Ano:	
Mês	1	2	3	4	5	6	7	8	9	10	11	12
Água do filtro												
Swab manipulador 1												
Swab manipulador 2												
Swab manipulador 3												
Swab utensílio												
Swab frasco descartável												
NE sessão 1 preparo												
NE sessão 2 preparo												

Fonte: adaptado de RDC n. 63/2000.[4] A frequência do controle microbiológico deve ser estabelecida em conjunto com o CCIH da UH (validação do processo).

SEQUÊNCIA DE MANIPULAÇÃO DA NE

De acordo com o grau de manipulação das fórmulas (número de componentes) e especialização das fórmulas para reduzir os riscos de contaminação é recomendada a sequência de manipulação a seguir:[13]

1. Fórmulas modulares.
2. Fórmulas completas em pó momo e oligoméricas.
3. Fórmulas em pó modificadas para patologias específicas.
4. Fórmulas em pó poliméricas.
5. Fórmulas líquidas completas mono e oligoméricas.
6. Fórmulas líquidas modificadas para patologias específicas.
7. Fórmulas líquidas poliméricas.

Manipulação de NE industrializada em pó ou módulos

- Realizar a inspeção visual dos componentes da receita (integridade da embalagem, data de validade, correspondência do rótulo com a receita e características físicas de cor e textura).[4]
- Registrar o lote dos componentes utilizados no sistema eletrônico ou ficha de controle.[4]
- Higienizar a embalagem e encaminhar para a área de manipulação.[4]

Embalagens plásticas ou aluminadas

- Lavar a embalagem em água corrente e detergente neutro.[19,20]
- Secar com pano de limpeza descartável.
- Borrifar álcool 70% na embalagem e aguardar secar naturalmente.

Embalagens que permitem a passagem de água

- Passar um pano descartável de limpeza umedecido em álcool 70% na superfície da embalagem.
- Higienizar as mãos e antebraços com antisséptico padronizado pela CCIH da UH.[4]
- Paramentar-se com a roupa privativa para manipulação de NE (sapato fechado ou botas, avental fechado ou macacão com mangas compridas e decote fechado, gorro ou touca e máscara descartável).[4]
- Forrar a bancada com campo estéril.
- Separar os utensílios necessários e dispor sobre o campo estéril (os utensílios utilizados devem ter sido previamente esterilizados em autoclave ou hipoclorito de sódio a 200 ppm).[19,20]
- Pesar e/ou medir separadamente cada componente em balança (sólidos) ou recipiente graduado (líquidos).

- Os componentes que não forem utilizados na sua totalidade devem ser mantidos na embalagem bem fechada e identificada com data de abertura e data de validade (seguir recomendação do fabricante ou validar processo).
- Adicionar a metade do volume de água aos ingredientes, realizar a homogeneização e completar com água até o volume final da NE.
- A água para o preparo da NE deve ser potável e filtrada e estar à temperatura ambiente.[4]
- Envasar a NE nos frascos e rotular com etiquetas adesivas.
- Realizar a inspeção visual (integridade da embalagem, presença de precipitados ou grumos, alterações de cor ou cheiro, volume e conformidade com os dados do rótulo).
- O rótulo deve ser fixado no corpo do próprio frasco por medida de segurança.
- Acondicionar cada frasco em saco plástico transparente e selar/lacrar.
- Armazenar sob refrigeração de 2-8°C até o momento de consumo ou até o prazo de validade recomendado pelo fabricante.[4]
- Coletar 100 mL da NE preparada para amostra de contraprova e manter sob refrigeração de 2-8°C por 72 horas.[4] Para fórmulas infantis no município de São Paulo, reservar 100 mL para amostra de contraprova de cada sessão de manipulação e manter sob refrigeração até 4°C por 96 horas.[14]

Manipulação de NE industrializada líquida (sistema aberto)

- Realizar a inspeção visual (integridade da embalagem, data de validade, características físicas de cor e textura).[4]
- Registrar o lote da NE utilizada no sistema eletrônico de gestão ou ficha de controle.[4]
- Higienizar a embalagem e encaminhar para a área de manipulação.[4]

Embalagens plásticas, vidro ou *tetra pack*

- Lavar a embalagem em água corrente com detergente neutro.[19,20]
- Secar com pano de limpeza descartável.
- Borrifar álcool 70% na embalagem e aguardar secar naturalmente.

Embalagens que não podem ser lavadas

- Passar um pano descartável de limpeza umedecido em álcool 70% na superfície da embalagem.

- Higienizar as mãos e antebraços com antisséptico padronizado pela CCIH da UH.
- Paramentar-se com a roupa privativa para manipulação de NE (sapato fechado ou botas, avental fechado ou macacão com mangas compridas e decote fechado, gorro ou touca e máscara descartável).
- Forrar a bancada com campo estéril.
- Separar os utensílios (abridor, tesouras etc.) necessários e dispor sobre o campo estéril (os utensílios utilizados devem ter sido previamente esterilizados em autoclave ou hipoclorito de sódio a 200 ppm).[19,20]
- Agitar bem a embalagem para homogeneizar o produto.
- Envasar a NE nos frascos e rotular com etiquetas adesivas.
- Realizar a inspeção visual (integridade da embalagem, presença de precipitados ou grumos, alterações de cor ou cheiro, volume e conformidade com os dados do rótulo).
- O rótulo deve ser fixado no corpo do próprio frasco por medida de segurança.
- Acondicionar cada frasco em saco plástico transparente e selar/lacrar.
- Armazenar sob refrigeração de 2-8°C até o momento de consumo ou até o prazo de validade recomendado pelo fabricante.[4]
- Coletar 100 mL da NE preparada para amostra de contraprova e manter sob refrigeração de 2-8°C por 72 horas.[4] Para fórmulas infantis no município de São Paulo, reservar 100 mL para amostra de contraprova de cada sessão de manipulação e manter sob refrigeração até 4°C por 96 horas.[14]

Manipulação de NE líquida (sistema fechado)

- Realizar a inspeção visual da NE (integridade da embalagem, data de validade, características físicas de cor e textura).[4]
- Registrar o lote da NE utilizada no sistema eletrônico de gestão ou ficha de controle.[4]
- Higienizar as mãos e antebraços com antisséptico padronizado pela CCIH da UH.
- Higienizar a embalagem.
- Passar um pano descartável de limpeza umedecido em álcool 70% na superfície da embalagem.
- Agitar bem a embalagem para homogeneizar o produto.
- Rotular a embalagem (o rótulo deve ser fixado no corpo do próprio frasco por medida de segurança).
- Acondicionar cada frasco em saco plástico transparente, selar/lacrar.

RECOMENDAÇÕES PARA DISTRIBUIÇÃO DA NUTRIÇÃO ENTERAL

A distribuição da NE é a etapa em que ela será disponibilizada para administração ao paciente. É importante ressaltar que a distribuição é uma etapa crítica, em que os alimentos estão expostos, porém devem estar sob controle de tempo e temperatura para não ocorrer proliferação microbiana.

Antes da distribuição da NE é importante que seja realizada a conferência de cada frasco, observando no rótulo: a identificação do paciente, tipo de NE prescrita, quantidade e local onde será utilizada (unidade de internação do paciente).

Recomenda-se que a NE em sistema aberto seja distribuída logo após sua manipulação. Caso seja necessária a manipulação prévia, a NE deve ser conservada em temperatura entre 2-8ºC.

Os frascos contendo a NE devem ser transportados até a unidade onde serão utilizados, em caixa ou carrinho fechado, devidamente limpo.

Se o tempo de distribuição da NE em sistema aberto for maior que 30 minutos, ela poderá ser transportada em recipiente térmico exclusivo, de modo a garantir a manutenção da temperatura.

Em caso de NE manipulada em empresas prestadoras de bens ou serviço, fora do ambiente hospitalar ou domiciliar, a NE preparada, deve, obrigatoriamente, ser transportada em recipiente térmico, com a supervisão de um profissional, de modo a garantir que a temperatura da NE se mantenha entre 2-8º C durante todo o percurso de transporte, além de protegidas de intempéries e da incidência direta da luz solar. Esse transporte não deve ultrapassar 2 horas.

Para a NE em sistema fechado, recomenda-se que a distribuição seja realizada em temperatura ambiente, em caixas ou carrinhos fechados previamente higienizados.

O nutricionista é responsável pela manutenção da qualidade da NE até a sua entrega ao profissional responsável pela administração e deve orientar e treinar os funcionários responsáveis pelo transporte.[4]

O enfermeiro é responsável pela conservação após o recebimento da NE e pela sua administração.[4]

A NE em sistema aberto deve ser armazenada em geladeira quando sua instalação for postergada, não podendo permanecer em temperatura ambiente no posto de enfermagem.[4]

A NE é inviolável até o final de sua administração, não podendo ser transferida para outro tipo de recipiente. A necessidade de sua transferência em casos excepcionais para viabilizar sua administração só poderá ser feita após aprovação formal da equipe multidisciplinar de terapia nutricional (EMTN).[4]

REFERÊNCIAS BIBLIOGRÁFICAS

1. Falcão H. Gestão de processos assistenciais em terapia nutricional parenteral e enteral. 1.ed. Rio de Janeiro: Editora DOC; 2014. 64p.
2. Brasil. Ministério da Saúde. Agência Nacional de Vigilância Sanitária (Anvisa). Resolução da Diretoria Colegiada – RDC n. 275, de 21 de outubro de 2002. Dispõe sobre Regulamento Técnico de procedimentos operacionais padronizados aplicados aos estabelecimentos produtores/industrializadores de alimentos e a lista de verificação das boas práticas de fabricação em estabelecimentos produtores/industrializadores de alimentos. Brasília; 2002.
3. Santos A. Qualidade higiênico-sanitária de dietas enterais e fórmulas infantis produzidas em ambiente hospitalar, segundo o modelo de Donabedian. Brasília, DF. Dissertação [Mestrado em Nutrição] – Faculdade de Ciências da Saúde da Universidade de Brasília; 2014. Disponível em: http://repositorio.unb.br/bitstream/10482/16606/1/2014_AlessandraCedroDaSilvaSantos.pdf; acesso em 18 jul. 2019.
4. Brasil. Ministério da Saúde. Agência Nacional de Vigilância Sanitária (Anvisa). Resolução da Diretoria Colegiada – RDC n. 63, de 6 de julho de 2000. Brasília: Diário Oficial da União – República Federativa do Brasil; 2000.
5. Sociedade Brasileira de Nutrição Parenteral e Enteral. Projeto Diretrizes. Volume IX. Recomendações para preparo da nutrição enteral. Disponível em: http://www.projetodiretrizes.org.br/9_volume/recomendacoes_para_preparo_da_nutricao_enteral.pdf; acesso em 23 abr. 2015.
6. Piovacari S, Toledo D, Figueiredo E. EMTN em prática – Sociedade Beneficente Israelita Brasileira – Hospital Albert Einstein. 1.ed. São Paulo: Atheneu; 2017. cap. 10, p. 117-35.
7. Brasil. Ministério da Saúde. Agência Nacional de Vigilância Sanitária (Anvisa). Resolução n. 21, de 13 de maio de 2015. Regulamento técnico de fórmulas para nutrição enteral. Disponível em: http://portal.anvisa.gov.br/documents/33880/2568070/RDC_21_2015.pdf/df60e69d-974d-4204-9fe7-74e8943a135a; acesso em 18 jul. 2019.
8. Cresci G, Lefton J, Esper D. Enteral formulations. The ASPEN Adult Nutrition Support Core Curriculum. 2.ed. 2012.
9. Rocha MHM, Micheloni ND, Catalani LA, Waitzberg DL. Critérios de decisão na seleção de dietas enterais. In: Waitzberg DL. Nutrição oral, enteral e parenteral na prática clínica. 5.ed. São Paulo: Atheneu; 2017. cap. 62, p. 1001-15.
10. Baxter YC, Waitzberg DL. Tratado de alimentação, nutrição e dietoterapia. 2.ed. São Paulo: Roca; 2011, cap. 59, p. 1025-34.
11. Baxter YC, Waitzberg DL. Tratado de alimentação, nutrição e dietoterapia. 2.ed. São Paulo: Roca; 2011. cap. 58, p. 1015-24.
12. Brasil. Secretaria de Saúde do Estado de São Paulo. Centro de Vigilância Sanitária. Portaria CVS n. 5, de 9 de abril de 2013. Regulamento técnico sobre boas práticas para estabelecimentos comerciais de alimentos e para serviços de alimentação. Disponível em: http://www.cvs.saude.sp.gov.br/up/PORTARIA%20CVS-5_090413.pdf; acesso em 18 jul. 2019.

13. Martins C, Cardoso SP. Terapia nutricional enteral e parenteral. Manual de rotina técnica. Paraná: Nutroclínica; 2000. p. 123-39.
14. Brasil. Ministério da Saúde. Portaria n. 2914, de 12 de dezembro de 2011. Procedimentos de controle e de vigilância da qualidade da água para consumo humano e seu padrão de potabilidade. Disponível em: http://bvsms.saude.gov.br/bvs/saudelegis/gm/2011/prt2914_12_12_2011.html; acesso em 18 jul. 2019.
15. Brasil. Ministério da Saúde. Secretaria Nacional de Vigilância Sanitária. RDC n. 275, de 22 de setembro de 2005. Regulamento técnico de características microbiológicas para água mineral natural e água natural. Disponível em: http://www.anvisa.gov.br/divulga/notícias/2005.pdf; acesso em 18 jul. 2019.
16. Robin. et al. A.S.P.E.N. Enteral nutrition practice recommendations. Special report. JPEN J Parenter Enteral Nutr. mar./abr. 2009;33(2):122-67. Disponível em: https://www.ismp.org/tools/articles/ASPEN.pdf; acesso em 18 jul. 2019.
17. Mitne C. Preparações não industrializadas para nutrição enteral. In: Waitzberg DL. Nutrição oral, enteral e parenteral na prática clínica. 3.ed. São Paulo: Editora Atheneu; 2004. cap. 38, p. 629-48.
18. Brasil. Secretaria Municipal da Saúde de São Paulo. Portaria n. 2619, de 6 de dezembro de 2011. Regulamento de boas práticas e de controle de condições sanitárias e técnicas das atividades relacionadas à importação, exportação, extração, produção, manipulação, beneficiamento, acondicionamento, transporte, armazenamento, distribuição, embalagem, reembalagem, fracionamento, comercialização e uso de alimentos, águas minerais e de fontes, bebidas, aditivos e embalagens para alimentos. Disponível em: https://www.prefeitura.sp.gov.br/cidade/secretarias/upload/chamadas/portaria_2619_1323696514.pdf; acesso em 18 jul. 2019.
19. Silva J. Manual de controle higiênico sanitário em alimentos. 4.ed. rev. amp. São Paulo: Editora Varela; 2001. p. 264-77.
20. Brasil. Ministério da Saúde. Agência Nacional de Vigilância Sanitária (Anvisa). Resolução RDC n. 216, de 15 de setembro de 2004. Regulamento técnico de boas práticas para serviços de alimentação. Disponível em: http://portal.anvisa.gov.br; acesso em 18 jul. 2019.

Capítulo 13

Administração de dietas enterais

Carina Yamanaka
Patricia Queiroz Gonçalves dos Santos

INTRODUÇÃO

Neste capítulo será abordada a importância da gestão nos procedimentos operacionais em terapia nutricional com ênfase na distribuição e administração de dietas enterais.

Com base na RDC n. 63/2000, define-se como terapia nutricional enteral (TNE), o conjunto de procedimentos terapêuticos para manutenção ou recuperação do estado nutricional do paciente por meio de nutrição enteral (NE). A dieta enteral é definida como alimento para fins especiais, com ingestão controlada de nutrientes, na forma isolada ou combinada, de composição definida ou estimada, especialmente formulada e elaborada, industrializada ou não, utilizada exclusiva ou parcialmente para substituir ou complementar a alimentação em pacientes desnutridos ou não, conforme suas necessidades nutricionais, em regime hospitalar, ambulatorial ou domiciliar, visando à síntese ou manutenção dos tecidos, órgãos ou sistemas. Esse tipo de terapia pode ser administrada para uso por sondas enterais, sondas de gastrostomias ou sondas de jejunostomias ou por via oral por meio de suplementos.[1]

O uso de sondas enterais com a finalidade de administrar alimentos deve ser feito sempre que houver contraindicação ou impossibilidade de se utilizar a via oral fisiológica. Ressalta-se que o tubo digestivo deve estar presente, com capacidade de absorção, total ou parcial, conservada.[2,3,4]

A terapia nutricional é uma ferramenta terapêutica dos cuidados intensivos, tendo um papel fundamental no manejo do paciente quando a ingestão oral não é possível. Pacientes em estado grave, com uma evolução prolongada e complicada, apresentam uma intensa resposta metabólica, geralmente caracterizada por hipermetabolismo, com importante catabolismo proteico.[5] Dessa maneira, esses pacientes apresentam alto risco de depleção do estado nutricional, o que pode agravar ainda mais sua condição clínica. A introdução precoce e adequada da terapia nutricional enteral (TNE) pode reduzir consideravelmente a incidência de infecções e o tempo de permanência hospitalar. Entretanto, pacientes em terapia intensiva frequentemente apresentam inadequações no suporte nutricional, tanto pela sub ou superestimação das necessidades energéticas diárias quanto pela introdução tardia da TNE e interrupções para procedimentos.[6]

Estudos têm sido conduzidos com o intuito de analisar a não conformidade entre o previsto de calorias e proteínas e o administrado. Outro ponto em investigação são os fatores que mais contribuem para a interrupção da TNE. Essas pesquisas apontam para um baixo percentual de adequação do administrado perante as necessidades dos pacientes, com valores variando entre 50-90%.[7,8,9] Esse quadro implica um considerável déficit nutricional, evidenciando a dificuldade em proporcionar uma real infusão da TNE próxima a valores calculados. Ao mesmo tempo, salienta a importância de identificar as causas da interrupção na administração da TNE de forma a permitir a implementação de estratégias que visem minimizar seus efeitos.[10]

Conforme descrito no Capítulo 10, toda NE manipulada/dispensada do sistema fechado, aberto ou modular deve ter registrado em sistema eletrônico ou manual (fichas de controle) o número do lote da NE (fórmula completa ou componentes utilizados na manipulação), o fabricante, a data e o horário da manipulação/dispensação, o nome e o registro do paciente, para que se possa realizar a rastreabilidade da NE em caso de necessidade.[11,12]

DESCRIÇÃO DO PROCEDIMENTO DE ADMINISTRAÇÃO DA TERAPIA NUTRICIONAL

Sistemas de administração
Sistema fechado
Os sistemas fechados de dieta são bastante práticos e seguros, porque diminuem a necessidade de manipulação e o risco de contaminação. É indicado, porém, que o tempo máximo de gotejamento seja de 24 horas, bem como para a troca dos equipos de infusão.[13]

A dieta enteral administrada por sistema fechado é pronta para a administração no paciente, não existe manipulação e são entregues uma ou duas vezes ao dia. O enfermeiro que instala a dieta enteral deve observar que a cor da ponta do equipo utilizado é diferenciada, com ajuste exclusivo na sonda, garantido a segurança da via. Ao instalar a dieta, deve anotar na etiqueta do produto a data e hora da instalação, assim como o nome do enfermeiro que realizou o procedimento, calcular e anotar a data e o horário previsto do vencimento.

Quadro 1 Exemplo de identificação da dieta a ser administrada por sistema fechado

Data: (dia/mês/ano) Paciente: (nome completo) Data de nascimento: (dia/mês/ano)	
Número de atendimento:	Número do leito:
Profissional responsável: (nome completo e número do CRN)	
Validade da dieta depois de instalada: (conforme orientação do fabricante, em horas)	
Dieta prescrita: (descrição técnica)	
Observação da dieta: (nome comercial e volume a ser programado na bomba)	
Data da dispensação: (data de entrega ao posto de enfermagem)	
Campo em branco a ser preenchido pela enfermagem: Data da instalação: Horário: Nome: (do enfermeiro que instalou) Cálculo da validade da dieta: (valido até dia/horário)	

Sistema aberto

O sistema aberto caracteriza-se por ser produzido em uma área restrita e específica, onde nutrientes industrializados, em forma de pó ou líquido, são reconstituídos, misturados e envasados em frascos, para que se atinjam as composições desejadas, seguindo as boas práticas de manipulação.[14] Os frascos de dieta em sistema aberto devem ser instalados nos horários programados, seguindo a validade proposta pelo fabricante. Após o término da dieta, deve ser administrada água para lavagem da sonda por meio de seringa descartável de 20 mL e água para hidratação, quando necessário, em frasco descartável.

Quadro 2 Exemplo de identificação da dieta a ser administrada por sistema aberto

Data: (dia/mês/ano) Paciente: (nome completo) Data de nascimento: (dia/mês/ano)	
Número de atendimento:	Número do leito:
Profissional responsável: (nome completo e número do CRN)	
Data e hora da produção: (dia/horário)	Validade da dieta: (12 h após a produção)
Dieta prescrita: (nome comercial) Volume: (mL) Composição em 100 mL: (kcal, carboidratos, proteínas e lipídios)	
Data e hora da administração: (dia/horário) Validade depois de entregue ao posto: (h)	

Tipos de administração

A administração da nutrição enteral pelas sondas pode ser feita por três métodos: *bolus*, gotejamento intermitente e gotejamento contínuo. A seleção do método é baseada no estado clínico e na qualidade de vida do paciente.[15]

Administração intermitente

É o método mais utilizável. A sonda pode estar localizada no estômago, no jejuno ou no duodeno por meio da força da gravidade. Pode ser administrada solução de até 300 mL em cada horário.

A administração da dieta em frasco por gotejamento deve ser realizada suspensa em um suporte. Permite uma utilização mais lenta que o *bolus* e muitas vezes é mais bem tolerada. O procedimento consiste em:

- Conectar o equipo ao frasco plástico descartável ou diretamente ao frasco da dieta (se for o sistema fechado). A pinça do equipo deve estar fechada.
- Abrir a pinça para permitir que o líquido escorra até o outro extremo do equipo.
- Fechar a pinça.
- Conectar o extremo do equipo na sonda e regular a velocidade de administração com o equipo. Deve ser administrado no mínimo em 1 hora.

Administração em *bolus*

É o método preferível, porque leva menos tempo e garante mais liberdade ao paciente. Não requer a utilização de bomba de infusão. A solução pode ser administrada por meio de uma seringa, no estômago. Não se recomenda a infusão em *bolus* em pacientes cujo reflexo da tosse esteja abolido, pois, nesse caso, a sobrecarga rápida do estômago poderia resultar em refluxo e consequente aspiração.[16] Se o paciente se alimenta pela boca, será conveniente, como complemento, uma dieta em *bolus* longe dos horários da alimentação. Deve ser utilizado com muito rigor para evitar transtornos digestivos devidos a uma administração rápida demais. O procedimento consiste em:

- Aspirar a dieta com a seringa.
- Conectar a seringa na sonda.
- Empurrar lentamente o êmbolo da seringa, para que aos poucos a dieta seja infundida. Não ultrapassar 20 mL por minuto.
- Aspirar 20 mL de água com a seringa e injetar na sonda para lavá-la, após a administração de cada etapa da dieta enteral.

Administração contínua

Requer a utilização de bomba de infusão, oferecendo maior segurança ao paciente internado e possibilitando um monitoramento da administração. Pode ser administrada no estômago, no jejuno e no duodeno. As bombas de infusão com alarme são de grande valor, porque permitem o controle do fluxo da dieta e também apontam problemas como: obstrução, presença de ar no sistema, término da dieta ou bateria descarregada.[13]

CUIDADOS DE ENFERMAGEM

O enfermeiro é o responsável pela conservação após o recebimento da NE e também exclusivamente pela sua administração. A administração da NE deve ser executada de forma a garantir ao paciente uma terapia segura e que permita a máxima eficácia em relação aos custos, utilizando materiais e técnicas padronizadas.[1]

A NE é inviolável até o final de sua administração, não podendo ser transferida para outro tipo de recipiente.[1]

A equipe de enfermagem envolvida na administração da NE é formada por enfermeiro, técnico de enfermagem e auxiliar de enfermagem, tendo cada profissional suas atribuições dispostas em legislação específica. O enfermeiro é o coordenador da equipe de enfermagem, cabendo-lhe as ações de planejamento, organização, coordenação, execução, avaliação de serviços de enfermagem, treinamento de pessoal e prescrição de cuidados de enfermagem ao paciente.[1]

ROTINA DE INSTALAÇÃO

- Verificar prescrição.
- Verificar rótulo observando: nome do paciente, composição da solução e gotejamento.
- Orientar o paciente.
- Lavar as mãos antes e depois da administração da dieta.
- Testar a sonda para verificar a localização correta.
- Elevar o decúbito do paciente para administrar dieta por sonda e permanecer nessa posição entre 30-60 minutos após o término da alimentação.
- Fixar a sonda corretamente.
- Observar as características da dieta.
- Infundir a dieta conforme a prescrição.
- Administrar a dieta a uma temperatura ambiente.

- Após o término da administração de dietas e/ou medicamentos, deve-se sempre lavar a sonda com no mínimo 20 mL de água filtrada em *push* ou sob infusão, se estiver em bomba específica.
- Em caso de gastrostomia e jejunostomia, atentar para os cuidados com as sondas e seus respectivos curativos.
- Manter a inserção da sonda limpa e seca, trocando a cobertura diariamente e cada vez que estiver suja ou molhada, limpando a pele ao redor da sonda com água e sabão.
- Lavar diariamente a região da inserção com água e sabão.

A infusão da dieta no estômago ou intestino sempre deverá ser feita com o paciente sentado ou na posição semissentado a pelo menos 45º (posição de Fowler); esta posição deverá ser mantida durante 1 hora após a administração da dieta. Tal cuidado previne o refluxo e consequentemente a broncoaspiração, oferecendo mais conforto e segurança ao paciente.

MONITORAMENTO

Monitoramento nutricional

Após avaliação nutricional, determinação das necessidades nutricionais, acompanhamento dos exames clínicos e laboratoriais, definição do diagnóstico e plano de cuidados, o nutricionista deve registrar sua evolução, de forma que fique disponível aos demais profissionais. Esse profissional pode progredir a dieta até atingir as necessidades nutricionais no terceiro dia e monitorar o volume administrado conforme a prescrição e a tolerância do paciente. A verificação da eficácia da terapia nutricional poderá ser realizada por meio da solicitação de exames pela nutricionista ou pelo médico, como a ureia urinária de 24 horas, para definição do balanço nitrogenado e análise do catabolismo ou anabolismo proteico, quando indicado.

A realização do ajuste da dieta/volume conforme necessidade e tolerância do paciente deve acontecer conforme discussão com a equipe multiprofissional.

Monitoramento multiprofissional

O controle do paciente em TNE deve ser realizado periodicamente e contemplar: ingressos de nutrientes, tratamentos farmacológicos concomitantes, sinais de intolerância à NE, alterações antropométricas, bioquímicas, hematológicas e hemodinâmicas, assim como modificações em órgãos, sistemas e suas funções. Qualquer alteração encontrada nas funções dos principais órgãos e as consequentes alterações na formulação ou via de administração da NE deve constar na história clínica do paciente.[10]

RASTREABILIDADE DO PROCESSO DE CHECAGEM

Checagem de dieta enteral à beira-leito

Com os novos modelos de gestão, nas redes de assistência à saúde, tanto privadas como públicas, surgem novas necessidades de informações, com demandas de integração, validações e consolidações. As novas técnicas de gerenciamento, a melhoria contínua da qualidade, a tratativa de casos bem como de riscos podem aumentar a demanda por informações atualizadas e por dados clínicos sistematizados, muitas vezes sumarizados e detalhados.

Sistemas de TI (tecnologia da informação) da saúde, tais como registros de saúde eletrônicos e entrada de pedidos médicos informatizados, têm o potencial de melhorar a qualidade e reduzir custos.[17] Em geral, eles são projetados para melhorar a comunicação entre provedores distintos dentro de uma organização de saúde. Além disso, essas tecnologias facilitam a implementação de metas e a utilização de ferramentas de apoio à decisão, as quais podem ser particularmente valiosas na prevenção de erros nos processos.

A Healthcare Informationand Management Systems Society (HIMSS), fundada em 1961, é uma organização sem fins lucrativos, que busca sobretudo melhorar a saúde por meio da TI, ao liderar os esforços para otimizar compromissos de saúde e resultados da assistência. Outra iniciativa de sucesso da incorporação tecnológica na área da saúde é a padronização, por parte de algumas dessas organizações, do Electronic Medical Record Adoption Model (EMRAM), desenvolvido pela HIMSS Analytics, em 2005, como uma metodologia para avaliar o progresso e o impacto dos sistemas de registros médicos eletrônicos para hospitais.[18]

O EMRAM é um processo de sete estágios, que permite analisar o estágio de padronização de Electronic Medical Record (EMR) da organização, traçar suas realizações e acompanhar seu progresso em relação a outras organizações de saúde em todo o país. Assim, elas têm a vantagem real e de qualidade para representar um ambiente avançado de registro eletrônico de pacientes.

A prescrição informatizada é uma das tecnologias mais empregadas em instituições de saúde nacionais, entre aquelas capazes de prevenir erros de medicação. Para melhorar a segurança do paciente na unidade de internação, foi adotada a prática de identificação do paciente por meio da pulseira com código de barras.

Para Hughes e Ortiz,[4] as principais vantagens do código de barras são relativas à identificação da medicação e do paciente, registro automático da realização da medicação, auxílio no processo de distribuição e estoque.

ADMINISTRAÇÃO DE MEDICAMENTOS PELA VIA ENTERAL

Quando os pacientes que fazem uso de sondas de alimentação enteral não apresentam deglutição eficaz e correm riscos de aspiração pulmonar, as sondas de nutrição também são utilizadas para a administração de medicamentos, sendo esse um procedimento de rotina na prática hospitalar.[14]

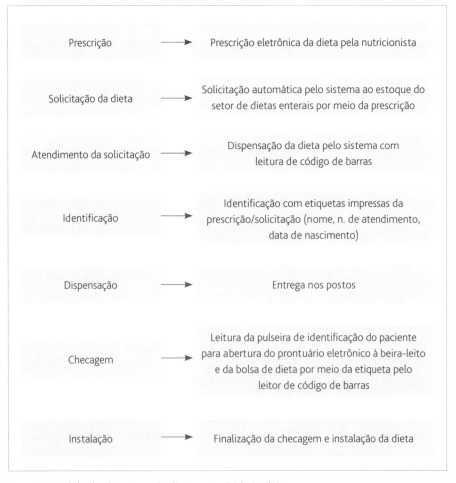

Figura 1 Modelo de checagem de dieta enteral à beira-leito.

A via enteral tem vantagens evidentes, como a ampla disponibilidade de medicamentos para uso oral, baixo custo e ausência dos riscos associados à administração intravenosa, intramuscular, subcutânea ou intradérmica.

A forma farmacêutica preferida e de maior facilidade para administrar medicamentos por meio da sonda são as preparações líquidas, que se apresentam como suspensões e soluções orais, xaropes ou elixires.

Os medicamentos devem ser administrados nos intervalos de infusão quando os pacientes estiverem recebendo nutrição enteral de forma intermitente. Se a alimentação enteral for contínua, para administrar o medicamento pode ser necessário interromper a infusão. O medicamento só deve ser ministrado após a lavagem adequada da sonda, com no mínimo 20 mL de água. Se o paciente estiver utilizando uma sonda de gastrojejunostomia, esta deve ser lavada com no mínimo 40 mL, por causa da extensão da sonda.

O principal problema relatado quando se opta por essa via de administração de medicamentos é a obstrução das sondas. A oclusão das sondas de nutrição enteral pode ocorrer em mais de 15% dos usuários.[17]

Para isso, deve-se seguir a rotina de administração de medicamentos:

- Administração sempre em *bolus* com seringa (medicamentos líquidos).
- Caso o medicamento se apresente na forma sólida (comprimidos/drágeas), ele deverá ser triturado separadamente até virar pó e ser reconstituído com água. Aspirar o conteúdo com uma seringa e injetar na sonda.
- Administrar a medicação lentamente na sonda.
- Lavar a sonda com água antes e após a administração de medicamentos ou dieta.

INSTRUÇÃO DE TRABALHO

Administração de dietas enterais

Executante

- Enfermeiro: cálculo do gotejamento ou programação da velocidade da bomba de infusão e instalação da dieta.
- Técnico ou auxiliar de enfermagem: cuidados e abastecimento de dados no balanço hídrico.

Recursos necessários

- Frasco de dieta.
- Equipo próprio para administração de dieta enteral.

- Suporte para o frasco de dieta enteral.
- Bomba de infusão para dieta, quando houver.
- Seringa de 20 mL de bico.
- Água filtrada (no mínimo 20 mL).

Descrição da tarefa
- Verificar a prescrição da dieta enteral.
- Conferir dados do paciente e da dieta na etiqueta do frasco de dieta enteral.
- Anotar na etiqueta o horário da instalação, o horário da validade da dieta e o nome do enfermeiro que instalou.
- Verificar a identidade do paciente conforme padronizado pela instituição.
- Orientar e informar o paciente/acompanhante em relação ao procedimento.
- Colocar o paciente em decúbito elevado a 45º.
- Higienizar as mãos conforme orientação da Comissão de Controle de Infecção Hospitalar (CCIH).
- Utilizar as luvas de procedimento.
- Realizar ausculta para verificação da localização da SNE.
- Conectar o equipo da dieta à SNE.
- Instalar a dieta em bomba de nutrição enteral e programar conforme o volume total a ser infundido baseado na prescrição dietética.
- Retirar as luvas.
- Descartar o material.
- Higienizar as mãos conforme orientação do CCIH.

Plano de contingência

Quando for verificada qualquer intercorrência, como dieta não identificada corretamente, alteração da coloração, temperatura inadequada ou alteração na consistência da dieta, deve-se entrar em contato com o Serviço de Nutrição e Dietética (SND).

Caso haja dúvidas em relação à localização da SNE (teste da ausculta negativa, suspeita de deslocamento), retirar, repassá-la e confirmar a localização por meio de raio X.

CONSIDERAÇÕES FINAIS

A etapa final ocorrerá na transição da dieta enteral para via oral, após avaliação da efetividade da terapia, com obtenção de resultados esperados ou no preparo do paciente para alta domiciliar, com a continuidade do processo educacional. No preparo para alta domiciliar, a equipe multiprofissional deve elaborar um plano de acordo com as necessidades do paciente, garantindo que as orientações sejam cumpridas efetivamente no domicílio.

A identificação de pacientes com alto risco de desnutrição e o conhecimento da equipe multiprofissional sobre as técnicas de terapia nutricional, oferecida através de sondas, garantem uma melhor recuperação de pacientes internados em hospitais e também dos que estiverem em seu domicílio.

O gerenciamento do cuidado também faz parte das etapas do processo, pois permite avaliar o desempenho de todas as atividades da terapia nutricional. Nessa etapa são coletados indicadores de qualidade, procurando verificar o cumprimento das atividades clínicas, operacionais e administrativas, sendo possível identificar oportunidades de melhorias, elevar o nível de segurança dos pacientes, da equipe de saúde e dos familiares e promover a qualidade assistencial.

REFERÊNCIAS BIBLIOGRÁFICAS

1. Brasil. Ministério da Saúde. Agência Nacional de Vigilância Sanitária (Anvisa). Resolução da Diretoria Colegiada – RDC n. 63, de 6 de julho de 2000. Disponível em: http://bvsms.saude.gov.br/bvs/saudelegis/anvisa/2000/rdc0063_06_07_2000.html; acesso em 2 ago. 2019.
2. Kudsk KA. Clinical applications of enteral nutrition. Nutr Clin Prat. 1994;9:165-71.
3. Robeau JL. Indications for and administration of enteral and parenteral nutrition in critically ill patients. In: Carlson RW, Geheb MA, (eds.). Principles and practice of medical intensive care. Philadelphia: W. B. Saunders; 1993. p. 1528-51.
4. Silk DBA, Rees RG, Keohane PP, Attrill H. Clinical efficacy and design changes of .fine bore. nasogastric feeding tubes: a seven-year experience involving 809 intubations in 403 patients. JPEN. 1987;11:378-83.
5. Villet S, Chiolero RL, Bollman MD, Revelly JP, Cayeux RNMC, Delarue J, et al. Negative impactofhypocaloricfeedingandenergy balance onclinicaloutcome in ICU patients. Clin Nutr. 2005;24(4):502-9.
6. Reid C. Frequency of under- and overfeeding in mechanically ventilated ICU patients: causes and possible consequences.J Hum Nutr Diet. 2006;19(1):13-22.
7. Santana-Cabrera L, O'Shanahan-Navarro G, García-Martul M, Ramírez Rodríguez A, Sánches-Palacios M, Hernández-Medina E. Calidad Del soporte nutricional artificial en una unidad de cuidados intensivos. Nutr Hosp. 2006;21(6):661-6.
8. Rice TW, Swope T, Bozeman S, Wheeler AP. Variation in enteral nutrition delivery in mechanically ventilated patients. Nutrition. 2005;21(7-8):786-92.
9. Van den Broek PW, Rasmussen-Conrad EL, Naber AH, Wanten GJ. What you think is not what they get: significant discrepancies between prescribed and administered doses of tube feeding. Br J Nutr. 2009;101(1):68-71.

10. Aranjues AL, Teixeira ACC, Caruso L, Soriano FG. Monitoração da terapia nutricional enteral em UTI: indicador de qualidade? Mundo Saúde. (1995). 2008;32(1):16-23.
11. Marik PE, Zaloga GP. Gastric versus postpyloric feeding: a systematic review. Crit Care. 2003;7:R46-51
12. Silva Junior EA da. Manual de controle higiênico sanitário em alimentos. 4.ed. rev. amp. São Paulo: Editora Varela; 2001. p. 264-77.
13. Unamuno MRDL, Marchini JS. Sonda nasogástrica/nasoentérica: cuidados na instalação, na administração da dieta e prevenção de complicações. Medicina, Ribeirão Preto, jan./mar. 2002;35:95-101.
14. Costa MF. Nutrição enteral: sistema aberto ou sistema fechado? Uma comparação de custo-benefício. Rev Bras Nutr Clin. 2014;29(1):14-9.
15. Matsuba CST, Ciosak SI, Serpa LF, Poltronieri M, Oliseski MS. Terapia nutricional: administração e monitoramento. In: Sociedade Brasileira de Nutrição Parenteral e Enteral, Associação Brasileira de Nutrologia. Projeto Diretrizes. 15 de agosto de 2011.
16. Gonçalves JLF. O que é a terapia nutricional enteral (TNE) e a que se destina? Disponível em: http://www.nutmed.com.br/blog/novidades/terapia-nutricional-enteral-o-que-e-e-a-que-se-destina; acesso em 22 jul. 2019.
17. Heydrish J. Padrão de prescrição, preparo e administração de medicamentos em usuários de sondas de nutrição enteral internados em um hospital universitário. Porto Alegre: UFRGS; 2006. 108p.
18. Salomi MJA, Maciel RF. Gestão de documentos e automação de processos em uma instituição de saúde sem papel. J Health Inform. jan./mar. 2016;8(1):31-8.

Parte III
Gerenciamento

Capítulo 14

Indicadores de qualidade em lactários

Daniella dos Santos Galego
Lilian de Carla Sant'Anna Macedo
Sueli Lisboa da Silva
Weruska Davi Barrios

INTRODUÇÃO

Indicador em saúde é uma unidade de medida de uma atividade ou processo, ou ainda uma medida quantitativa para monitorar e avaliar a qualidade das atividades dos serviços de suporte prestados. Existem muitos indicadores que podem ser aplicados na prática administrativa em um serviço de nutrição hospitalar, que demandam tempo para monitoramento, coleta criteriosa dos dados e análise crítica dos resultados, sendo necessárias ações de melhoria ou corretivas para se atingir a qualidade dos serviços prestados.

A palavra "indicador" pode ser definida também como um "sinalizador" que expressa algum aspecto da realidade sob uma forma na qual se possa observá-la ou mensurá-la. Ou ainda uma medida quantitativa que pode ser usada como um guia para monitorar e avaliar a qualidade de importantes cuidados providos ao paciente e as atividades dos serviços de suporte.

A escolha de um indicador deve considerar critérios como a importância do que está sendo medido – qual seu impacto ou risco e a possibilidade de comparação com outras instituições hospitalares de referência. Dentro do serviço de nutrição hospitalar especializado em regeneração tecidual, os indicadores mais trabalhados são os de produtividade, efetividade e capacidade, pois refletem melhor o desenvolvimento das atividades e a qualidade do serviço prestado.

Neste capítulo vamos discorrer sobre alguns indicadores que são monitorados na prática e que contribuem para o bom desempenho e para a melhoria contínua dos processos.

AMOSTRAS

Recomenda-se separar amostra de contraprova de 100 mL de cada tipo de produto por lote produzido por 72 horas sob refrigeração para produtos de nutrição enteral industrializada e por 96 horas sob refrigeração para produtos de nutrição enteral artesanal.

As amostras devem ser encaminhadas para análise de acordo com a periodicidade instituída no local.

CHECKLIST

O *checklist* tem como objetivo identificar se os procedimentos de organização e controle higiênico-sanitário do lactário estão sendo realizados adequadamente, bem como estabelecer ações corretivas.

Recomenda-se que diferentes tipos de *checklist* sejam criados, de acordo com a operação, como ilustrado nos Quadro 2 a 4, e que seja realizado semanalmente por um membro da equipe multiprofissional de terapia nutricional, com treinamento e supervisão do nutricionista responsável pelo lactário, em dias e horários estipulados por ele.

INDICADORES DE QUALIDADE

A prática de higienização das mãos é fundamental para reduzir a presença de agentes patogênicos nas mãos de profissionais da saúde. É necessário estabelecer um monitoramento diário por meio dos indicadores de qualidade em lactário.

Esses indicadores são capazes de atender aos objetivos de melhoria na qualidade dos processos e às exigências de órgãos financiadores, reduzirem custos, além de detectarem a eficácia e a eficiência das ações gerenciais.

Os programas educacionais devem ser contínuos, dentre eles, os treinamentos teórico-práticos com tópicos referentes a indicação, técnica e recursos necessários para a higienização das mãos.

O trabalho em equipe, o envolvimento da liderança do lactário, o monitoramento e *feedback* mensal para as lactaristas são fatores importantes que contribuem para a adesão à higienização das mãos no lactário.

Quadro 1 Exemplo de controle de amostras

Acompanhamento da coleta de amostras do lactário Mês/ano:									
Dia	Turno da manhã						Lactarista	Enviado para análise microbiológica	Obs.
	Mamadeira	Hora	Seringa	Hora	Seringa	Hora			
1									
2									
3									
4									
5									
6									
7									
8									
9									
10									
11									
12									
13									
14									
15									
16									
17									
18									
19									
20									
21									
22									
23									
24									
25									
26									
27									
28									
29									
30									
31									

Fonte: Genelac (2018).

Quadro 2 *Checklist* lactário (semanal)

Data:___/___/_____ Horário:_____				
Acompanhamento do preparo de um turno de mamadeiras e seringas				
Resumo	Descrição	Conforme	Não conforme	Ação corretiva
Vestuário	Rigorosamente limpos e em bom estado de conservação			
Asseio pessoal	Boa apresentação, asseio pessoal, mãos limpas, unhas curtas, sem esmalte, sem adornos, cabelos aparados e protegidos			
Paramentação	Procedimento correto			
Higienização das mãos	Número de vezes/procedimento correto			
Utensílios	Armazenados em local apropriado, de forma ordenada e protegidos contra contaminação. Em adequado estado de higiene			
Gêneros alimentícios	Identificados adequadamente após abertura da embalagem original e dentro da validade			
Armazenamento	Sob refrigeração			
Dispensação	Procedimento correto (fluxo cruzado)			
_____ Nutricionista				

Fonte: Genelac (2018).

Quadro 3 *Checklist* lactário (mínimo de 3 vezes por semana)

Data:___/___/_____ Horário:_____				
Resumo	Descrição	Conforme	Não conforme	Ação corretiva
Equipamentos	Em adequado estado de higiene, conservação e funcionamento			
Lixeiras e ralos	Em adequado estado de higiene e conservação. Ralos fechados			

(continua)

Quadro 3 *Checklist* lactário (mínimo de 3 vezes por semana) (continuação)

Data:___/___/_____ Horário:_____				
Resumo	Descrição	Conforme	Não conforme	Ação corretiva
Edificações (bancadas, lavatórios, janelas, parede, azulejos, pisos, rodapés, teto, maçanetas, luminárias e armários)	Em adequado estado de higiene e conservação			
Controles				
Coleta de amostras	Diariamente (número de amostras coletadas e etiquetas com identificação)			
Monitoramento e registro de temperatura e ar-condicionado	Conforme padrão do hospital			
	_____ Nutricionista			

Fonte: Genelac (2018).

Quadro 4 *Checklist* lactário (mensal)

Acompanhamento de um ciclo de higienização das mamadeiras, bicos e utensílios				
Data:___/___/_____ Horário:_____				
Resumo	Descrição	Conforme	Não conforme	Ação corretiva
Recolhimento de materiais nas copas de apoio	Observar se o fluxo está correto (carro "sujo")			
Área de higienização (bancadas, lavatórios, janelas, parede, azulejos, pisos, rodapés, teto, maçanetas, luminárias e armários)	Em adequado estado de higiene e conservação			
Funcionamento da máquina de lavar mamadeiras	Observar estado e porcentagem de detergente no diluidor			
Produtos para higienização	Observar se estão identificados corretamente			

(continua)

Quadro 4 *Checklist* lactário (mensal) (continuação)

Acompanhamento de um ciclo de higienização das mamadeiras, bicos e utensílios

Data:___/___/_____   Horário:_____

Resumo	Descrição	Conforme	Não conforme	Ação corretiva
Utilização dos cestos giratórios	Observar se as tampas, bicos, mamadeiras e utensílios se encontram nos respectivos cestos para higienização			
Tempo *versus* temperatura (lavagem)	Observar se o ciclo de lavagem está adequado			
Tempo *versus* temperatura (secagem)	Observar se o ciclo de secagem está adequado			
Utilização de fita dosadora para hipoclorito 200 ppm	Se processo manual, observar utilização da fita dosadora para hipoclorito 200 ppm			
Retirada da máquina dos materiais higienizados	Observar separação de bancadas ("sujo" *versus* "limpo")/observar higienização das mãos das lactaristas			
Saída dos materiais higienizados	Observar se o fluxo está correto (carro "limpo")			
Armazenamento dos materiais higienizados	Observar armazenamento em caixas limpas			

_____
Nutricionista

Fonte: Genelac (2018).

Quadro 5 Exemplos de indicadores de qualidade em lactário

Nome do indicador	Taxa de adesão à higienização das mãos
O que está sendo medido?	Frequência da higienização das mãos das lactaristas por meio de oportunidades e adesões
Por que está sendo medido?	Monitorar a qualidade do processo de manipulação de insumos no lactário
Como será medido?	Total de adesões/total de oportunidades x 100
Unidade de medida	Percentual
Periodicidade da medição	Mensal

(continua)

Quadro 5 Exemplos de indicadores de qualidade em lactário (continuação)

Meta	95%
Nome do indicador	Taxa de não conformidades encontradas no *checklist*
O que está sendo medido?	Frequência de não conformidades relacionadas à aplicação do *checklist*
Por que está sendo medido?	Monitorar o percentual de não conformidades das diversas etapas de manipulação e dispensação da terapia nutricional com objetivo de atender aos regulamentos técnicos estabelecidos
Como será medido?	(Total de não conformidades/Itens do *checklist* x total de *checklists* realizados no mês) x 100
Unidade de medida	Percentual
Periodicidade da medição	Mensal
Meta	< 2%

Fonte: Genelac (2015).

CONTROLES DE QUALIDADE NO RECEBIMENTO E ARMAZENAMENTO DE MATÉRIA-PRIMA

Recebimento

A qualidade dos alimentos manipulados no lactário deve ser vista como a preocupação com a segurança e a sua qualidade implícita, que deve ser garantida a cada passo do processo, desde a aquisição dos insumos até a utilização do produto final pelo cliente e garantia da sua satisfação.[1]

No recebimento de materiais pelo fornecedor devemos assegurar que o produto entregue esteja em conformidade com as especificações constantes no pedido de compra seguindo normas e padrões que estabeleçam condições higiênico-sanitárias dos produtos adquiridos, sendo competência do nutricionista o estabelecimento de critérios e a supervisão do processo de aquisição dos produtos.

É importante uma avaliação das condições operacionais dos estabelecimentos fornecedores de matérias-primas, produtos semielaborados ou produtos prontos, por meio de visita técnica, como subsídio para a qualificação e a triagem dos fornecedores, sendo competência do nutricionista o processo de supervisão para aquisição de produtos, conforme CVS n. 5/1999.[2]

Deverá ser programado o recebimento dos gêneros alimentícios e produtos em horários que não coincidam com os horários de distribuição de refeições e/ou saída de lixo da câmara, devendo ser observados os horários de recebimento dos produtos estabelecidos pelo contratante, de forma que possa ser exercida a fiscalização dos gêneros alimentícios no momento da entrega.

A etapa de recebimento e armazenamento adequado desses insumos é fundamental para um controle de qualidade rigoroso.

Segundo Mezomo (2002), Portaria n. 2.619/2011 e CVS n. 5/2013, CVS 15/1991 e RDC n. 63/2000, deverão seguir os critérios relacionados a seguir a fim de garantir a segurança dos produtos no ato do recebimento:[2-6]

- O recebimento de alimentos deve ocorrer em área protegida de chuva, sol e poeira e livre de resíduos e materiais inservíveis.
- O local deve ser organizado de forma a garantir a segurança dos produtos.
- É proibida a entrada de veículos de transporte nas áreas destinadas ao armazenamento de alimentos.
- Os alimentos, as embalagens para alimentos e os descartáveis não devem ser dispostos diretamente sobre o piso.
- Os produtos devem permanecer nessa área apenas o tempo necessário para realização das atividades relacionadas com a avaliação e a conferência das mercadorias, devendo ser encaminhados, imediatamente a seguir, para as áreas destinadas ao armazenamento.
- Os produtos reprovados no recebimento, ou com prazo de validade vencido, inclusive aqueles destinados para devolução ao fornecedor, devem ser identificados, colocados em local apropriado e fora da área de produção.
- Não é permitido comercializar alimentos com embalagens que apresentem sujidades, rasgadas e/ou furadas; latas amassadas, com ferrugem e/ou estufadas.
- É proibido o armazenamento de alimentos, bebidas, embalagens para alimentos e descartáveis nos pátios e nas plataformas de recebimento.
- No momento da recepção de mercadorias, devem ser observadas as condições de conservação e limpeza dos veículos de transporte e a higiene e a uniformização dos entregadores.
- Os alimentos devem ser inspecionados, no momento da recepção, considerando-se o padrão de identidade e qualidade previamente definido.
- Deve-se, ainda, observar: integridade e legibilidade da rotulagem. A correta identificação do produto no rótulo devendo conter as seguintes informações: denominação de venda, data de validade, temperatura recomendada pelo fabricante e condições de armazenamento; quantidade (peso), número de registro no órgão oficial, quando obrigatório, identificação de origem (razão social e endereço do fabricante, do distribuidor quando proprietário da marca e do importador, para alimentos importados).

Segundo a Portaria CVS n. 15/1991, a normatização do transporte por veículos de alimentos para consumo humano estabelece os seguintes critérios:

- É proibido manter no mesmo continente ou transportar no mesmo compartimento de um veículo, alimentos e substâncias estranhas que possam contaminá-los ou corrompê-los.
- Os veículos de transporte de alimentos devem possuir Certificado de Vistoria, de acordo com o Código Sanitário vigente.
- O veículo de transporte de alimento deve ser mantido em perfeito estado de conservação e higiene.
- Não é permitido transportar, conjuntamente com os alimentos, pessoas e animais.
- A cabine do condutor deve ser isolada da parte que contém os alimentos.
- Os métodos de higiene e desinfecção devem ser adequados às características dos produtos e meios de transportes, aprovados pela autoridade sanitária competente.

Os alimentos que não atenderem aos critérios e parâmetros de qualidade e segurança apresentados não devem ser recebidos.

Armazenamento
Armazenamento em temperatura ambiente (estoque)
Essa área destina-se ao armazenamento de alimentos exclusivamente em temperatura ambiente.

De acordo com Mezomo (2002), Portaria n. 2.619/2011 e RDC n. 63/2000, determina-se que dietas, suplementos alimentares, fórmulas lácteas, alimentos, matérias-primas, ingredientes, embalagens para alimentos e descartáveis devem ser armazenados em local organizado, com iluminação, temperatura, umidade e ventilação adequadas, dimensão compatível com o volume armazenado, isolado por barreiras físicas do ambiente externo e das demais áreas com atividades distintas e atender aos seguintes critérios:

- Separados por categorias.
- Protegidos da incidência de raios solares.
- Separados de todos os materiais de limpeza, higiene, perfumaria e outros produtos químicos que exalem odores.
- Organizazados de acordo com as suas características.
- Empilhados segundo as recomendações dos fabricantes e de forma a não comprometer a qualidade e a integridade das embalagens e dos produtos.

- Manter sempre limpas as embalagens dos produtos, higienizando-os por ocasião do recebimento, atentar para eventuais e quaisquer irregularidades com os produtos.
- Organizados de forma a garantir a ventilação, higienização e circulação de pessoas.
- Dispostos distantes do piso, sobre estrados com acabamento liso, mantidos em bom estado de conservação e limpeza.
- Acondicionados em embalagens íntegras, sem deformações, sujidades e ferrugem, com identificação visível e apresentando todos os dados necessários para garantir sua rastreabilidade e o controle da data de validade.
- Dispostos conforme a data de fabricação, sendo que os produtos com data de fabricação mais antiga devem ser posicionados de modo a serem consumidos em primeiro lugar, utilizando o sistema Primeiro que Vence, Primeiro que Sai (PVPS) ou Primeiro que Entra, Primeiro que Sai (PEPS).
- Colocar os produtos destinados à devolução em locais apropriados, devidamente identificados por fornecedor, para que não comprometam a qualidade dos demais.
- Respeitar rigorosamente as recomendações do fornecedor para o adequado armazenamento dos alimentos.
- As matérias-primas, ingredientes e produtos alimentícios impróprios para o consumo, com prazos de validade vencidos, avariados, adulterados, fraudados, reprovados, devolvidos ou recolhidos do mercado, destinados à devolução ou descarte, devem ser mantidos organizados, em local segregado, devidamente identificados, pelo menor tempo possível e protegidos de forma a impedir a atração, o acesso, o abrigo e a proliferação de vetores e pragas urbanas. Incluem-se também as embalagens para alimentos em desconformidade com essa norma e a legislação vigente. Deve ser determinada a sua destinação final. Os produtos resfriados e congelados devem estar armazenados em equipamentos destinados para esse fim.
- Nos ambientes caracterizados como depósito, os materiais devem estar dispostos distante do piso, sobre estrados, paletes e/ou prateleiras com acabamento liso, mantidos em adequado estado de conservação e limpeza, respeitando-se o distanciamento, sendo que as pilhas de produtos devem estar no mínimo a 40 cm de distância da parede e das outras pilhas e a 60 cm do forro e 25 cm do piso.
- Os alimentos, bebidas, embalagens e descartáveis devem estar dispostos em prateleiras de material liso, resistente e impermeável em adequada conservação de limpeza com altura mínima de 25 cm de distância do piso, e 60 cm do forro, de maneira a garantir a boa circulação de ar, mantendo os produtos afastados da parede e entre si, evitando assim a contaminação dos alimentos.
- As embalagens primárias para alimentos e os descartáveis (copos, canudos, pratos, marmitas, talheres, guardanapos, filmes plásticos, papel toalha para secagem das mãos, entre outros) devem ser armazenados de forma organizada.

- Devem ser mantidos protegidos, separados de outras categorias de produtos, sobre estrados ou prateleiras.
- As embalagens secundárias e terciárias para alimentos devem ser armazenadas de forma organizada, segregadas dos produtos alimentícios, sobre estrados ou prateleiras.
- Os produtos para higienização e limpeza com prazos de validade vencidos devem ser identificados e mantidos segregados em local afastado das áreas destinadas à manipulação de alimentos.
- Os materiais de limpeza, higiene, perfumaria e outros produtos químicos devem ser armazenados segundo a recomendação do fabricante.
- É proibida a presença de pertences de uso pessoal e de outros objetos e materiais estranhos à atividade em locais de armazenamento de alimentos, embalagens e descartáveis.
- Os tambores, barricas, sacos e caixas de matérias-primas, ingredientes, produtos intermediários e finais devem ser mantidos fechados, limpos, identificados e fora de contato direto com o piso e as paredes.
- Após a abertura das embalagens originais, as matérias-primas, os ingredientes e os produtos alimentícios devem ser conservados conforme a recomendação do fabricante, considerando-se a nova data de validade e as condições de acondicionamento e armazenamento.
- Os produtos que possam ser mantidos em suas embalagens originais após abertos, devem ser identificados com a data de abertura e nova data de validade.
- As matérias-primas, ingredientes e produtos alimentícios transferidos de suas embalagens originais devem ser identificados com as seguintes informações: nome do produto, marca, lote, data de abertura da embalagem e a nova data de validade, conforme a orientação do fabricante. Outros sistemas de etiquetas podem ser implantados, desde que permitam a identificação e a rastreabilidade do produto.
- Quando os alimentos pré-preparados, pré-misturados ou prontos para o consumo não forem utilizados ou embalados imediatamente, devem ser acondicionados adequadamente, protegidos e identificados com o nome do produto, data de manipulação e data de validade.
- Os produtos e subprodutos destinados ao reprocesso devem ser identificados, acondicionados e armazenados em condições condizentes com as características dos produtos.
- Ventilação adequada.
- Os alimentos devem ser separados por grupos, sacarias sobre estrados fixos com altura mínima de 25 cm, separados da parede e entre pilhas no mínimo 10 cm e distante do forro 60 cm.

- Não deve existir entulho ou material tóxico no estoque, sendo o material de limpeza armazenado separadamente dos alimentos.
- Embalagens íntegras com identificação visível (nome do produto, nome do fabricante, endereço, número de registro, prazo de validade).
- Em caso de transferência de produtos de embalagens originais para outras embalagens de armazenamento, transferir também o rótulo do produto original.

Armazenamento em temperatura controlada

Essa área destina-se ao armazenamento de alimentos perecíveis ou rapidamente deterioráveis.

Os equipamentos de refrigeração e congelamento devem ser de acordo com a necessidade e tipos de alimentos a serem produzidos e armazenados no local.

No caso de possuir apenas uma geladeira ou câmara, o equipamento deve estar regulado para o alimento que necessitar de menor temperatura.

Nos equipamentos de refrigeração, tipos diferentes de alimentos podem ser armazenados, desde que devidamente protegidos e separados, de forma a evitar contaminação cruzada. A disposição dos produtos deve respeitar as linhas de carga máxima indicadas nos equipamentos ou pelos fabricantes.

Os alimentos estocados em câmaras frias devem ser armazenados distantes das paredes e sob arrumação modular, para garantir a circulação do ar frio. Estes não devem estar dispostos sob os evaporadores.

Caso sejam necessárias instalações de câmaras, estas devem apresentar, conforme a Portaria n. 2.619/2011, as seguintes características:

- Antecâmara para proteção térmica.
- Revestimento com material lavável e resistente, impermeável, liso e sem presença de ferrugem.
- Estrados em adequado estado de conservação e higiene, livres de infestações e sem sinais de umidade e emboloramento.
- Nível do piso igual ao da área externa.
- Termômetro permitindo a leitura pelo lado externo.
- Prateleiras em aço inox ou outro material apropriado.
- Porta que permita a manutenção da temperatura interna.
- Dispositivo de segurança que permita abertura por dentro, quando utilizada porta hermética.
- Interruptor de segurança localizado na parte externa com lâmpada-piloto indicando ligado/desligado.

- A operação de degelo automático não pode acarretar variações nas temperaturas dos alimentos recomendadas pelos fabricantes ou pela legislação vigente.
- É proibido desligar os equipamentos de refrigeração com o objetivo de economizar energia.
- Para o sensor de temperatura do ar interno, é necessária a instalação no local mais quente da câmara, determinado por estudo de distribuição de temperatura ou via cálculo de projeto do fabricante.
- Após a higienização, os equipamentos de refrigeração devem ter sua temperatura interna reduzida e estabilizada antes do armazenamento de alimentos.
- Não é permitido forrar ou cobrir as prateleiras dos equipamentos das cadeias fria e quente com tecidos, plásticos, papelão ou qualquer outro material que impeça ou dificulte a circulação do ar entre os produtos armazenados.
- Produtos alimentícios que apresentem sinais de descongelamento ou de recongelamento, como amolecimento ou deformação dos produtos, embalagens molhadas, com camada de gelo, acúmulo de líquidos ou cristais de gelo, devem ser descartados.

CONTROLES DE QUALIDADE NA MANIPULAÇÃO DE FÓRMULAS INFANTIS E DIETAS ENTERAIS

Controle de temperatura de refrigeração de fórmulas infantis

O controle de temperatura da cadeia fria constitui um dos pilares do controle de qualidade de fórmulas infantis, representando um aliado importante na segurança alimentar, sendo a refrigeração instrumento fundamental no controle da multiplicação de microrganismos durante o armazenamento. Apesar dessa importância a literatura científica se apresenta muito escassa nesse campo.[1,3]

Segundo Maschietto (2008),[7] a recomendação estabelece que as fórmulas infantis autoclavadas fiquem armazenadas em temperatura de até 4ºC por no máximo 24 horas e não autoclavadas para consumo em 12 horas nessa mesma faixa de temperatura.

De acordo com a Resolução n. 43/2015, quando não for possível utilizar as fórmulas infantis reconstituídas imediatamente ou houver a necessidade de produção antecipada, o produto deve ser mantido refrigerado em temperatura inferior a 5ºC por no máximo 24 horas.[8]

Em situações em que essa faixa de refrigeração não for atingida, o tempo de validade do produto deverá ser reduzido.[6] Os produtos que permanecem em temperatura de refrigeração de até 10ºC devem ser consumidos no máximo em 4 horas.[1,3,7]

Disposições sobre a utilização do equipamento de refrigeração

Os equipamentos de refrigeração deverão ser dimensionados de acordo com o volume e os tipos de produtos que serão armazenados no local. Os produtos estocados deverão ser organizados de forma a garantir a circulação de ar para que a temperatura recomendada seja atingida. A disposição dos produtos deve respeitar a capacidade máxima indicada nos equipamentos ou pelos fabricantes.[1,3]

A espessura do gelo formado nas paredes e nos evaporadores dos equipamentos de refrigeração não deve ultrapassar 1 cm. Após a limpeza do equipamento a temperatura deve ser estabilizada antes de receber nova carga de produto.[1,3]

A literatura refere que se deve evitar a abertura da porta do refrigerador com objetivo de minimizar as oscilações de temperatura interna. Nos serviços que apresentam dificuldades em atingir a meta de temperatura, sugerimos a presença de dois equipamentos para separar os produtos de consumo imediato dos que serão utilizados no dia seguinte. Essa prática auxiliará a manutenção adequada da temperatura, pois se evita assim a abertura constante de portas.[5]

Calibração de instrumento de verificação de temperatura

Segundo a Portaria CVS n. 5/2013, os termômetros de aferição de temperatura deverão ser calibrados anualmente ou conforme a recomendação do fabricante. As empresas de calibração devem ser acreditadas em órgão oficial competente, e os estabelecimentos devem manter registros de controle de calibração dos instrumentos e equipamentos de medição, além de deixar à disposição da autoridade sanitária os comprovantes de execução do serviço realizado.

Manutenção preventiva e corretiva dos refrigeradores

Os equipamentos de refrigeração deverão passar por manutenções preventivas e corretivas de acordo com cronograma estabelecido pelo serviço, a fim de garantir um funcionamento adequado.[1,3]

Planilhas para monitoramento de temperatura dos equipamentos

Os controles de temperatura dos refrigeradores devem ocorrer em todos os turnos de serviço e também no início e ao término de cada período. Os dados coletados são anotados em planilhas específicas de controle. Medidas corretivas imediatas precisam ser tomadas sempre que o equipamento não trabalhar nas faixas de temperaturas estabelecidas.[1]

Plano de contingência para falhas do equipamento de refrigeração

Recomendamos a elaboração de planos de contingências para as situações de quebra/defeito do equipamento que não permita a manutenção da faixa de temperatura de armazenamento preconizada para as fórmulas infantis, e estes deverão ser fixados nos equipamentos com o intuito de orientar, facilitar, agilizar e uniformizar as ações que devem ser tomadas pela equipe de trabalho na transferência dos produtos para outro equipamento que esteja em perfeitas condições de uso.[1,3]

Informações básicas para escolha do equipamento de refrigeração

A escolha do equipamento de refrigeração constitui um ponto importante para garantia do controle de temperatura. Recomenda-se preferencialmente um equipamento industrial modelo/expositor que facilite a visualização dos produtos armazenados sem necessidade de abertura da porta. A literatura refere que esse equipamento apresente um ajuste de faixa de temperatura especificada pelo fabricante; também reforça a importância da presença de um dispositivo controlador digital de funções para manutenção constante da faixa de temperatura preconizada.[1,3]

TRANSPORTE DE FÓRMULAS INFANTIS

O transporte das fórmulas infantis deve ocorrer de maneira a respeitar as condições de tempo e temperatura e a evitar a multiplicação de microrganismos e o risco de contaminação.[1,3,5,6]

A literatura científica preconiza que o transporte das fórmulas infantis ocorra em caixa isotérmica, com revestimento interno e externo, de material liso, atóxico, resistente, impermeável e lavável, com tampa ou sistema de fechamento perfeitamente ajustado, e que adote um cronograma para higienização.[1,3]

CONTROLES DE TEMPERATURA NA MANIPULAÇÃO

As doenças transmitidas por alimentos (DTAs) afetam o bem-estar e a saúde de muitas pessoas diariamente, apresentando maior gravidade em pessoas com estado de saúde debilitado, como crianças e adultos hospitalizados.[1]

A contaminação dos alimentos servidos nos hospitais pode ocorrer desde a aquisição da matéria-prima à administração ao paciente.

O resfriamento e o reaquecimento são processos nos quais o monitoramento do binômio tempo-temperatura faz-se essencial para evitar algum tipo de infecção à população atendida por um lactário, haja vista a grande probabilidade de contaminação e perdas nutricionais existentes nesses processos.[3]

Os equipamentos envolvidos (refrigeradores, termômetros, balcões térmicos, aquecedores e os *pass-throughts* etc.) devem ser de materiais que não transmitam substâncias tóxicas, odores, nem sabores aos alimentos. Devem passar por manutenções periódicas ou conforme necessidade e serem resistentes à corrosão e a repetidas operações de limpeza e desinfecção.[4]

Sugere-se que, para a medição de temperaturas com termômetros de penetração, seja utilizada uma "amostra-piloto", evitando o risco de contaminação. Essa amostra-piloto seria uma porção a mais no lote produzido para a aferição da temperatura e tempo dos processos.[2]

O monitoramento dos critérios estabelecidos deve ser controlado com registros da realização dessas operações e os instrumentos ou equipamentos de medição sempre calibrados. Há necessidade de atualização desses critérios conforme legislações vigentes.[2,4]

RESFRIAMENTO

O processo de resfriamento de um alimento preparado deve ser realizado de forma a minimizar o risco de contaminação cruzada e a sua permanência em temperaturas que favoreçam a multiplicação microbiana.[2,4]

A temperatura do alimento preparado deve ser reduzida de 60-10°C em até 2 horas. Em seguida, deve ser conservado sob refrigeração a temperaturas inferiores a 5°C.[3-7]

As fórmulas infantis e as fórmulas enterais porcionadas, que não passaram por processo térmico (autoclavagem e/ou reconstituição a 70°C) e que não serão distribuídas imediatamente, podem permanecer sob refrigeração a 4°C por até 12 horas e devem estar identificadas com suas denominações, data e hora de preparo e prazo de validade.[2,5-8]

No caso das fórmulas que passaram por processo térmico (autoclavagem e/ou reconstituição a 70°C) ou cocção e que não serão distribuídas imediatamente, ao alcançarem 55°C, temperatura limite recomendada para o alimento permanecer em temperatura ambiente, devem ser resfriadas a 4°C.[2,9]

As fórmulas lácteas, que foram produzidas no lactário, que passaram por algum processo térmico (autoclavagem e/ou reconstituição a 70°C) e que serão imediatamente distribuídas, devem ser resfriadas a 43°C, preferencialmente sob refrigeração, com tempo de distribuição de 15 minutos, para que sejam ofertadas em temperatura ideal de 37°C.[9-11]

A refrigeração deve ser no próprio recipiente destinado à distribuição (frasco/mamadeira/copo graduado/seringa), em refrigerador com circulação de ar e com espaço adequado e regulado.[11]

No resfriamento forçado até 10ºC e consequente refrigeração até 4ºC, poderá ser utilizado: imersão em gelo, *freezer*, geladeira ou equipamento para refrigeração rápida.[5-8]

REAQUECIMENTO

As fórmulas lácteas que foram produzidas antecipadamente e que ficaram sob refrigeração a 4ºC devem atingir, por segurança, novamente a temperatura de 74ºC no centro geométrico ou 70ºC por 2 minutos ou 65ºC por 15 minutos em reaquecimento.[2,9]

O reaquecimento pode ser feito em equipamento de banho-maria e/ou aquecedor em banho-maria.[2,5-7]

O equipamento deve estar limpo, com água tratada e limpa, trocada diariamente, mantida à temperatura entre 80-90ºC, e as fórmulas lácteas preparadas devem ser acondicionadas somente quando a temperatura da água estiver, no mínimo, a 80ºC.[2,4-7]

Outra opção é manter o alimento aquecido acima de 60ºC em *pass-throught* ou banho-maria, lembrando que necessita de resfriamento a 43ºC para a distribuição em todas as opções.[2,10,11]

Existe ainda a possibilidade de reaquecimento em banho-maria a 40ºC e em aparelho de micro-ondas, porém, faz-se necessária a validação dos processos em virtude da variação de temperatura e modelos de equipamentos disponíveis.[9,10]

As fórmulas lácteas envasadas em seringas podem ser retiradas do refrigerador minutos antes do horário de distribuição, podendo, da mesma forma, ser aquecidas em banho-maria, desde que posicionadas em grelhas sob vaporização. A temperatura da fórmula nessas condições deve estar a 43ºC e distribuída em no máximo 15 minutos, para se atingir a temperatura ideal de administração a 37ºC, cerca de 2 minutos, em média, para cada 10 mL de fórmula láctea envasados nas seringas.[8,10,11]

As fórmulas enterais envasadas em frascos para sistema aberto devem ser retiradas da refrigeração 30 minutos antes do horário da administração e mantidas à temperatura ambiente, não devendo ser aquecidas. Entretanto, para frascos com volumes acima de 200 mL, esse tempo pode ser insuficiente em dias muito frios e/ou regiões frias, sendo necessária a validação de tempo para aquecimento em banho-maria sob vaporização.[8,9]

REFERÊNCIAS BIBLIOGRÁFICAS

1. Germano PML, Germano MIS. Higiene e vigilância sanitária de alimentos. 3.ed. Barueri: Manole; 2008.
2. Brasil. Secretaria da Saúde do Estado de São Paulo. Centro de Vigilância Sanitária. Portaria CVS n. 5, de 9 de abril de 2013. Regulamento técnico sobre boas práticas para estabelecimentos comerciais de alimentos e para serviços de alimentação, e o roteiro de inspeção. Disponível em: http://www.cvs.saude.sp.gov.br/up/PORTARIA%20CVS-5_090413.pdf; acesso em 22 jul. 2019.
3. Mezomo IB. Os serviços de alimentação: planejamento e administração. 5.ed. Barueri: Manole; 2002.
4. Brasil. Secretaria Municipal da Saúde de São Paulo. Portaria n. 2.619, de 6 de dezembro de 2011. Regulamento de boas práticas e de controle de condições sanitárias e técnicas das atividades relacionadas à importação, exportação, extração, produção, manipulação, beneficiamento, acondicionamento, transporte, armazenamento, distribuição, embalagem, reembalagem, fracionamento, comercialização e uso de alimentos, águas minerais e de fontes, bebidas, aditivos e embalagens para alimentos. Disponível em: https://www.prefeitura.sp.gov.br/cidade/secretarias/upload/chamadas/portaria_2619_1323696514.pdf; acesso em 22 jul. 2019.
5. Brasil. Secretaria de Estado da Saúde. Centro de Vigilância Sanitária. Portaria CVS n. 15, de 7 de novembro de 1991. Normatização do transporte por veículos de alimentos para consumo humano. Disponível em:http://www.mds.gov.br/webarquivos/legislacao/seguranca_alimentar/_doc/portarias/1991/Portaria%20CVS-15-%20de%20 07%20de%20novembro%20de%201991.pdf; acesso em 2 ago. 2019.
6. Brasil. Ministério da Saúde. Agência Nacional de Vigilância Sanitária (Anvisa). Resolução RDC n. 63, de 6 de julho de 2000. Regulamento técnico para terapia de nutrição enteral. Disponível em: http://portal.anvisa.gov.br/documents/33880/2568070/rdc0063_25_11_2011.pdf/94c25b42-4a66-4162-ae9b-bf2b71337664; acesso em 22 jul. 2019.
7. Maschietto LW. Procedimentos em relação ao controle higiênico-sanitário de alimentos em lactário. In: Silva Jr EA. Manual de controle higiênico-sanitário em serviços de alimentação. 6.ed. São Paulo: Varela; 2008.
8. Brasil. Ministério da Saúde. Agência Nacional de Vigilância Sanitária (Anvisa). Resolução RDC n. 43, de 1 de setembro de 2015. Dispõe sobre a prestação de serviços de alimentação em eventos de massa. Disponível em: http://www.in.gov.br/materia/-/asset_publisher/Kujrw0TZC2Mb/content/id/32825363/do1-2015-09-02-resolucao-rdc-n-43-de-1-de-setembro-de-2015-32825340; acesso em 2 ago. 2019.
9. Silva Júnior EA. Manual de controle higiênico-sanitário em serviços de alimentação. 6.ed. São Paulo: Varela; 2008.
10. Agência Nacional de Vigilancia Sanitária (Anvisa)/ Resende DO, et al. Perguntas e Respostas sobre Fórmulas Infantis. 2014. Disponível em: http://portal.anvisa.gov.br/documents/33916/2810640/Formulas+infantis/b6174467-e510-4098-9d9a-becd70216afa?version=1.0; acesso em 2 ago. 2019.
11. Mendonça RT. Nutrição: um guia completo de alimentação, práticas de higiene, cardápios, doenças, dietas, gestão. 1.ed. São Paulo: Metha; 2010.

Capítulo 15

Segurança do paciente em terapia nutricional

Daniela Ferraz Amaral
Marisa Chiconelli Bailer
Patricia Modesto

INTRODUÇÃO

O termo qualidade vem sendo empregado em todas as atividades exercidas pelo homem. Qualidade pode ser definida como: "propriedade, atributo ou condição das coisas ou das pessoas que as distingue das outras e lhes determina a natureza; numa escala de valores, qualidade que permite avaliar e, consequentemente, aprovar, aceitar ou recusar, qualquer coisa".[1]

Vem do latim *qualitate* e tem origem nas relações das organizações com o mercado. As recorrentes citações desse conceito são aquelas que se referem ao atendimento das necessidades dos clientes e do padrão de produção e serviços providos pela organização.[2]

Muitas técnicas e filosofias voltadas para a qualidade foram desenvolvidas ao longo dos tempos e criaram nomes famosos que se tornaram pioneiros da qualidade. Para Deming (1990), qualidade é "atender continuamente as necessidades e expectativas dos clientes a um preço que eles estejam dispostos a pagar". Segundo Juran (1991), é "a satisfação do cliente e a ausência de deficiências". Para Crosby (1986), o significado de qualidade é a conformidade com as exigências (expectativas) do cliente.[3-5]

As organizações de saúde têm se preocupado com a qualidade dos serviços prestados. A definição de qualidade na área da saúde possui outras dimensões, além da satisfação do cliente, caracterizadas no campo industrial ou de produção. A essa satisfação acrescenta-se o resultado da ação, que é a promoção da saúde.

Existem vários conceitos para o termo qualidade na área da saúde. Donabedian (1988) apresentou um conceito unificado de qualidade na assistência médica, que é definida como propriedade da atenção médica para obtenção dos maiores benefícios, com os menores riscos para o paciente, de acordo com os recursos disponíveis e com os valores sociais existentes.[6]

Qualidade em saúde é o grau em que os serviços de saúde aumentam a probabilidade de resultados desejáveis e são consistentes de acordo com o conhecimento profissional atual.[7] Assim, qualidade significa prover o cuidado apropriado, tecnicamente adequado, com boa interação e comunicação, compartilhamento das decisões e respeito à cultura.[8]

Considerando as várias definições sobre qualidade em serviços de saúde, todas se caracterizam por diferentes interpretações do que representa satisfazer as necessidades de assistência à saúde da população receptora do serviço. Entretanto, é importante compreender que a qualidade não depende de um único fator, mas da presença de uma série de componentes, atributos ou dimensões. Dessa forma, cada instituição de saúde deve escolher conscientemente os seus atributos-alvo que definirão a qualidade.[9]

Um dos atributos que expressam a qualidade do cuidado é a segurança do paciente. Esse atributo é um elemento crítico para a qualidade e um princípio fundamental para o cuidado ao paciente.[10] É uma das principais dimensões da qualidade do cuidado.[11]

Nesse sentido, a segurança do paciente tornou-se uma propriedade da qualidade nas organizações hospitalares.[12] Nos últimos anos, instituições de ensino e agências internacionais de saúde têm apontado a necessidade de desenvolver diretrizes e ações para a melhoria da segurança do paciente.[13]

A segurança do paciente é definida como o processo de livrar o paciente de lesões acidentais, estabilizando os sistemas e processos operacionais com o objetivo de minimizar a probabilidade de erros e maximizar a probabilidade de interceptação dos erros quando eles ocorrem.[14]

Segundo o *The Canadian Patient Safety Dictionary*, segurança do paciente consiste na redução e mitigação de atos não seguros dentro do sistema de assistência à saúde, assim como a utilização de boas práticas para alcançar resultados ótimos para o paciente.[15] Consiste em reduzir o risco a um mínimo aceitável, de danos desnecessários associados ao cuidado à saúde.[16]

O movimento pela segurança do paciente iniciou-se na década de 1990 após a publicação do relatório do Institute of Medicine intitulado *ToErrisHuman: Building a Safer Health Care System*, que estimou que entre 44.000 e 98.000 pessoas morreram por ano nos hospitais dos Estados Unidos como resultado de erros relacionados à assistência ao paciente que poderiam ser prevenidos.[14]

A partir desse relatório, a Organização Mundial da Saúde tem demostrado preocupação com a segurança do paciente e o tema começou a ser assunto central e tem sido prioridade na agenda política dos países-membros, incluindo o Brasil. Assim, em outubro de 2004, a OMS criou a Aliança Mundial para Segurança do Paciente. Os objetivos desse programa (que passou a chamar-se *Patient Safety Program*) eram, entre outros: organizar os conceitos e as definições sobre segurança do paciente e propor medidas para reduzir os riscos e mitigar os eventos adversos.[17]

Nesse contexto, o Ministério da Saúde instituiu o Programa Nacional de Segurança do Paciente (PNSP), por meio da Portaria MS/GM n. 529/2013, com o objetivo geral de contribuir para a qualificação do cuidado em saúde, em todos os estabelecimentos de saúde do território nacional e estabelecer um conjunto de protocolos básicos que devem ser elaborados e implantados, a saber: prática de higiene das mãos em estabelecimentos de saúde; cirurgia segura; segurança na prescrição, uso e administração de medicamentos; identificação de pacientes; comunicação no ambiente dos estabelecimentos de saúde; prevenção de quedas; lesões por pressão; transferência de pacientes entre pontos de cuidado; e uso seguro de equipamentos e materiais.[18]

Em junho do mesmo ano, a Anvisa publicou a Resolução RDC n. 36/2013, que institui ações para a segurança do paciente em serviços de saúde. O artigo oitavo determina que o Plano de Segurança do Paciente em Serviços de Saúde deve estabelecer estratégias e ações de gestão de risco para várias atividades desenvolvidas pelo serviço de saúde, dentre elas a segurança nas terapias nutricionais enteral e parenteral.[19]

A terapia de nutrição enteral (TNE) abrange as seguintes etapas: indicação e prescrição médica; prescrição dietética; preparação, conservação e armazenamento; transporte; administração; controle clínico laboratorial; e avaliação final.[20]

PRESCRIÇÃO/IDENTIFICAÇÃO/DISPENSAÇÃO/ADMINISTRAÇÃO

Prescrição

O suporte nutricional é parte vital da terapia da maioria dos pacientes hospitalizados. Está claramente postulado e bem definido que esse é um instrumento fundamental na diminuição da morbimortalidade de pacientes críticos e na diminuição da taxa de permanência hospitalar; além disso, há uma queda na taxa de infecção e uma melhora nos processos de cicatrização.[21,22]

Considerando o uso da via oral, a indicação do suplemento nutricional tem como objetivo completar e equilibrar a oferta de nutrientes ao organismo de forma a prevenir a perda de peso ou favorecer o ganho e/ou a manutenção deste, repondo perdas por efeitos colaterais do tratamento (p. ex., perda de fluidos e eletrólitos, diarreia, vômitos), além de beneficiar o balanço nitrogenado. Para que tais características sejam alcançadas, se faz importante considerar itens como condição clínica do paciente, dispositivo e via de administração e tipo de suplemento, fórmula ou dieta a ser adotada.[21,22]

Considerando a terapia nutricional enteral (TNE), a meta nutricional deve estar clara entre a equipe responsável por esse suporte, a fim de que seja atingida, e que situações frequentemente observadas durante a internação, como a necessidade de interrupção da administração da fórmula, ou a necessidade de jejum, não impactem no estado nutricional durante o período de internação. Algumas instituições adotam protocolos de evolução da terapia nutricional, dessa forma, é possível atingir a meta nutricional definida em menor prazo quando comparado à ausência do emprego do protocolo de progressão do volume, já que quando empregado este garante a evolução do volume da dieta prescrita desde que haja condições clínicas favoráveis, facilitando assim o alcance do objetivo nutricional.[23-26]

No entanto, outra situação que coloca em risco a segurança do paciente é o erro de prescrição. Este pode ocorrer por muitas razões, destacando-se o conhecimento incompleto do paciente e sua condição clínica, desconhecimento dos produtos disponíveis na instituição, erros de cálculo, escrita ilegível, confusão de nomes de produtos, entre outros. Fatores como fadiga e carga de trabalho podem contribuir para o risco de erro. Os principais passos para uma prescrição mais segura são delineados, incluindo planos de tratamento claros, compartilhados com todos os profissionais envolvidos no cuidado do paciente, gerenciamento e revisão de prescrição de repetição, que são comuns para pacientes de longa permanência.[27]

Identificação

A correta identificação é indispensável para garantir a segurança do paciente em qualquer ambiente, considerando uma unidade de assistência à saúde. A ausência ou identificação falha pode acarretar graves consequências para a segurança do paciente, tais como erros de medicação, em exames diagnósticos, procedimentos realizados em pacientes errados e/ou em locais errados, entre outros. Para assegurar que o paciente seja corretamente identificado, todos os profissionais devem participar ativamente desse processo, seja na admissão, transferência ou recebimento de pacientes de outra unidade ou instituição, antes do início dos cuidados, de qualquer tratamento ou procedimento, da administração de medicamentos e soluções. A identificação deve ser feita por meio de pulseira de identificação, prontuário, com a participação ativa do paciente e familiares, durante a confirmação da sua identidade. Vale ressaltar que essa preocupação deve ser de todos os profissionais da saúde envolvidos no cuidado, bem como das unidades de assistência à saúde, de forma a promover e facilitar a implantação de estratégias de segurança.[28-31]

Dispensação/administração

Constantes mudanças podem ser observadas nos sistemas de administração da dieta enteral nos últimos anos. Uma delas está relacionada às bombas de infusão, que passaram a ser fabricadas por indústrias de fórmulas enterais, de forma que sua configuração é exclusiva para administração de dieta enteral, não permitindo o uso de equipos intravenosos, por exemplo. Atualmente, o mercado dispõe de bombas com programação automática do reinício e/ou finalização da dieta, alarmes que sinalizam sobre o encaixe inadequado do equipo de administração, bateria ou ainda o volume de sonorização. Temos no mercado algumas com duplo canal, ou seja, oferta simultânea de dieta enteral e água para hidratação/lavagem da sonda enteral. Destaca-se a possibilidade de lavagem, mesmo que parcial, do equipamento.[32]

INTERAÇÃO ENTRE PROFISSIONAIS E FABRICANTES

Em 2009, foram publicadas no Brasil as medidas para evitar conexões indevidas e riscos à segurança do paciente, com o apoio do Conselho Regional de Enfermagem.[33]

A Agência Nacional de Vigilância Sanitária (Anvisa) emitiu o Alerta de Segurança n. 1.195 sobre conectores e conexões, destacando que os erros de administração poderiam desencadear graves consequências e as recomendações para o manejo correto.[13]

Soluções para evitar esses eventos são multifatoriais e necessitam, além da contribuição dos profissionais de saúde, da colaboração das indústrias farmacêuticas, organizações para o desenvolvimento da qualidade, agências regulatórias e instituições de saúde.[34]

Grupos formadores de opinião, principalmente os enfermeiros, têm identificado soluções potenciais para as indústrias farmacêuticas, buscando prevenir erros em várias situações. Essa interação entre usuários e fabricantes permite o aprimoramento constante de produtos e dispositivos.[35]

UTILIZAÇÃO DE CORES PARA ESTRATÉGIA DE SEGURANÇA

Em terapia nutricional enteral tem se procurado padronizar, pelas cores, o sistema de administração, para evitar erros de conexão, principalmente nas trocas com a via venosa.[34]

Em pesquisa realizada pela Food and Drug Administration (FDA) e pela Sociedade Americana de Nutrição Parenteral e Enteral (Aspen, na sigla em inglês), no ano de 2006, para verificar a adesão de profissionais de saúde ao uso de cores para a terapia nutricional enteral, somente 37% dos entrevistados o utilizavam, relatando que essa rotina era somente um lembrete, não impedindo o risco potencial de erro de conexão.[34]

A cor lilás havia sido adotada nas linhas de acesso enteral e cateter central de inserção periféricas (PICC), porém, em 2009, o Institute for Safe Medication Practices (ISMP) dos Estados Unidos emitiu um comunicado de que essa cor não seria padrão para ambos os sistemas, ainda que tivesse sido padronizada pelo Reino Unido.[36]

Além disso, a cor lilás tem sido adotada por muitos fabricantes nas embalagens dos frascos das dietas enterais, nas extremidades distal e proximal dos equipos de administração ou em toda sua extensão, assim como nas pontas proximais das sondas enterais, nos conectores e até mesmo nas seringas orais, visando diferenciar das cores de outras linhas de produto.[37]

Nos EUA, podemos encontrar, também, a cor alaranjada, fazendo alusão à linha de dieta enteral nas diferentes marcas, para uso principalmente na neonatologia, incluindo as seringas, bombas de infusão e extensores. A cor amarela foi também referenciada e seu fabricante enfatiza ser o único no mercado há mais de 30 anos.[37]

No Brasil, apesar de a cor ter sido padronizada em algumas linhas de produtos hospitalares, na dieta enteral ainda não há um consenso, pois além das cores lilás e alaranjada, alguns fabricantes produzem há décadas equipos de administração na cor azul.[34]

Cabe destacar que além das cores, nos últimos anos as indústrias farmacêuticas têm procurado aplicar sistemas de segurança mais rígidos, evitando riscos de conexão acidental, somando às cores a própria configuração dos dispositivos que compõem o sistema de administração das dietas.[34]

SISTEMAS DE ADMINISTRAÇÃO DE DIETA ENTERAL

A introdução das bombas de infusão, indicadas para auxiliar na administração de dieta enteral, foi umas das primeiras mudanças que ocorreram para a evolução do sistema de administração da dieta enteral.[32]

A maioria das bombas exige equipos especiais, embora no início fosse comum as de uso de equipo universal. Atualmente os fabricantes das bombas têm aprimorado seus controles, como, por exemplo, programação automática do reinício e/ou finalização da dieta, diversos alarmes voltados para encaixe do equipo de administração, bateria, volume da sonorização. Em algumas com duplo canal, é permitido conectar, simultaneamente, a dieta enteral e a água para hidratação/lavagem da sonda enteral. Em outras, é possível também prorrogar o volume e o intervalo de infusão da dieta enteral e da administração de água para hidratação em um único canal.[32]

Para volumes menores, existem as bombas de dieta enteral do tipo seringa, adotadas principalmente em neonatologia.[32]

Os frascos de dieta enteral, utilizados para envase, têm a apresentação atual em forma de: bolsa plástica, frasco rígido ou *tetra pack* em sistema aberto ou fechado, comportando volumes de 500 mL até 1.000 mL. Houve mudanças relacionadas à segurança, mas não de forma uniforme para todas as dietas. Foram incluídos selos alertando para o não uso da via intravenosa no rótulo e na ponta de saída para administração.[32]

EQUIPOS DE ADMINISTRAÇÃO

O equipo é um dispositivo utilizado para administração de fluidos ou medicamentos. Para infusão da terapia nutricional enteral, através de bombas, alguns equipos sofreram algumas modificações nos últimos anos. A primeira modificação foi quanto à coloração alterada do incolor para o lilás (seja em toda sua extensão, seja nas extremidades) ou azul, adotada no mercado nacional, seguida da retirada do filtro no conta-gotas. Houve ainda a adoção de presilhas mais precisas no controle do gotejamento e também mais recentemente as pontas no formato de cruz, para extremidade distais (que se conecta ao frasco da dieta) e, na ponta proximal, o formato em cone ou "árvore de natal", procurando adequar-se aos diferentes tipos de acessos enterais e impedir o uso de cateteres intravenosos.[37]

A mudança na configuração da saída dos frascos das dietas enterais e da extremidade distal dos equipos de administração da dieta enteral foram outras alterações exibidas por algumas indústrias farmacêuticas. A ponta dos equipos de administração anteriormente se caracterizava pelo formato pontiagudo e, no modelo atual, o formato é em cruz.[37]

SONDA ENTERAL

A sonda enteral (tudo que permite acesso ao tubo digestivo, seja em posição gástrica ou duodenal/jejunal) é introduzida pela narina ou boca, para administração da dieta. As modificações, em sua maioria, têm sido direcionadas às sondas acima de 6 Fr (French) de calibre, que se utilizam de equipos de administração, com a substituição de única via para dupla, facilitando a inserção do equipo de dieta enteral concomitante à de medicamentos, além da adequação aos novos equipos escalonados específicos para dieta e mudanças na cor, seja no lilás ou no azul (mercado nacional).[32]

Essas mudanças contribuíram para a identificação e o reconhecimento dos materiais relacionados à terapia nutricional enteral, procurando impedir o uso acidental como via de acesso intravenoso.[34]

Além das alterações nas diferentes partes do sistema da dieta enteral, iniciativas concretas para minimizar os riscos de conexão acidental surgiram a partir de 2011 com os primeiros padrões recomendados pela Organização Internacional de Normalização (ISO 80369-1). Estes incluíam a elaboração de conectores de pequeno calibre (com diâmetro menor que 8,5 mm) para dispositivos respiratórios, enterais, pressão arterial não invasiva, sistemas neuroaxiais, urológicos e conectores intravasculares, cujas características deveriam ser: de material rígido ou semirrígido, não conectável com luer ou pontos sem conexão e testado em várias situações de risco.[32]

CONECTORES

Conectores são dispositivos que unem duas peças, distintas ou não, se ajustando ao frasco da dieta enteral, ao equipo, à seringa e à sonda enteral. A reconfiguração do conector para o sistema da dieta enteral objetivou garantir a incompatibilidade com outros dispositivos de infusão, defendido e recomendado por grupos especialistas.[38]

Em 2015, as normas foram direcionadas para o conector do sistema de dieta enteral (ISO 80369-3) e uma das mais importantes foi registrada como conector ENFit®. Este é configurado como um conector em "parafuso", que confere segurança a todos os dispositivos da terapia nutricional enteral. Sua aplicação estendeu-se, também, para seringas e acesso enteral em todos os Estados Unidos, sendo regulamentado pela FDA.[38]

No caso da terapia nutricional enteral, as alterações dos conectores ENFit® ocorreram na ponta "macho" para o acesso enteral e em "fêmea" para o conector do equipo de administração.[32]

Apesar de tratar-se de uma nova tecnologia, essas recomendações ainda não foram implementadas por um grande número de indústrias farmacêuticas. Como forma de garantir uma transição segura, recomenda-se o uso de um adaptador entre o sistema de administração e a sonda enteral.[39]

Após a padronização pela ISO 80369-3, a GEDSA, uma associação de fornecedores de dispositivos de acesso enteral, organizou uma campanha denominada "Stay´Connected", a fim de fortalecer a comunicação e incentivar a adoção desse novo sistema. Desde a campanha da implantação do ENFit®, essa associação tem publicado informações sobre essas mudanças e a linha de tempo relacionada a cada dispositivo envolvido no sistema de administração de dieta enteral.[40]

A despeito da funcionalidade e segurança do sistema ENFit®, divulgados em artigos publicados no exterior, em nosso meio ainda é pouco difundido e utilizado.[39]

SERINGA

A seringa, outro dispositivo para aspirar e/ou injetar medicamentos e água para hidratar ou irrigar o acesso enteral, que se utiliza de pressão (êmbolo), principalmente em neonatologia, tem sofrido pouca modificação ao longo dos anos.[41]

Com o novo sistema, houve inovação da seringa, caracterizando-se por uma peça em rosca, diferente do conector liso, impedindo sua saída acidental durante o cuidado prestado ao paciente beira-leito, cujo objetivo é proteger duas vítimas potenciais contra erros: o paciente e a equipe multiprofissional.[39]

Com influência das campanhas mundiais, atualmente percebe-se que essa mobilização tem ocorrido de forma conjunta entre várias instituições como Joint Comition International (JCI), FDA, ISMP, Organização Internacional de Normalização (ISO), GEDSA e indústrias farmacêuticas de dietas enterais e dispositivos.[39]

Cabe destacar que, além dos aspectos relacionados a modificação e configuração dos dispositivos, o educativo é essencial para a segurança do paciente na administração da terapia nutricional enteral e para equipe multidisciplinar.[39]

O aspecto educativo, outra estratégia recomendada por especialistas, pode auxiliar na minimização dos riscos de conexão acidental, diante das várias mudanças ocorridas no mercado mundial. As ações incluem treinar toda a equipe assistencial e fazer dupla checagem na revisão do trajeto dos sistemas de acesso central, no acompanhamento das rotas de acesso, procurando diferenciar o acesso enteral e o intravenoso, seja na troca dos frascos ou na administração de medicamentos, no uso de bombas de infusão intravenosa e enteral em direções diferentes de manejo, na adoção de sinais de alerta nos rótulos de frascos das dietas, acessos enterais ou conectores, ou na aquisição de produtos que já possuam rótulos com essa sinalização, até mesmo pensando em um ambiente iluminado, facilitando a visualização de todo o sistema da dieta enteral e o menor risco de fadiga do profissional da área da saúde.[42]

No entanto, há necessidade de que os órgãos regulatórios no Brasil façam um movimento proativo para estabelecer prazos para a adoção dessas inovações, exigindo maior mobilização das instituições de saúde envolvidas com a terapia nutricional enteral.[43]

REFERÊNCIAS BIBLIOGRÁFICAS

1. Ferreira ABH. Novo dicionário Aurélio da Língua Portuguesa. São Paulo: Novas Didáticas; 2006.
2. Mello et al. Gestão da qualidade na saúde. Revista Uningá Review, 2014;18(1):24-8.
3. Deming WE. Qualidade: a revolução da administração. Tradução de Clave Comunicações e Recursos Humanos. Rio de Janeiro: Marques Saraiva; 1990.
4. Juran JM. Controle de qualidade: conceitos, políticas e filosofia da qualidade. São Paulo: Makron Books; 1991. v. 1.
5. Crosby PB. Qualidade é investimento. 2.ed. Rio de Janeiro: José Olympio Editora; 1986.
6. Donabedian A. Quality assessment and assurance: unity of purpose, diversity of means. Inquiry: the journal of medical care organization, provision and financing, Chicago. 1988;25(1):173-92.
7. Institute of Medicine. Crossing the quality chasm: a new health system for the 21st century. Washington DC: National Academy Press; 1990. p. 244.
8. Schuster MA, Mcglynn EA, Brook RH. How good is the quality of health care in the United States? MilbankQuarterly. 1998;76(4):517-63.
9. Brasil. Ministério da Saúde. Agência Nacional de Vigilância Sanitária (Anvisa). Assistência segura: uma reflexão teórica aplicada à prática. Brasília, DF, 2013.
10. World Health Organization (WHO). Quality of care: patient safety. Report by the Secretariat of the 55th World Health Assembly; 2002. Disponível em: http://www.who.int/patientsafety/worldalliance/ea5513.pdf; acesso em 22 jul. 2019.
11. Hernandez-Montes YM et al. Cultura de seguridad del paciente em el servicio de urgências del Sistema Andaluz de Salud. Revista Conamed. 2013;18(4):148-56.
12. Massoco ECP. Percepção de docentes e discentes acerca da temática segurança do paciente em cursos de graduação em saúde. São Paulo. Tese [Doutorado em Gerenciamento em Enfermagem] – Universidade de São Paulo; 2016.
13. Nascimento NB. Segurança do paciente – violação às normas e prescrições em saúde. Rio de Janeiro. Tese [Doutorado em Saúde Pública] – Escola Nacional de Saúde Pública Sérgio Arouca, Fiocruz; 2010.
14. Institute of Medicine. To error is human: building a safer health system. Washington, D.C.: National Academy Press; 1999.

15. Royal College of Physicians and Surgeons of Canada. The Canadian patient safety dictionary. Calgary; 2003.
16. World Health Organization (WHO). World alliance for patient safety. Taxonomy. The conceptual framework for the international classification for patient safety. Genève; 2009. Disponível em: http://www.who.int/patientsafety/taxonomy/icps_full_report.pdf; acesso em 22. jul. 2019.
17. World Health Organization (WHO). World alliance for patient safety. Genève; 2004. Disponível em: http://www.who.int/patientsafety/worldalliance/en/; acesso em 22. jul. 2019.
18. Brasil. Ministério da Saúde. Portaria n. 529, de 1 de abril de 2013. Institui o Programa Nacional de Segurança do Paciente (PNSP). Seção 1. Brasília: Ministério da Saúde; 2013.
19. Brasil. Ministério da Saúde. Agência Nacional de Vigilância Sanitária (Anvisa). Resolução - RDC n. 36, de 25 de julho de 2013. Instituições para a segurança do paciente em serviços de saúde e dá outras providências.
20. Brasil. Ministério da Saúde. Agência Nacional de Vigilância Sanitária (Anvisa). Resolução RDC n. 63, de 6 de julho de 2000. Regulamento técnico para terapia de nutrição enteral. Disponível em: http://portal.anvisa.gov.br/documents/33880/2568070/rdc0063_25_11_2011.pdf/94c25b42-4a66-4162-ae9b-bf2b71337664; acesso em 22 jul. 2019.
21. Anziliero F, Correa APA, Silva BA da, Soler BED, Batassini BMG. Nasoenteral tube: factors associated with delay between indication and use in emergency services. Rev Bras Enferm. 2007;70(2):326-34. Disponível em: http://www.scielo.br/scielo.php?script=sci_arttext&pid=S0034-71672017000200326&lng=en. DOI: http://dx.doi.org/10.1590/0034-7167-2016-0222; acesso em 22. jul. 2019.
22. Alves FR, Garofolo A, Maia PS, Nobrega FJ de, Petrilli AS. Suplemento artesanal oral: uma proposta para recuperação nutricional de crianças e adolescentes com câncer. Rev Nutr. 2010;23(5):731-44.
23. Bankhead R, Boullata JI, Brantley S, et al. Enteral nutrition practice recommendations. JPEN. 2009;33(2):122-67.
24. Boullata JI, Carrera AL, Harvey L, et al. ASPEN safe practices for enteral nutrition therapy. JPEN. 2017;41(1):15-103.
25. Campos DJ, Silva AFF, Souza MH, Shieferdecker ME. Otimização do fornecimento calórico-protéico na terapia de nutrição enteral em unidade de terapia intensiva com o uso de protocolo. Rev Bras Nutr Clin. 2006;21(1):2-5.
26. Rocha MBS, Jorge AMV. Caracterização, adequação energética, protéica e progressão da dieta enteral em adultos hospitalizados. Rev Bras Nutr Clin. 2011;26(3):181-6.
27. Smith J. Building a safer NHS for patients: improving medication safety. Best Practice Guidance. London: Department of Health; 2004. Disponível em: http://webarchive.nationalarchives.gov.uk/+/http://www.dh.gov.uk/en/Publicationsandstatistics/Publications/PublicationsPolicyAndGuidance/DH_4071443; acesso em 22. jul. 2019.
28. Oliveira RM, Leitão IMTA, Silva LMS, Figueiredo SV, Sampaio RL, Godim MM. Strategies for promoting patient safety: from the identification of the risks to the evidence-based practices. Esc Anna Nery. 2014;18(1):122-9.

29. Conselho Regional de Enfermagem do Estado de São Paulo – Coren-SP. 10 passos para a segurança do paciente. Rede Brasileira de Enfermagem e Segurança do Paciente – Rebraensp. São Paulo; 2010. Disponível em: https://portal.coren-sp.gov.br/10-passos-para-a-seguranca-do-paciente/; acesso em 22 jul. 2019.
30. Brasil. Ministério da Saúde. Portaria n. 529, de 1 de abril de 2013. Institui o Programa Nacional de Segurança do Paciente (PNSP). Seção 1. Brasília: Ministério da Saúde; 2013.
31. Valera IMA, Souza VS, Reis GAX, Bernardes A, Matsuda LM. Nursing records in pediatric intensive care units: a descriptive study. Online Braz J Nurs. 2017;16(2):152-8. Disponível em: http://www.objnursing.uff.br/index.php/nursing/article/view/5602; acesso em 22 jul. 2019.
32. Matuba CST, Ciosak SI. Movimento pela segurança na terapia nutricional enteral: o que há de novo com os dispositivos? Braspen J. 2017;32(2):175-82.
33. Pedreira MLG, Harada MJCS. Enfermagem dia a dia: segurança do paciente. São Caetano do Sul: Yendis; 2009. 214p.
34. Guenter P, Hickss RW, Simmons D. Enteral feeding misconnections: an update. Nutr Clin Pract. 2009;24(3):325-34.
35. ECRI Institute. Preventig misconnections of lines and cables. Health Devices. 2006;35(3):81-95.
36. Institute for Safe Medication Practices. Purple is not an official standard for either eneral feeding equipment or PICC lines. Disponível em: www.ismp.org/resources/purple-not-official-standard-either-enteral-feeding-equipment-or-picc-lines; acesso em 2 ago. 2019.
37. British Standards Institution. Enteral feeding catheters and enteral giving sets for single use and their connector: design and testing. London: British Standards Institution; 2000.
38. Simmons D, Symes L, Guenter P, Graves K. Tubing misconectins: normalization of deviance. Nutr Clin Pract. 2011;26(3):286-93.
39. Guenter P, Lyman R. ENFit Enteral Nutrition Connectors. Nutr Clin Pract. 2016; 31(6):769-72.
40. Global Enteral Device Supply Association (GEDSA). Stay Connected 2014. Disponível em: www.stayconnected.org; acesso em 22 jul. 2019.
41. ISO. ANSI/AAMI/ISO 80369-1:2010. Small bore connectors for liquids and gases in healthcare applications – Part 1: General requirements. Arlington: association for the Advancement of Medical Instrumentation; 2011.
42. The Joint Commission Sentinel Event Alert. Tubing misconnections: a persistent and potentially deadly occurrence. Disponível em: www.jointcommission.org/sentinel_event_alert_issue_36_tubing_misconnections—a_persistent_and_potentially_deadly_occurrence/; acesso em 2 ago. 2019.
43. Guenter P, Hicks RW, Simmons D, Croley J, Joshep S, Croteau R. Enteral feeding misconnections: a consortium position statement. Jt Comm J Qual Patient Saf. 2008;34(5):285-92.

Capítulo 16

Plano de contingência

Cristina de Souza Marques
Kelly Cecília Morales Balthazar
Luciane Cristina R. Sundfeld Giordano
Luzia Patrícia Gil

INTRODUÇÃO

O plano de contingência é um instrumento gerencial que organiza, orienta, facilita, agiliza e uniformiza as ações necessárias para o controle e o combate de ocorrências que colocam em risco o funcionamento diário, independentemente do tamanho ou da especialidade da organização de saúde.[1] O plano deve:

- Instruir os colaboradores sobre como identificar o risco iminente ou a ocorrência de um evento indesejável.
- Especificar o problema (a contingência), os recursos e os meios necessários para abordá-lo emergencialmente.
- Definir as atribuições dos envolvidos na sua execução, assim como os procedimentos de comunicação (tanto internos quanto externos).

Portanto, a implantação de um plano de contingência consiste na adoção de condutas a serem empregadas quando determinada intercorrência ou fato inesperado puderem comprometer a continuidade ou qualidade do serviço prestado. É importante a elaboração de planos de contingência em todos os locais de um serviço de nutrição e dietética, inclusive no lactário.[1,2] A seguir estão pontos a serem observados para sua elaboração.

EQUIPAMENTOS

Falta de autoclave
Mamadeiras autoclavadas
- Dividir a produção das fórmulas infantis para duas vezes ao dia.
- As mamadeiras, capuz e arruelas deverão ser higienizados e colocados em hipoclorito de sódio, seguindo a concentração: para cada 1 L de água, adicionar 1% de hipoclorito. Deixar em imersão por 20 minutos e depois enxaguar em água corrente, filtrada e potável.[3]
- Os bicos deverão ser higienizados e fervidos por 15 minutos.
- Os utensílios deverão ser higienizados e colocados em hipoclorito de sódio, seguindo a concentração: para cada 1 L de água, adicionar 1% de hipoclorito. Deixar em imersão por 20 minutos e depois enxaguar em água corrente, filtrada e potável.[3]
- Utilizar equipamento reserva quando a área tiver ou encaminhar materiais para a área da central de materiais esterilizados do hospital.

Falta de balança eletrônica ou mecânica
- Possuir um impresso de medidas caseiras.
- Usar equipamento reserva quando a área tiver.

Na ausência de equipamento reserva:

- Utilizar os materiais padronizados para medidas em gramas e em mililitros.
- Consultar receituário padrão de cada fórmula a ser preparada para as medidas padronizadas.

Falta de aquecedor de mamadeiras
- Usar equipamento reserva quando houver.

Na ausência de equipamento reserva:

- Utilizar cuba em aço inox com tamanho aproximado de 40 × 35 cm e altura de 25 cm, aproximadamente, preenchendo com água quente até ⅔ da altura da mamadeira a ser aquecida, de modo a permitir o aquecimento adequado.
- Colocar a cuba dentro de uma assadeira de alumínio, retangular, antes de ser levada ao fogo.

- Utilizar micro-ondas do tipo industrial para aquecimento de mamadeiras.

Falta de fogão
- Solicitar ao nutricionista responsável por outras áreas a possibilidade de empréstimo do equipamento.
- Trazer todos os materiais, utensílios e gêneros alimentícios a serem utilizados para o local onde está localizado o fogão.
- Utilizar micro-ondas do tipo industrial para preparo de fórmulas e/ou mingaus.

Falta de computador e impressora
- Usar equipamento reserva quando houver.
- Caso não houver equipamento reserva, solicitar ao nutricionista responsável por outros setores a possibilidade de uso compartilhado do computador e impressora.

Na ausência de computador e impressora:

- Realizar e registrar manualmente em formulário específico da área a coleta das informações necessárias para o preparo das fórmulas infantis do dia: posto de enfermagem, leito, nome do paciente, terapêutica, adições, volume, frequência, horários e via de administração.
- Realizar a transcrição das informações manualmente nas etiquetas adesivas removíveis a serem coladas no frasco ou nos saquinhos de papel-manteiga que irão revestir as mamadeiras.

Falta de filtro de água
- Utilizar água fervida para o preparo das fórmulas. Após a fervura, deixar em ebulição por 15 minutos, mantendo-a tampada até o uso ou utilizar água mineral de fonte confiável.

Falta de água (informação prévia)
- Orienta o armazenamento antecipado de água filtrada para o preparo das fórmulas infantis e para a higienização dos utensílios.

Falta de liquidificador
- Usar equipamento reserva quando a área tiver.
- Colocar a água do preparo diretamente na panela.

- Acrescentar o pó da fórmula a ser preparada.
- Mexer com a colher estéril ou fuê até a completa homogeneização.
- Caso não houver equipamento reserva, solicitar ao nutricionista responsável por outras áreas (dietas enterais, copa hospitalar ou cozinha metabólica) a possibilidade de empréstimo do equipamento.

Falta de refrigerador
- Usar o equipamento reserva quando a área tiver.
- Solicitar ao nutricionista do setor de dietas enterais se há espaço no refrigerador dessa área para armazenar as fórmulas produzidas no lactário até o conserto do equipamento em manutenção.
- *Pass-through* refrigerado: colocar as mamadeiras em caixas plásticas brancas com tampa e encaminhar à câmara de laticínios do setor de nutrição e dietética.

Falta de termodesinfectora
- Utilizar equipamento reserva quando a área tiver ou solicitar à lavanderia campos estéreis para confeccionar pacotes e encaminhar para esterilização na área da central de materiais esterilizados do hospital. Caso não sejam disponibilizados os campos estéreis, pode-se encaminhar as mamadeiras e acessórios para a pasteurizadora da área da central de materiais esterilizados.

Falta de termômetro
- Utilizar equipamento reserva quando a área tiver ou solicitar empréstimo a outras áreas do serviço de nutrição.

Falta de vapor
- Caso o lactário faça uso de algum equipamento que utilize vapor para ferver os insumos (leite, água etc.) utilizar o fogão, orientando os funcionários no cuidado do uso para não haver acidentes e no tempo de fervura.

Outros itens
- Falta do elevador da nutrição utilizado para subida das mamadeiras: utilizar elevador social.
- Falta do *roll* de roupa: fazer empréstimo junto à lavanderia de rouparia de outros setores.

- Falta de etiqueta autoadesiva: usar etiquetas xerocadas para preenchimento manual e aderir aos frascos com fita crepe e/ou usar etiquetas autoadesivas que são entregues com os frascos descartáveis para envase de nutrição enteral.

Falta de energia humano[1,4,5]
- O lactário deve possuir tomada de emergência para liquidificador, balança, autoclave, termodesinfectora, máquina de fechar frascos, luz do ambiente, computador e impressora.
- Acionar o setor de engenharia e manutenção para ligar ponto de força/gerador e ativar as tomadas no circuito elétrico de emergência para utilização dos equipamentos.

Falta de recursos humanos
- Verificar as rotinas e a quantidade de funcionários existentes para executá-las.
- Distribuir as rotinas, acumulando-as com os funcionários presentes.
- Solicitar apoio de outras seções para funções não essenciais.
- Possibilidade de reposição para cobertura da área com funcionários que já tenham passado por treinamento no lactário.
- Verificar rotinas não essenciais para o desenvolvimento que poderão ser adiadas, como levantamento de estoque, abastecimento etc.
- Férias e/ou ausência de nutricionista responsável pela área: substituição por nutricionista diretor do setor ou por outro que esteja capacitado para essa função.
- Entrega antecipada, na unidade de internação, dos itens com maior prazo de validade, como suplementos alimentares, alimentação infantil, dieta enteral de sistema fechado, e demais produtos industrializados.

Falta de produtos
- Possíveis substituições de fórmulas infantis de mesma terapêutica, caso ocorra ausência de produtos específicos (discutir os casos com nutricionistas responsáveis pelas unidades de internação).

ÁREA FÍSICA

- Caso ocorra algum incidente inesperado, como transbordamento de esgoto, incêndio ou outro que impossibilite o uso da área, comprometendo a qualidade e a segurança microbiológica dos processos de preparo, armazenamento e distribuição das fórmulas infantis, o nutricionista responsável ou plantonista deverá acionar com urgência o setor de engenharia e manutenção e providenciar a título emergencial e provisório outra área para realização dos processos da área do lactário.

REFERÊNCIAS BIBLIOGRÁFICAS

1. ICHC-FMUSP. Manual de boas práticas e de qualidade da seção de lactário da divisão de nutrição e dietética do Instituto Central do Hospital das Clínicas. ICHC-FMUSP; 2012.
2. HCFMUSP. Manual de boas práticas da seção de lactário da divisão de nutrição e dietetica do Instituto da Criança. HCFMUSP; 2012.
3. Secretaria de Estado da Saúde de São Paulo. Portaria CVS 5, de 09 de abril de 2013. Regulamento Técnico de boas práticas para estabelecimentos comerciais de alimentos e para serviços de alimentação. Disponível em: http://www.cvs.saude.sp.gov.br/up/PORTARIA%20CVS-5_090413.pdf; Acesso em 02 de agosto de 2019.
4. HC-UNICAMP. Manual de Processos do Serviço de Nutrição do Hospital da Mulher Professor Dr. José Aristodemo Pinotti – CAISM. 2010.
5. Kinchoku H, et al. Manual dos processos de trabalho (normas e rotinas) da nutrição e dietética do Hospital de Clínicas da UNICAMP. Campinas/SP; 2. ed; 2015. p. 1-104.

Índice remissivo

A

Aditivos 117
Administração 105, 213, 215
    contínua 183
    da terapia nutricional 180
    de dieta(s) enteral(is) 187, 216
    de medicamentos pela via enteral 186
    em *bolus* 182
    intermitente 182
Água 91, 225
Alergia 145
Alimentos infantis 105
Amido de milho 157
Amostras 194
Antibioticoterapia 142
Aquecedor de mamadeiras 224
Aquecimento de fórmulas infantis 105
Ar-condicionado 56
Área física 227
Armazenamento 85, 88, 97, 200
    em temperatura ambiente 200
    em temperatura controlada 203
Arruelas de mamadeiras 39
Autoclavagem 91
    de fórmula infantil 112
Autoclave 43, 224
Aveia 157

B

Balança 59
    eletrônica ou mecânica 224
Banho-maria frio 46
Bicos para mamadeiras 38
    formato 39
    tamanhos 39
    tipos 38
    válvulas 39
Boas práticas ambientais 79

C

Câmara de manuseio de leite humano ordenhado e fórmulas lácteas 62
Câncer 144
Carboidratos 122, 155
Cereais 153, 157
Chás 153, 160
Checklist 194
Complementos 117
    do leite humano 118
Compostos lácteos 153

Conectores 218
Constipação 144
Controle(s)
   bacteriológico 70
   de qualidade 198, 204
   de temperatura 204
   de temperatura na manipulação 206
Cooktop (gás ou elétrico) 52
Cuidados de enfermagem 183

D

Diarreia 142
Dieta(s) enteral(is) 163, 164, 167, 179
   à beira-leito 185, 186
Dimensionamento 11
Dispensação 213, 215
   à beira do leito 105
Distribuição da nutrição enteral 176
Doença(s)
   cardiovascular 145
   intestinais 143

E

Energia elétrica 227
Equipamentos 35, 39, 224
Equipos de administração 217
Espessantes 133
Esterilização de artigos 76
Estratégia de segurança 216
Estrutura física 6
Estufas 63
Extrator de suco 58

F

Fibras 131, 132
Filtro de água 47, 225
   por membrana 50

Fogão 51, 225
Fórmulas 91
   infantis 100, 111, 120, 206
      autoclavadas 115
      incompletas 122
      não autoclavadas 101
Forno de micro-ondas 53

H

Helicobacter pylori 143
Hidratantes 153
Higiene
   das mãos 19
   pessoal 19
Higienização 69, 70
   ambiental 71, 169
Hipoclorito de sódio 78

I

Identificação 213, 214
Iluminação 7
Indicadores de qualidade 196
   em lactário 197
   infantis 91
   insumos 83
Interação entre profissionais e
      fabricantes 215

L

Lactário 31, 39, 94, 101
Lactarista 17
Lavagem
   manual 72
   mecânica 72
Legislações 8
Leite(s) 153
   humano 118

M

Mamadeiras 36, 104
  autoclavadas 224
  de copoliéster Tritan 37
  de policarbonato 37
  de polipropileno PP 38
  de silicone 38
  de vidro 38
Manipulação
  de fórmulas infantis 97
  e dietas enterais 204
  de NE 172
  industrializada líquida 174
  líquida 175
Mixer 54
Módulos
  aditivos 120, 122
  nutricionais 153
  proteicos 158
Monitoramento 184
  multiprofissional 184
  nutricional 184

N

Normas técnicas 94
Nutrição enteral 169
Nutricionista 27, 28, 31

P

Papas 153, 160
Paramentação 19
Paredes 7
Pass-through 43
Pisos 7
Planejamento 3
Plano de contingência 223
Preparações lácteas autoclavadas 111
Prescrição 213
Probióticos 99, 140
Procedimentos de higienização
  de instalações 74
  de mamadeiras 75
Processo de checagem 185
Proteínas 124
Purificador de água 48

R

Reaquecimento 208
Recebimento 198
  e armazenamento de matéria-prima 198
Recém-nascidos (RNs) 146
Recursos
  humanos 11
  materiais 35
Refrigeração de fórmulas infantis 204
Refrigerador 45, 226
Resfriador 41
Resfriamento 207
Responsabilidade técnica 27, 31
Rotina de instalação 183

S

Segurança
  do paciente 211
  e saúde dos trabalhadores 15
  higiênico-sanitária 101
Seringa 219

UHT 154

Limpeza 107
  terminal de área física 73
Lipídios 127, 157
Liquidificador 57, 225

S

Sistema
   aberto 181
   de monitoramento de limpeza 65
   fechado 180
   imune 144
Sonda enteral 218
Sopas 153, 160
Sucos 153, 160

T

Terapia nutricional 211
Termodesinfectora 226
Termômetro 226
   a laser 60
   espeto 55

Teto 7

Transporte 103
Trato urogenital e urinário 145
Treinamento 20

U

Uniformização 18
Utensílios 35
Utilização de cores 216

V

Vapor 226
Ventilação 7
Vitaminas 100